#脂肪燃焼

やせるスープ大全科

岡本羽加

はじめに

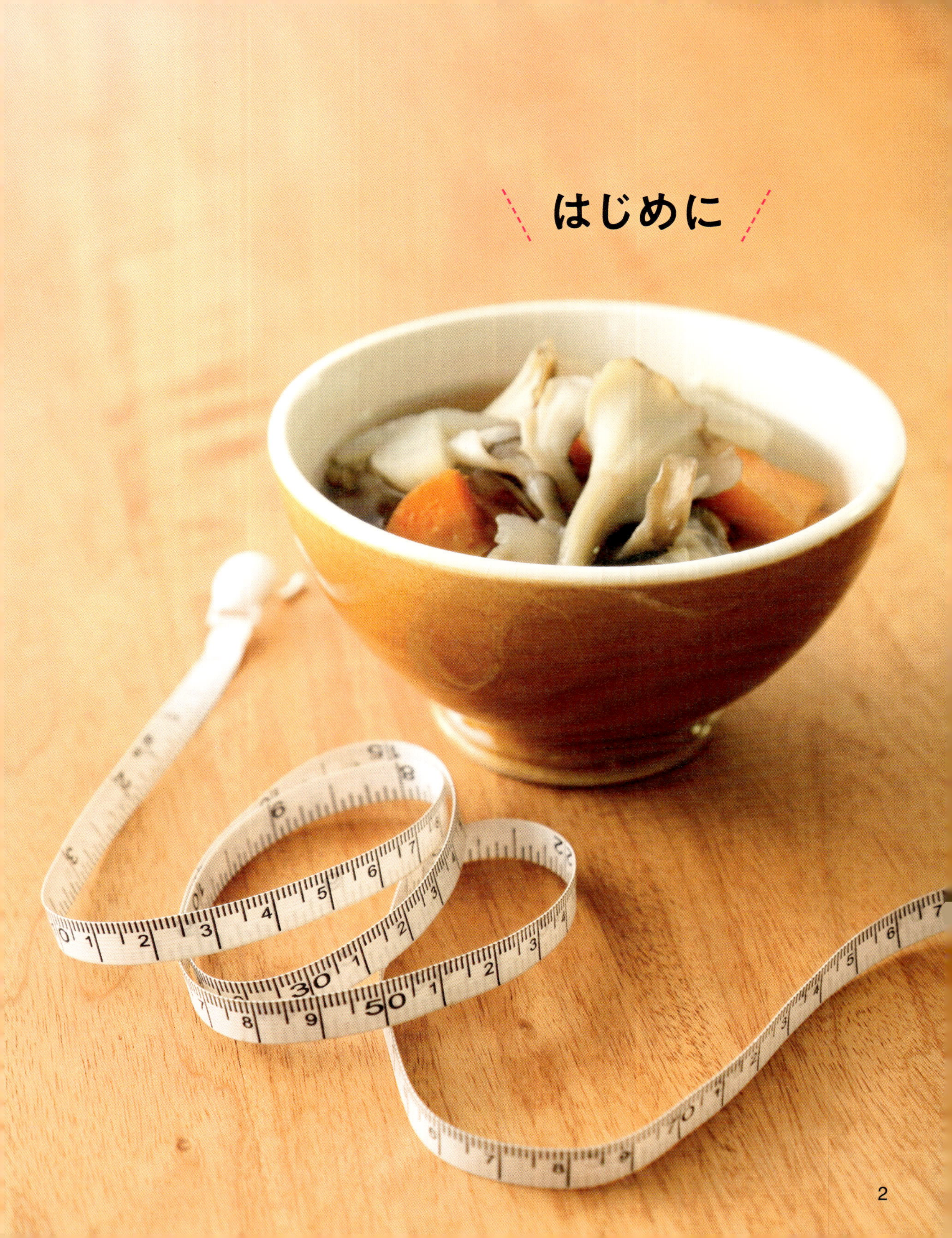

私が「脂肪燃焼ダイエットスープ」を考案して16年がたちました。この間、多くの体験者から、ダイエットに成功した、便秘が解消された、肌がきれいになったと、喜びの声が寄せられました。考案者である私も、このスープダイエットをつづけることで、16年間リバウンドすることなく、ベストな体重を維持することができています。

　この16年で、オリジナルの脂肪燃焼ダイエットスープにアレンジを加えて、根菜を使ったバージョン、雑穀をとり入れた腸によい美腸スープと、味のバリエーションや効果別に考案した、いくつかのスープレシピが完成しました。

　スープダイエットをつづけるときに、いちばんの壁となるのが、「スープの味に飽きてしまった」「おいしくない」というものでした。そこでこのたび、脂肪燃焼ダイエットスープの集大成として『#脂肪燃焼やせるスープ大全科』をつくるにあたり、レシピに一部、改良を加えて、よりおいしく、つづけやすくなるように考えました。飽きてしまったという人は、いくつかのレシピを試して、好みの味を見つけてください。野菜には旬がありますので、体調や季節の変化に合わせてレシピを選ぶのも、体のためにはよいことです。

　今回、新しいスープレシピとして、薬膳スープを考案しました。薬膳と聞くと〝漢方の生薬になる食材を使った料理〟と思う人が多いかもしれませんが、薬膳はもっと気軽なものです。身近な食材で作ることができ、漢方食材のクコの実やきくらげ、なつめなども、中規模のスーパーマーケットに行けば手に入れることができます。肉や魚も食べられて、和洋にアレンジも楽しめます。日常、手に入る食材の栄養や健康効果を引き出すことで、薬膳として活用できるのです。

　本書で紹介するスープはどれも、食事の最初に食べることで減量効果を期待できる、野菜たっぷりの「やせるスープ」です。薄味に仕上げることで、野菜の甘みを感じることができるようになれば、減塩にもなります。無理なく減量したい、健康的な食生活をめざす人に、「脂肪燃焼ダイエットスープ」のすべてを紹介いたします。

　やせるスープを「食事の最初に1杯食べる」ことを習慣づけて、体に起こるうれしい変化を感じてください。

Contents

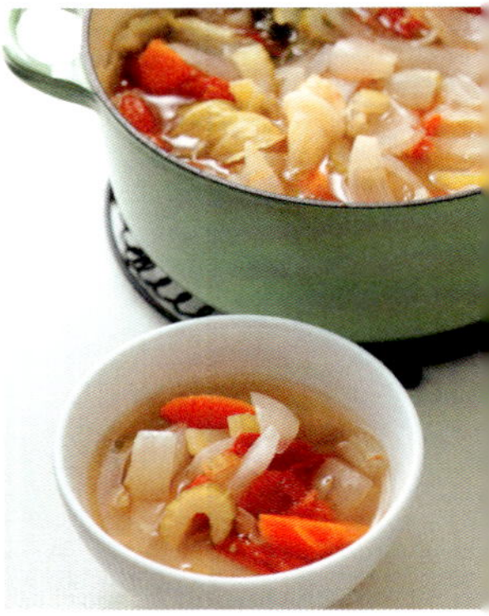

Part 1 きほん編

野菜でデトックス！
岡本式「脂肪燃焼ダイエットスープ」とは？

Part 2 プログラム

1週間、3日間で即やせ！
脂肪燃焼スープで集中ダイエットプログラム

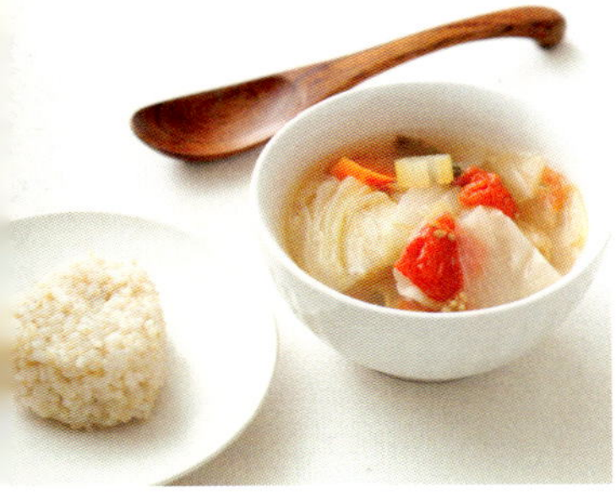

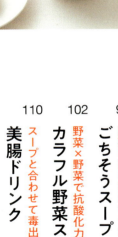

Part 3 応用編

スープで体をいたわる！

体にやさしい薬膳スープ&美腸ドリンクレシピ

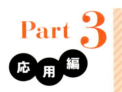

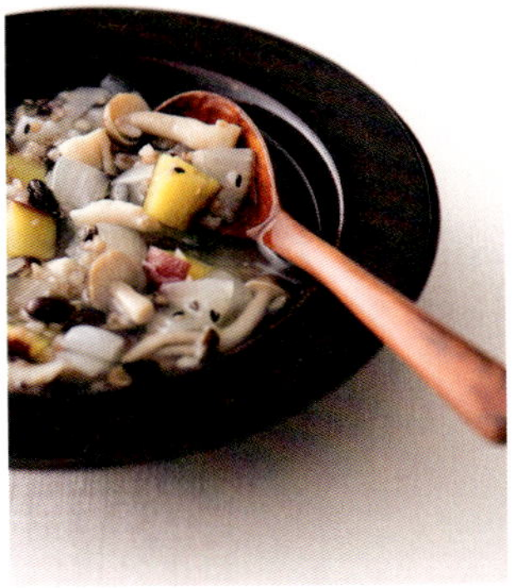

Part 4

知識編

知って得する ダイエット役立ち情報とQ&A

知っ得①腸の機能と働き

ためないカラダをつくる ポイントは腸にあり！ 116

100兆個の腸内細菌が鍵！「腸内フローラ」とは？ 118

知っ得②漢方の体質別アドバイス

漢方の体質別お助け食材を プラスしてやせパワーを強化 120

知っ得③野菜の栄養と働き

野菜のビタミンで代謝を上げ、やせやすいカラダになる 126

「酸化」から体を守る 野菜の抗酸化作用とは？ 128

第七の栄養素 ファイトケミカルのチカラ 130

もっと知りたい！

脂肪燃焼ダイエットスープのQ&A 132

書き込んでやせる！

脂肪燃焼スープダイエットダイアリー 140

COLUMN❶ 脂肪燃焼スープのチカラを検証！

脂肪燃焼ダイエットスープを考案した私も 9kgのダイエットに成功！ 48

COLUMN❷ 脂肪燃焼スープのチカラを検証！

ダイエット成功！の声が続々届いています！ 86

COLUMN❸

甘い炭酸飲料水やジュースに要注意！ 114

この本の決まりごと

●脂肪燃焼スープを用いたダイエットは、一般的なダイエットにくらべて「してはいけない」という決まりごとが少ないことが特徴です。毎日の食事の一部としてとり入れれば、自然に無理なく減量することができます。
ただし、1週間、3日間の短期集中プログラムを始めるにあたっては、胃腸の弱いかたや体調の悪いときは無理は禁物です。体調に合わせて調整しながらつづけてください。

●本書のダイエット法は、病気の治療や改善のためのものではありません。自覚症状のあるかたは医師にご相談ください。

●脂肪燃焼ダイエットスープのレシピは作りやすい分量の3～4食分が目安です。6食分、8食分と多く作る場合は、材料を人数分だけ掛け算してふやしますが、だしや水分量は食材がつかる程度を目安にかげんしてください。

●分量の表記の1カップは200mℓ、1合は180mℓ、大さじ1は15mℓ、小さじ1は5mℓです。

●調味料の「塩」は自然塩を使っています。「みそ」は特にことわりがないものは好みでかまいません。「だし」は昆布と削りがつおでとったものを使っています。

Part 1
きほん編

野菜でデトックス!

岡本式「脂肪燃焼ダイエットスープ」とは?

初めは、野菜のスープを夕ごはんの前に1杯食べるだけ。
「食べるほどやせてキレイになる」が実感できるのが、
岡本羽加先生考案の脂肪燃焼ダイエットスープです。
スープの作り方もルールも簡単だから、
今からすぐに始めましょう!

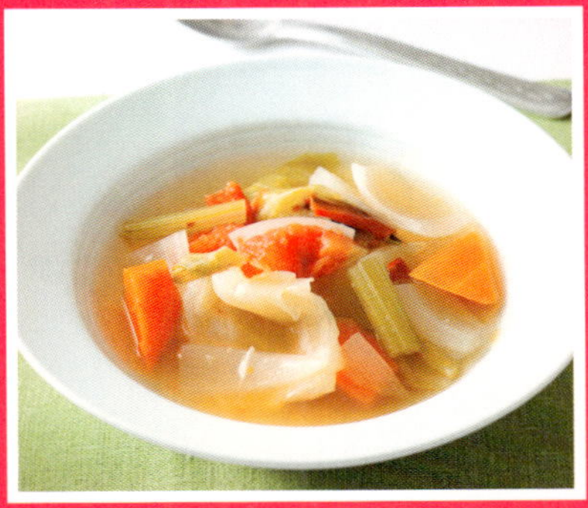

食べるほどキレイにやせられる!

「脂肪燃焼ダイエットスープ」とは?

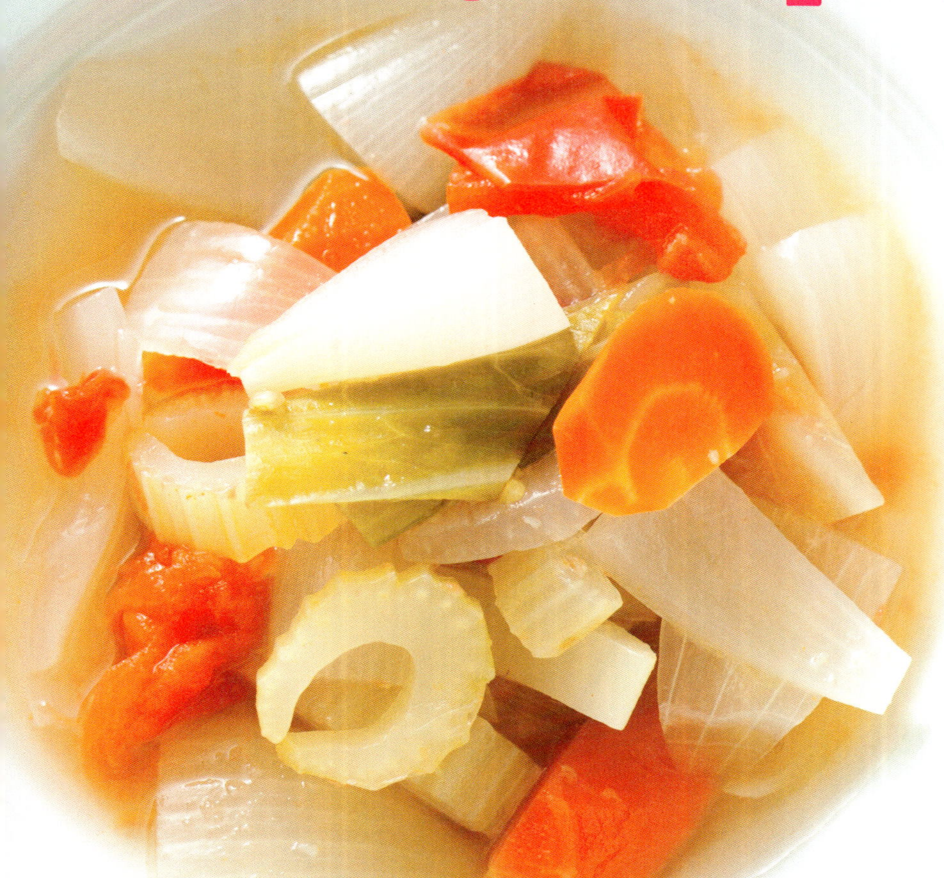

野菜だけのスープを夕食に1杯食べてデトックス!

漢方では、「冷え性」「便秘」「ひどい肩こり」といった不快症状の多くは、気《き》・血《けつ》・水《すい》の不足や滞りが原因とされています。かたよった食事や乱れた生活習慣により、気・血・水のバランスがくずれ、体内に老廃物が蓄積したり、血のめぐりが悪くなったりして、病気や肥満を招くのです。

原因のひとつである老廃物を体内から排出するのを助けるのが、「脂肪燃焼ダイエットスープ」です。キャベツ、玉ねぎ、にんじんといった身近な野菜を4～5種とり合わせて、ごく少量の鶏がらスープの素や塩で味つけしてコトコトと煮るだけ。簡単でとってもシンプルなスープですが、野菜の相乗効果でうまみや甘みはもちろん、ファイトケミカルなどの有効成分や食物繊維をたっぷりとることができます。

　このスープを夕食の1杯に食べることから始め、慣れたら、朝食や昼食にもとり入れていきます。スープを食べ始めると、野菜のチカラで体内にたまった毒素が排出され、腸内が整います。腸がキレイになることで、めぐりがよくなり、やせやすい体になっていきます。

　しかも、スープ1杯で野菜が約200g。食物繊維が約3gとれます。ビタミンやミネラルも補給することができると、いいことずくめ。

「食欲がおさえられない」「手間がかかることはイヤ」「時間がない」といったダイエットにつきものの悩みも「脂肪燃焼ダイエットスープ」なら心配ありません。まさに魔法のスープなのです。

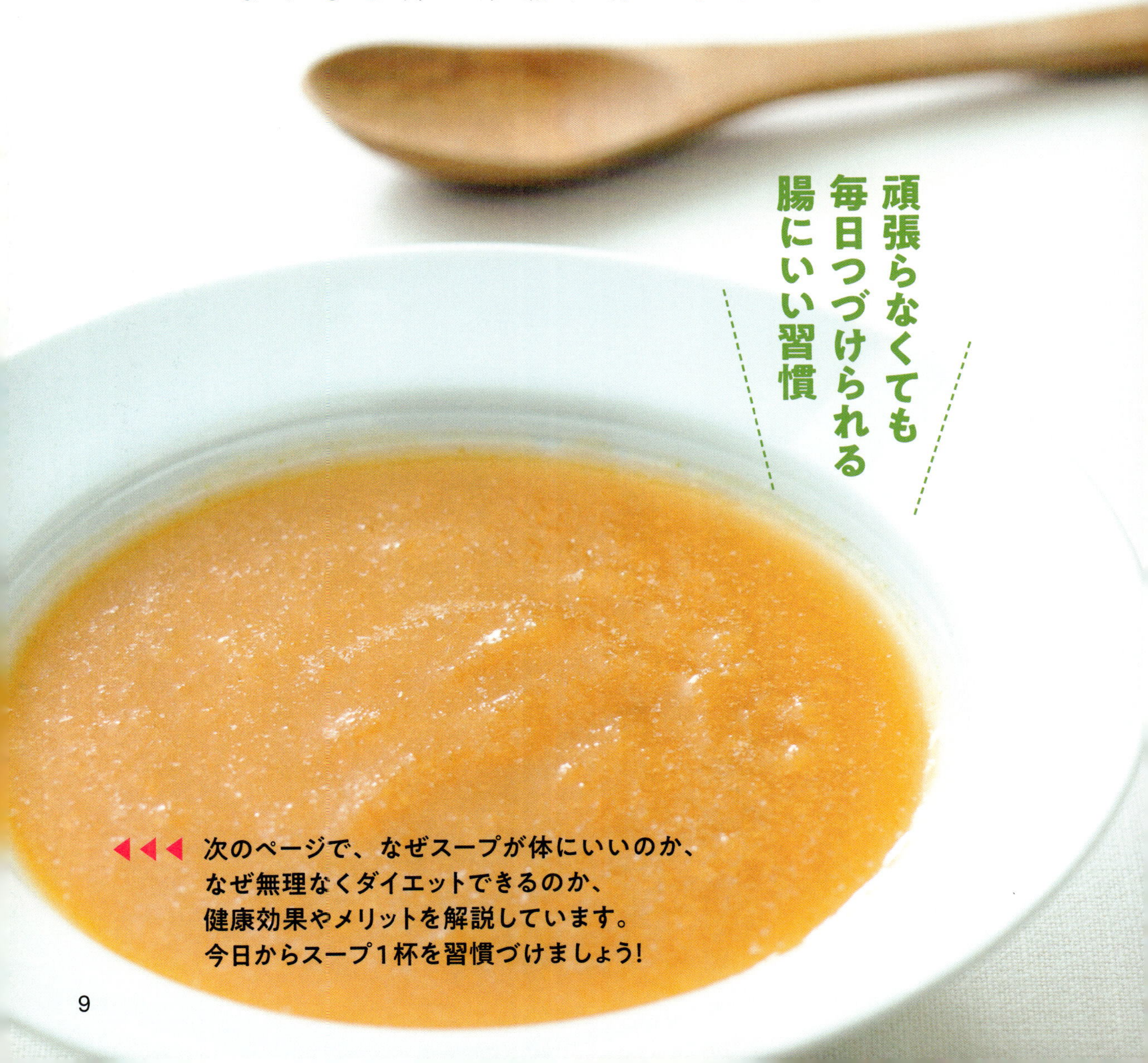

頑張らなくても毎日つづけられる腸にいい習慣

◀◀◀ 次のページで、なぜスープが体にいいのか、なぜ無理なくダイエットできるのか、健康効果やメリットを解説しています。今日からスープ１杯を習慣づけましょう!

野菜スープだから、
体にイイ!

「脂肪燃焼ダイエットスープ」のメリット

野菜はスープにすると栄養素を効率よく吸収できる

　成人1人が1日に必要な野菜の量は350g以上（厚生労働省推奨）。しかし自分の食生活を振り返り、野菜不足を実感している人も多いことでしょう。野菜は加熱することによってかさが減り、生のサラダで食べるより効率よく摂取できます。脂肪燃焼ダイエットスープには、1食分、スープボウル1杯で約200gの野菜が入っています。1日2杯とれば1日の摂取量を上回ります。

　さらに、野菜をスープでとるとかさが減るばかりでなく、野菜に含まれるビタミンなどの栄養素を効率よくとることができるのです。「野菜は健康にいい」と聞いて、生でサラダにして食べる人も多いのでは？　しかし、野菜に含まれる抗酸化作用のあるビタミンやファイトケミカルなどの有効成分は、わずかしか吸収されません。ファイトケミカルの多くは野菜の細胞の中にあり、細胞はセルロースという丈夫な細胞膜に包まれています。野菜を加熱して細胞膜を壊さないと、吸収されにくいのです。野菜スープにはファイトケミカルやビタミン、ミネラルといった野菜の栄養素が溶け出しています。スープでとることで、生のサラダとは比較にならない強力な抗酸化パワーが得られるのです。

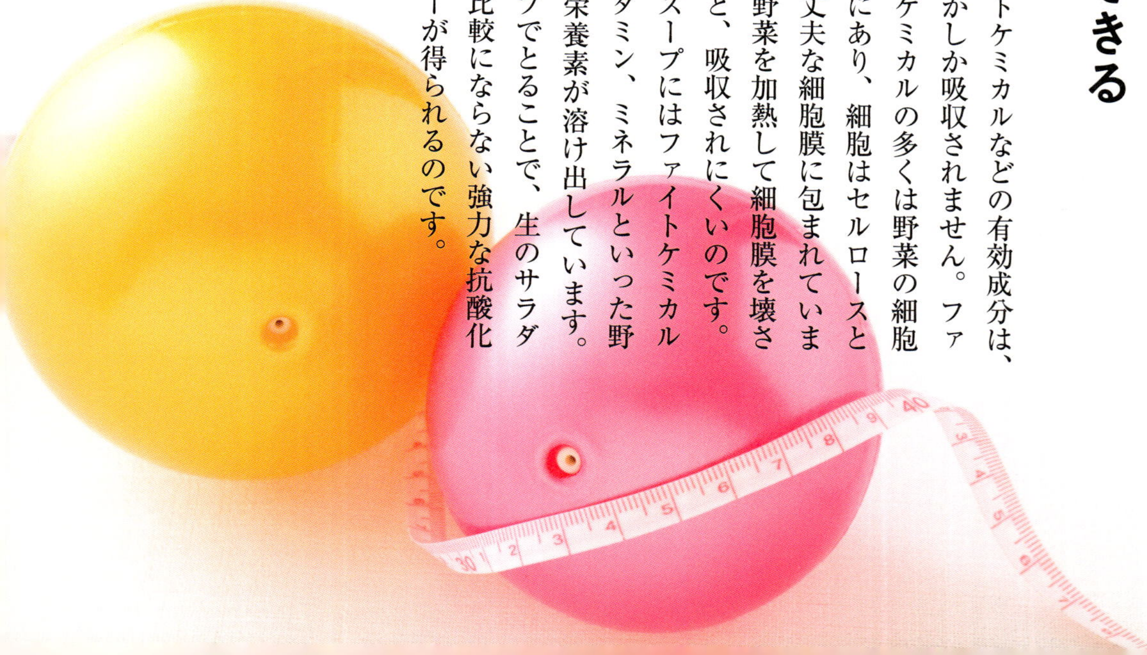

野菜をスープでとるメリット

ココがイイ!

1 1日に必要な野菜量350gをらくらくクリア

生活習慣病を予防するためにとりたい野菜の摂取目標量は、1日に350g以上(厚生労働省推奨)。脂肪燃焼ダイエットスープには、スープボウル1杯で200gもの野菜が入っていますから、スープを1日2杯食べればらくらくクリアできます。

ココがイイ!

2 不溶性、水溶性の食物繊維がとれる

スープは食物繊維もたっぷり含まれています。具の野菜には腸のぜん動運動を促す不溶性食物繊維が含まれ、スープには腸内環境を整える水溶性食物繊維が溶け出します。不溶性、水溶性をあわせてとることができるため、便通が改善します。

ココがイイ!

3 低カロリーだから、おかわりしても安心

スープはボウル1杯で、51kcal(きほんのスープ1の場合)。野菜4～5種を使っているので、低カロリーでもしっかりと満足感が得られます。食べる量を気にする必要はなく、おかわりは自由です。結果として、主食や間食のとりすぎを防ぐことができます。

ココがイイ!

4 抗酸化作用のあるビタミンがとれる

野菜には、ビタミンB群やカリウムやカルシウムなど、体に必要な栄養素が多く含まれています。抗酸化作用とは、体の細胞を酸化させる活性酸素をとり除く作用。野菜に多いビタミンA・C・Eとファイトケミカルには抗酸化作用があります。

ココがイイ!

5 薄味でもおいしいから自然に減塩ができる

スープの味つけは、少量の鶏がらスープの素と塩のみ。野菜本来のうまみや甘みが引き出されるので、薄味でもおいしく仕上がります。この味に慣れてくると味覚が敏感になり、濃い味を好まなくなります。結果として食事全体の塩分量も抑えることができ、減塩につながります。

ココがイイ!

6 スープにすることで栄養が効率よくとれる

にんじんやトマトなどに含まれるβ-カロテンも抗酸化作用が高い栄養素。体内でビタミンAに変換されるβ-カロテンはスープの具材である野菜でとることができます。ビタミンCは水溶性なので、効率よく摂取するには、スープとしてとるのが最適です。

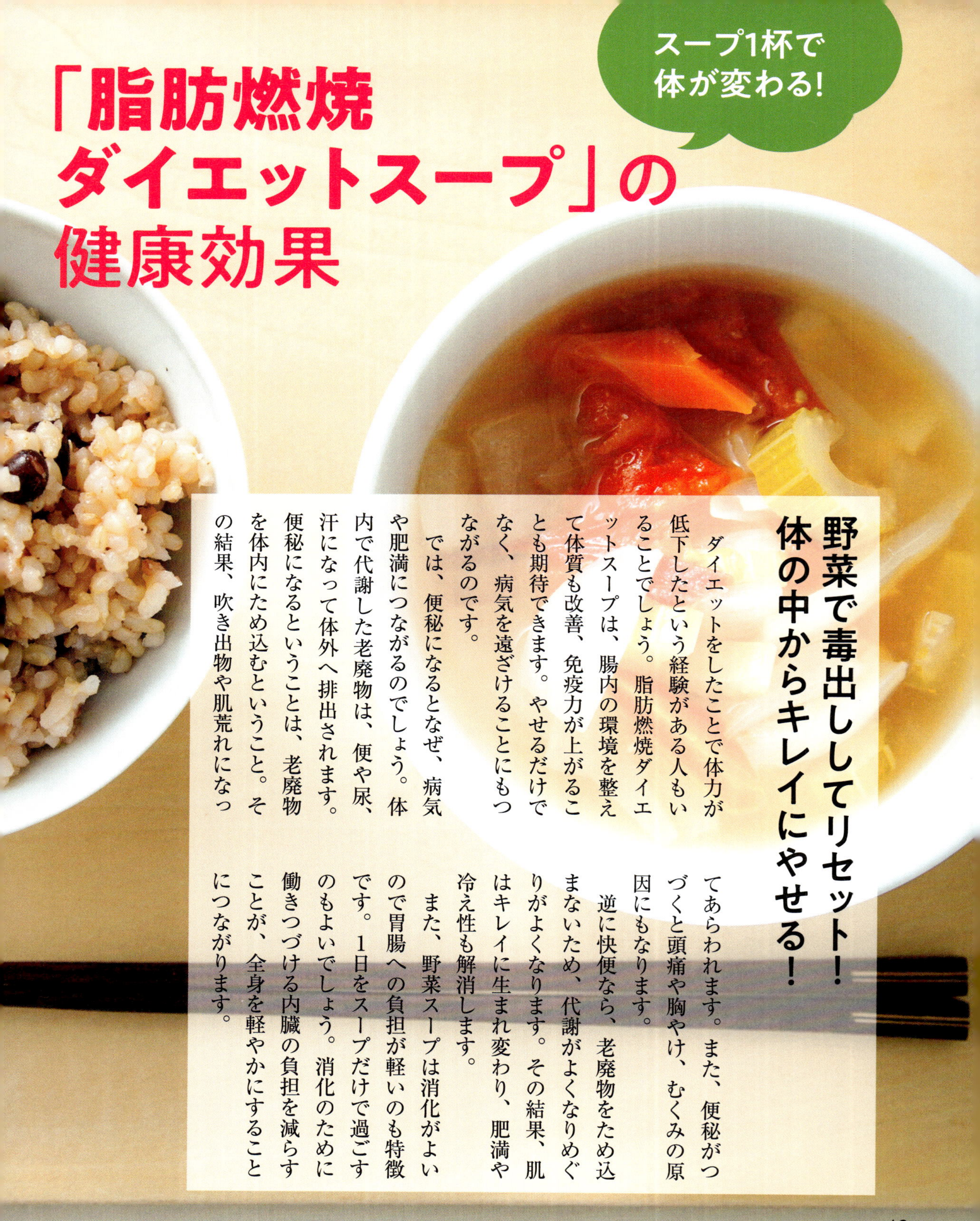

スープ1杯で
体が変わる!

「脂肪燃焼ダイエットスープ」の健康効果

野菜で毒出ししてリセット！体の中からキレイにやせる！

　ダイエットをしたことで体力が低下したという経験がある人もいることでしょう。脂肪燃焼ダイエットスープは、腸内の環境を整えて体質も改善、免疫力が上がることも期待できます。やせるだけでなく、病気を遠ざけることにもつながるのです。

　では、便秘になるとなぜ、病気や肥満につながるのでしょう。体内で代謝した老廃物は、便や尿、汗になって体外へ排出されます。便秘になるということは、老廃物を体内にため込むということ。その結果、吹き出物や肌荒れになってあらわれます。また、便秘がつづくと頭痛や胸やけ、むくみの原因にもなります。

　逆に快便なら、老廃物をため込まないため、代謝がよくなりめぐりがよくなります。その結果、肌はキレイに生まれ変わり、肥満や冷え性も解消します。

　また、野菜スープは消化がよいので胃腸への負担が軽いのも特徴です。1日をスープだけで過ごすのもよいでしょう。消化のために働きつづける内臓の負担を減らすことが、全身を軽やかにすることにつながります。

野菜で作るスープの健康効果

だから納得!

1 便秘を解消して太りにくい体になる

便秘が解消されると、不要なものが体外に排出されて腸内環境が整い、全身の細胞も活性化します。すると、代謝がアップして太りにくい体質に。脂肪燃焼ダイエットスープはやせるばかりか、太りにくい体を手にすることができるのです。

だから納得!

2 免疫力が強化されて健康になる

脂肪燃焼ダイエットスープで腸内環境をよくして体質改善することで、免疫力が高まります。免疫の要となるリンパ球は、全体の60%が腸に集まっています。腸が健康になると免疫力が上がり、病気を寄せつけない体になっていきます。

だから納得!

3 食事の最初に食べることで糖尿病を改善

脂肪燃焼ダイエットスープは、食事の最初にとるのがきほんです。食物繊維の豊富な野菜スープを食事の初めにとることで、糖質の吸収がゆっくりと進むため、血糖値の上昇がゆるやかになります。結果、糖尿病の改善につながります。

だから納得!

4 薄味に慣れ、高血圧の改善に

スープの塩分量は0.5g。野菜本来の味わいで味覚が敏感になり、薄味の食事に慣れてきます。このことは、11ページでも説明しましたが、結果的に食事全体の塩分量が控えめになり、高血圧の改善につながります。

だから納得!

5 野菜の抗酸化力で老化を遅らせる

野菜に含まれる抗酸化成分は、アンチエイジングにも有効です。「老化」の原因となるのが、細胞の「酸化」。活性酸素によるものです。その活性酸素を除去するのが「抗酸化力のある野菜」。野菜スープを食べることで、老化を遅らせます。

だから納得!

6 やせるだけでなく、キレイになる

スープで腸内環境が整うことで便秘が解消されると、肌荒れが改善されます。野菜に含まれる食物繊維が腸内の善玉菌のエサになり、善玉菌が活性化します。その結果、腸内細菌のバランスがよくなり、便通もよくなるためです。

無理なく
つづけられる!

「脂肪燃焼ダイエットスープ」はストレスフリーのスープです

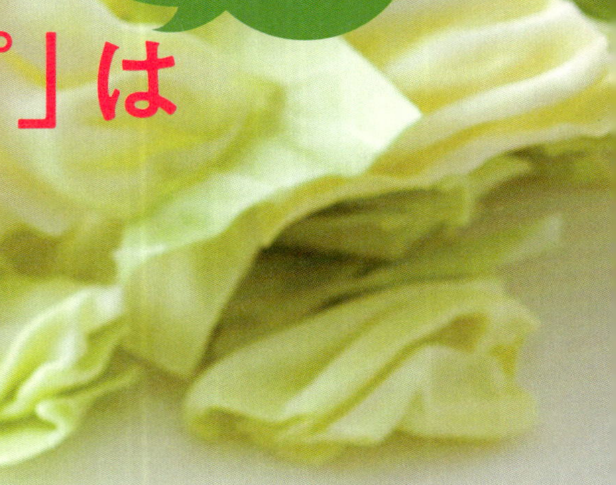

簡単で手軽だから無理なくつづけられる

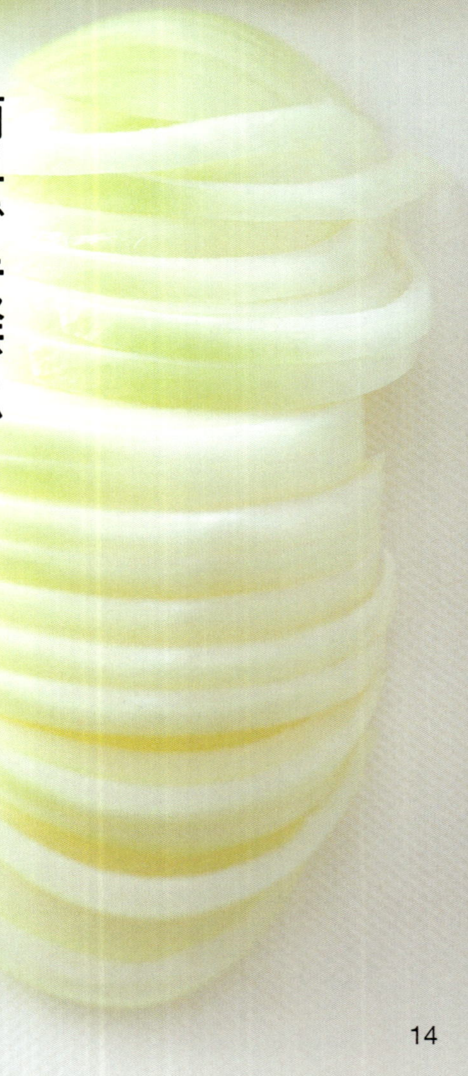

健康的にやせるためのダイエットを考えるなら、多くの食材からバランスよく栄養をとるのが理想。しかし実際は、朝は時間がなくて抜いてしまうかパンだけ、昼食は外食が多くて高カロリーになりがち。夕食でバランスをとろうとしても、料理をする時間がないと、なかなか理想どおりにはいきません。さらに、いくらスープが体によくても、簡単に作れて、おいしくなければ長つづきしません。

脂肪燃焼ダイエットスープなら、そんな悩みも解消できます。いつも台所にある身近な野菜を少量の調味料で煮るだけ。簡単でおいしいから、無理なくつづけることができます。

まずは気楽な気持ちで1週間、夕食にスープを1杯とることから始めましょう。そのあとはスープを作る回数を増やし、継続していきましょう。体の変化を感じるようになるはずです。

ストレスフリーの理由

だからつづく!

1 材料は身近な野菜 安価なので、お手軽

特別な材料では家計の負担になり、長つづきしません。脂肪燃焼ダイエットスープの材料は身近な野菜で、一年を通して手に入るおなじみのものばかり。キャベツ、玉ねぎ、にんじんなどを４～５種組み合わせて作ります。それぞれの野菜から微細な栄養をとることが期待できます。

だからつづく!

2 味つけはごく少量の調味料のみ

野菜以外の材料は、鶏がらスープの素少々と、昆布、ごく少量の塩。きほんとなるスープで根菜中心の秋冬バージョンはだしを使いますが、調味料は控えめにします。野菜のうまみを引き出すことで、薄味でも大満足の味わいに仕上がります。

だからつづく!

3 アレンジしやすいから 毎日でも食べ飽きない

同じものを食べつづけるのは飽きてしまいそう……。でも、脂肪燃焼ダイエットスープならそんな心配はいりません。このスープは砂糖さえ使わなければ、どんな味つけをしてもかまいません。みそやしょうゆ、豆乳などでお好みのアレンジをすれば、飽きることはありません。

だからつづく!

4 ひとつの鍋で コトコトと煮るだけ

スープの作り方はいたってシンプルです。野菜を切って鍋に入れたら火にかけて、ふたをしてコトコトと煮るだけ。野菜本来のうまみや甘みが引き出されて、おいしく仕上がります。簡単調理ですから、失敗もありません。鍋や深めのフライパンがひとつあればできるので、手軽です。

だからつづく!

5 1食でたったの51kcal お腹いっぱい食べて

1食スープボウル1杯で51kcal、塩分0.5g。低カロリーで満足感があり、塩分も少ないので量を気にすることはありません。夕食に1杯食べるのが基本ですが、おかわりもOK。そのため、ダイエットにつきものの空腹感はありません。しかも昼食は何を食べてもよいので無理なくつづけられます。

だからつづく!

6 スープは3～4食分。 毎日作らなくてもOK!

脂肪燃焼ダイエットスープは、1回で３～４食分できるので、1日２杯食べても２日分に。毎日作る必要はありません。また、毎日火を通せば冷蔵庫で保存が可能です。仕事で忙しくて時間がとれないときは、休日に作りおきするのもおすすめ。

安価でお手軽！

「脂肪燃焼ダイエットスープ」は身近な野菜で作ります

きほんのスープは3つ。それも身近な野菜が材料

脂肪燃焼ダイエットスープの材料は、いつも台所にある身近な野菜です。本書では、きほんとなるスープを3つそろえました。

ひとつは玉ねぎ、キャベツ、にんじん、トマト、セロリの5種。2つめは大根、にんじん、玉ねぎ、まいたけの4種。3つめはキャベツと玉ねぎを主に、ブロッコリーやえのきなどを加えた3種で作るスープです。

それぞれに味わいや栄養価にも違いがあります。作ってみたいものから始めて、3つのスープを交互に作るなどして、上手に活用しましょう。

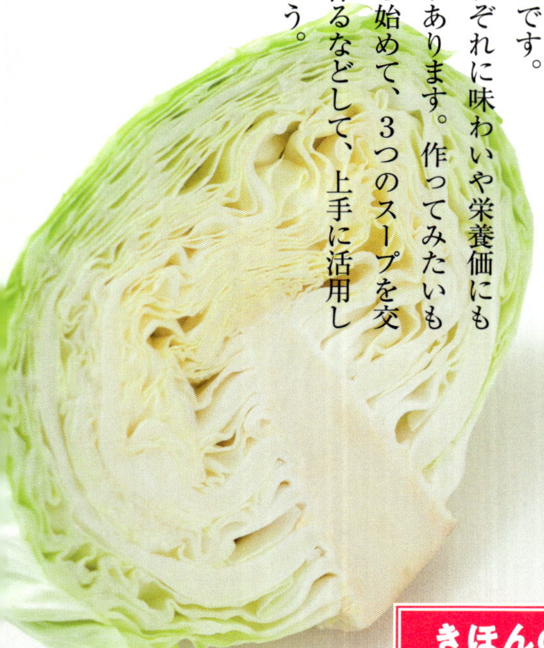

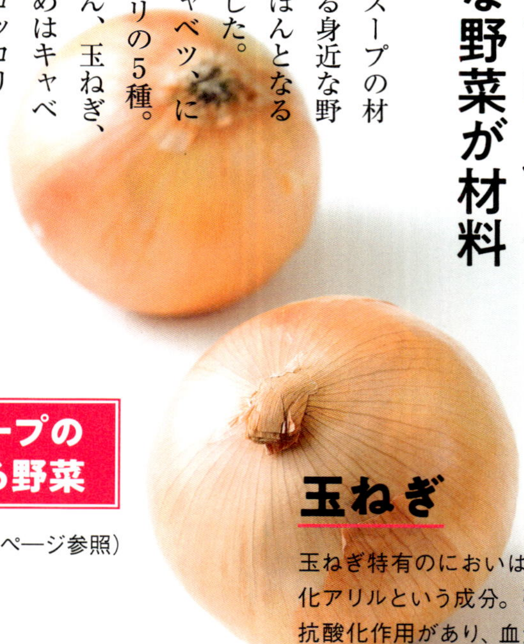

きほんのスープのベースとなる野菜

（きほんのスープ1　20ページ参照）

キャベツ

胃の働きをよくするビタミンCや、粘膜を丈夫にするビタミンUが豊富。抗酸化作用も高く、加熱すると、活性酸素を除去する力が5倍にもなる。

100gあたり栄養価（生可食部）

エネルギー	23kcal
糖質	3.4g
ビタミンC	41mg
カルシウム	43mg
食物繊維	1.8g

玉ねぎ

玉ねぎ特有のにおいは、硫化アリルという成分。強い抗酸化作用があり、血液の凝固を抑え、血液をサラサラにして動脈硬化や血栓を予防する。さらに、ビタミンB_1の吸収を助けて代謝を活発にして、疲労回復を促す働きもある。

100gあたり栄養価（生可食部）

エネルギー	37kcal
糖質	7.2g
ビタミンC	8mg
カリウム	150mg
食物繊維	1.6g

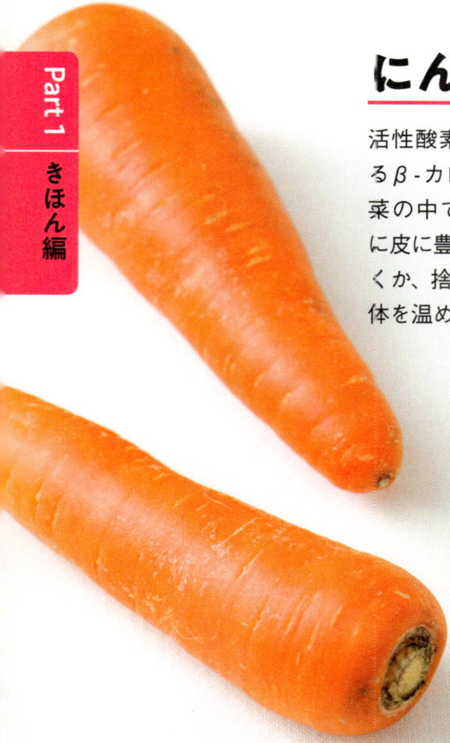

にんじん

活性酸素を除去する働きのあるβ-カロテンの含有量は野菜の中ではトップクラス。特に皮に豊富なので、皮は薄くむくか、捨てずに利用したい。体を温める働きも高い。

100gあたり栄養価（生可食部・皮つき）	
エネルギー	39kcal
糖質	6.5g
ビタミンA（β-カロテン当量）	8600μg
食物繊維	2.8g

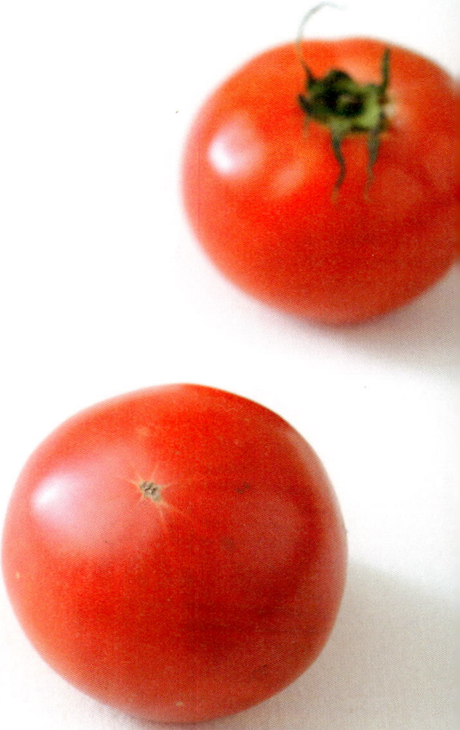

トマト

抗酸化作用の強いリコピンが、血液をサラサラに。赤い色素であるリコピンを多く含む完熟トマトを使うのが効果アップのコツ。

100gあたり栄養価（生可食部）	
エネルギー	19kcal
糖質	3.7g
ビタミンA（β-カロテン当量）	540μg
食物繊維	1.0g

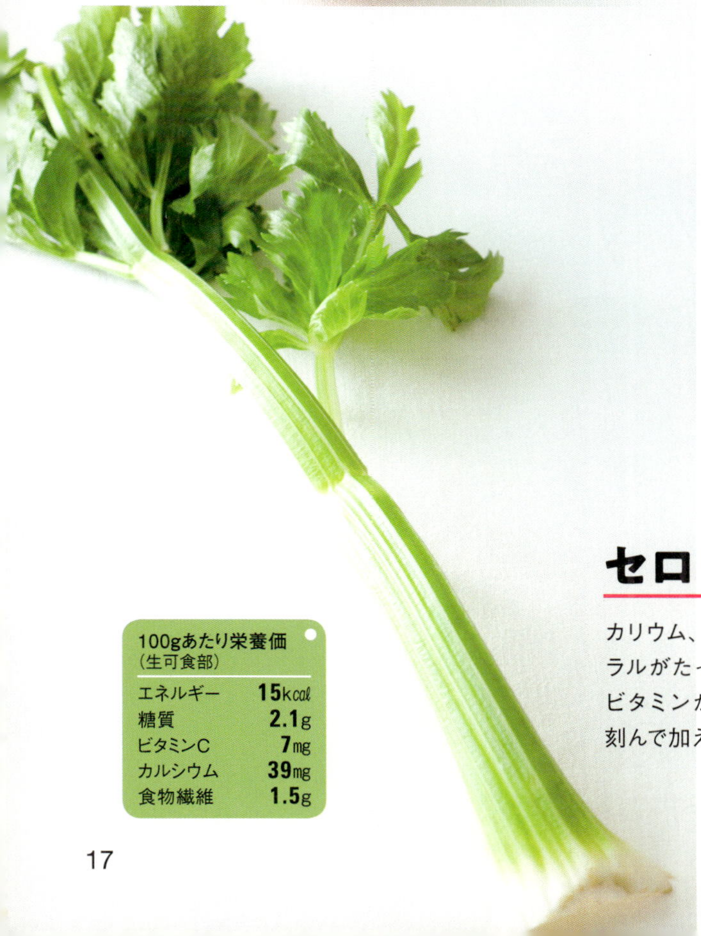

セロリ

カリウム、カルシウムなどのミネラルがたっぷり。茎よりも葉にビタミンが豊富なので、細かく刻んで加えるのもおすすめ。

100gあたり栄養価（生可食部）	
エネルギー	15kcal
糖質	2.1g
ビタミンC	7mg
カルシウム	39mg
食物繊維	1.5g

きほんのスープで使う ほかの野菜

きほんのスープ2と3は、きほんのスープ1の野菜に加え、これらの野菜を組み合わせています(20ページ参照)。

大根

消化酵素のアミラーゼが消化を促進。カリウムや食物繊維が多く、体の水分を排出してくれるため、デトックスを助ける。辛み成分には血栓予防や解毒作用などがあり、美肌作りに最適なビタミンCも豊富。

100gあたり栄養価（生可食部・皮むき）	
エネルギー	18kcal
糖質	2.8g
ビタミンC	11mg
食物繊維	1.3g

ブロッコリー

ビタミンCの含有量はレモンを上回る。ミネラルや食物繊維も豊富に含む優秀な野菜。抗酸化成分β-カロテンやルテインなどを含むことから、がん抑制作用があると注目の野菜のひとつ。

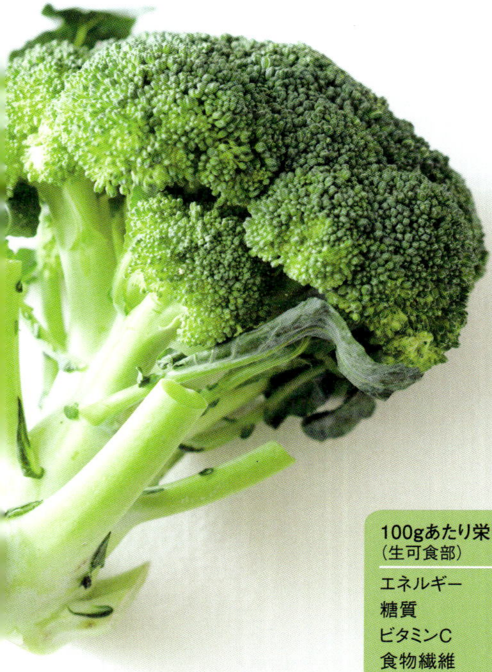

100gあたり栄養価（生可食部）	
エネルギー	33kcal
糖質	0.8g
ビタミンC	120mg
食物繊維	4.4g

100gあたり栄養価（生可食部）	
エネルギー	22kcal
糖質	3.7g
カリウム	340mg
食物繊維	3.9g

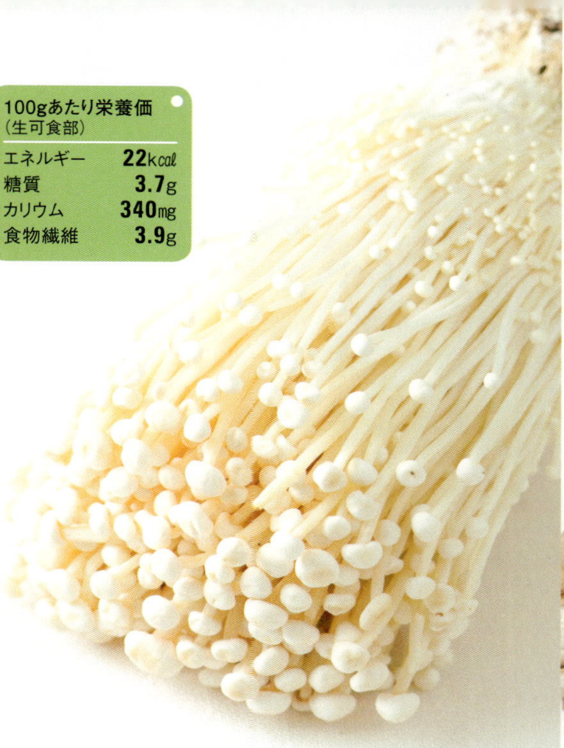

えのきだけ

低カロリーで、ビタミン類やミネラル、食物繊維が豊富。排便を促す不溶性食物繊維は100g中に3.5gと多い。胃腸の働きを助ける作用もある。

まいたけ

超低カロリーで、ビタミン類やミネラル、食物繊維が豊富。きのこに含まれる成分、β-グルカンは免疫力を高め、LDLコレステロールを下げるのに有効。胃腸の働きを助ける作用もある。

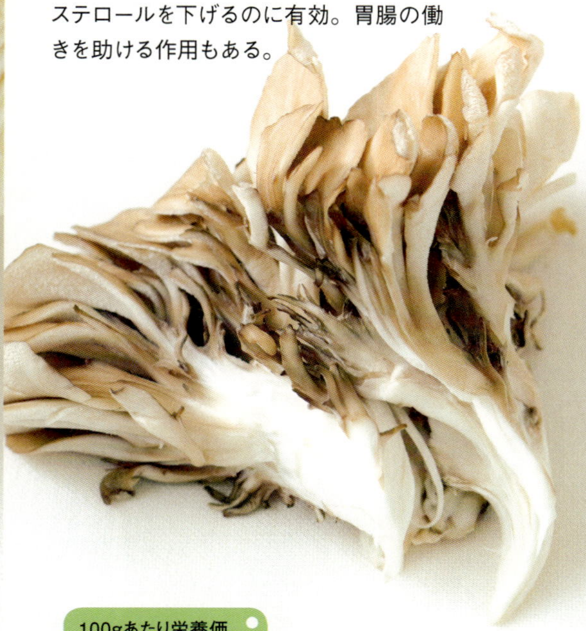

100gあたり栄養価（生可食部）	
エネルギー	15kcal
糖質	0.9g
カリウム	230mg
食物繊維	3.5g

脂肪燃焼ダイエットに欠かせない香味野菜「しょうが」。スープの味だしとして使用しますが、スープに体を温める作用をプラスする食材です。

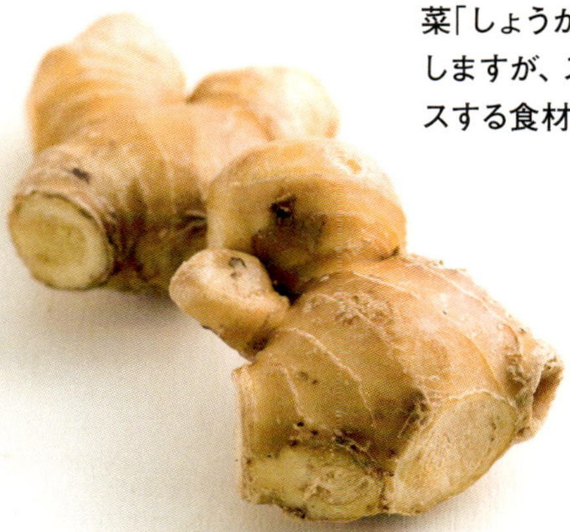

100gあたり栄養価（生可食部）	
エネルギー	30kcal
糖質	4.5g
カリウム	270mg
食物繊維	2.1g

しょうが

辛み成分は強力なたんぱく質分解酵素で、食べ物の消化吸収をよくする作用がある。また、体を温めて血行を促進し、冷え性の改善に役立つ。

スープダイエットのきほんは3つの「脂肪燃焼ダイエットスープ」

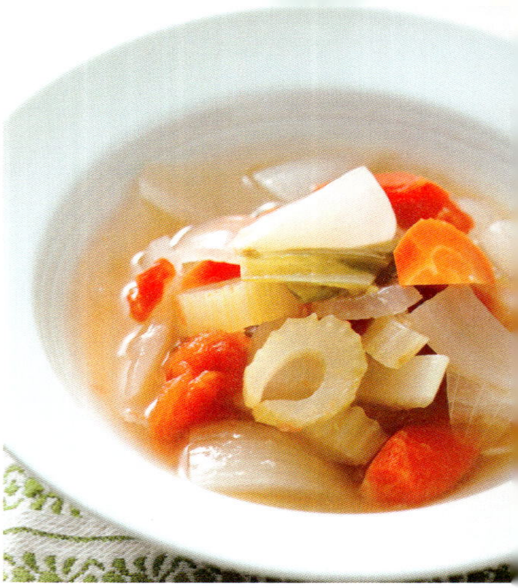

野菜4～5種で具だくさんに！

野菜を4～5種使うと、素材のうまみや甘みが合わさっておいしいうえ、栄養も満点。

きほんのスープ 1

脂肪燃焼ダイエットスープ

―春夏バージョン―

使う野菜はキャベツ、玉ねぎ、にんじん、トマト、セロリの5種。トマトの酸味とセロリの香りが引き立ち、さわやかな味わいが特徴。

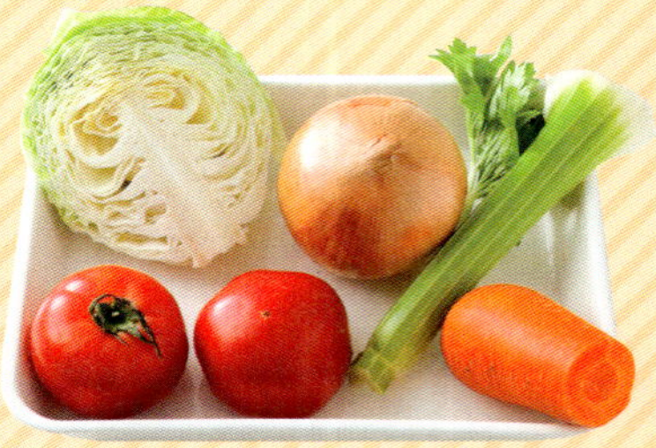

きほんのスープ 2

脂肪燃焼ダイエットスープ

―秋冬バージョン―

使う野菜は玉ねぎ、にんじん、大根。それにまいたけを加えます。根菜ときのこでボリューム感が得られ、食物繊維量が多いのが利点。

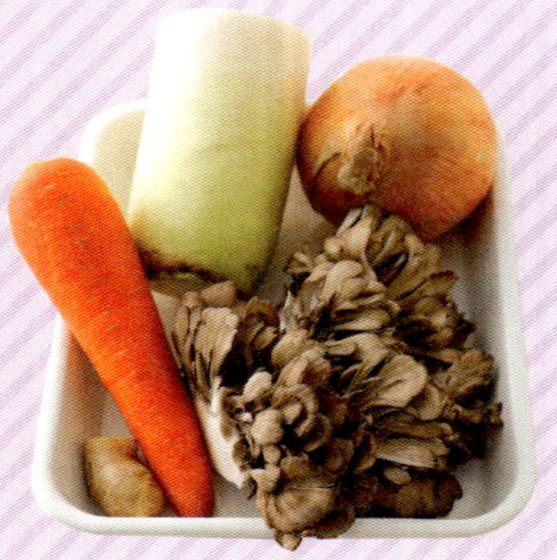

野菜2～3種でより手軽に！

使う野菜が少ないので、手軽さが魅力。

きほんのスープ 3

脂肪燃焼ダイエットベジスープ

ベースになるのは、定番野菜のキャベツと玉ねぎ。お好みでにんじん、大根、ブロッコリー、えのきだけからひとつ選んでプラスします。

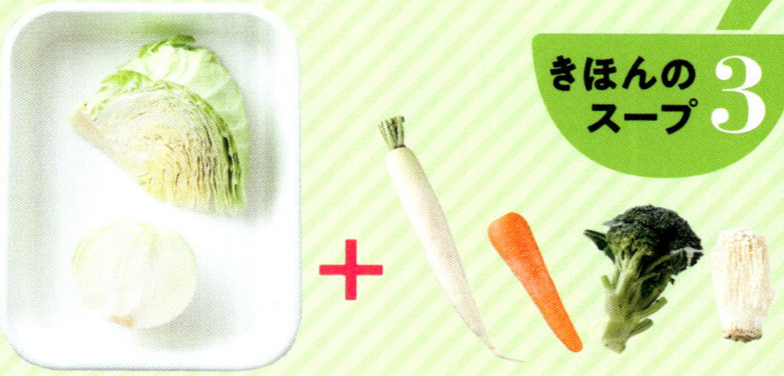

野菜４～５種で作る「脂肪燃焼ダイエットスープ」の春夏、秋冬バージョン、
野菜２～３種で作る「脂肪燃焼ダイエットベジスープ」。
３つのスープが、本書が提案する脂肪燃焼やせるスープのきほんです。
まずは、活用のポイントをチェックしましょう。

きほんのスープ3種の活用ポイント

活用 Point 1

食べてみたいと思うスープから作ってOK

どのスープを食べてダイエットするのかは、あなた次第です。きほんとなる「脂肪燃焼ダイエットスープ」２種は、春夏用、秋冬用としていますが、どちらも一年を通して手に入る野菜です。まずは、気になるスープを作ってみてください。

活用 Point 2

食べ方は体調や生活スタイルに合わせて

スープの食べ方は、食事の最初にスープを１杯食べるだけというのがきほんですが、短期間で効率よくやせるプログラムも用意しました。体調や生活スタイルに合わせて、実践しましょう。
（プログラムはPart ２参照）。

活用 Point 3

スープから始めてお好みでポタージュをとり入れて

脂肪燃焼ダイエットスープは、ポタージュにしてもおいしく食べられます（26ページ）。スープは野菜の歯ごたえを残しているので満足感がありますが、ポタージュにすると消化がよく、野菜のうまみが凝縮されます。まずはスープから始めて、次にポタージュを試し、あとはお好みで。朝食はスープで夕食はポタージュにするのもよいでしょう。

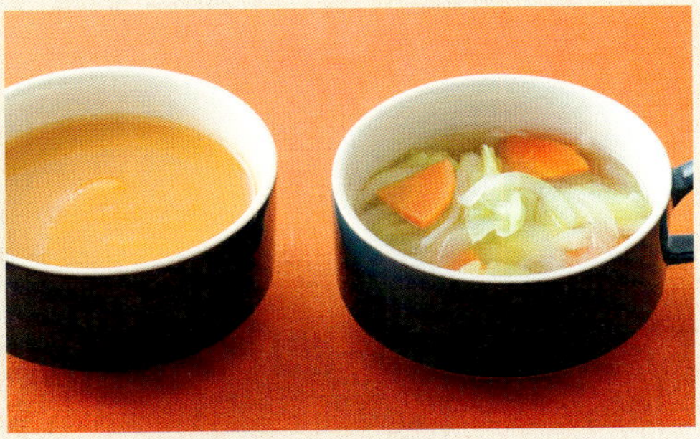

消化がよく食べやすいポタージュ。きほんのポタージュは薄味で牛乳を使っていないので、乳製品アレルギーの人にも安心。介護食にもよい。

野菜を煮る時間は好みだが、お年寄りや子どもにはやわらかく煮ると食べやすくなる。スープの上澄みは離乳食としてもおすすめ。

活用 Point 4

きほんのスープに飽きたらアレンジレシピで味の変化を楽しむ

毎日、無理なく、飽きずに続けられるように、きほんのスープをアレンジしたレシピも紹介。少量の調味料を加えたり、でき上がりに香辛料などをひと振りしたり……。きほんのスープに慣れたら、アレンジも楽しんでください。

きほんのスープ 1

脂肪燃焼ダイエットスープ

―春夏バージョン―

一年通して出回るキャベツ、玉ねぎ、にんじんに、
春と夏においしいトマトとセロリを加えます。
トマトの酸味とセロリの香りで
さわやかな味わいに仕上がります。

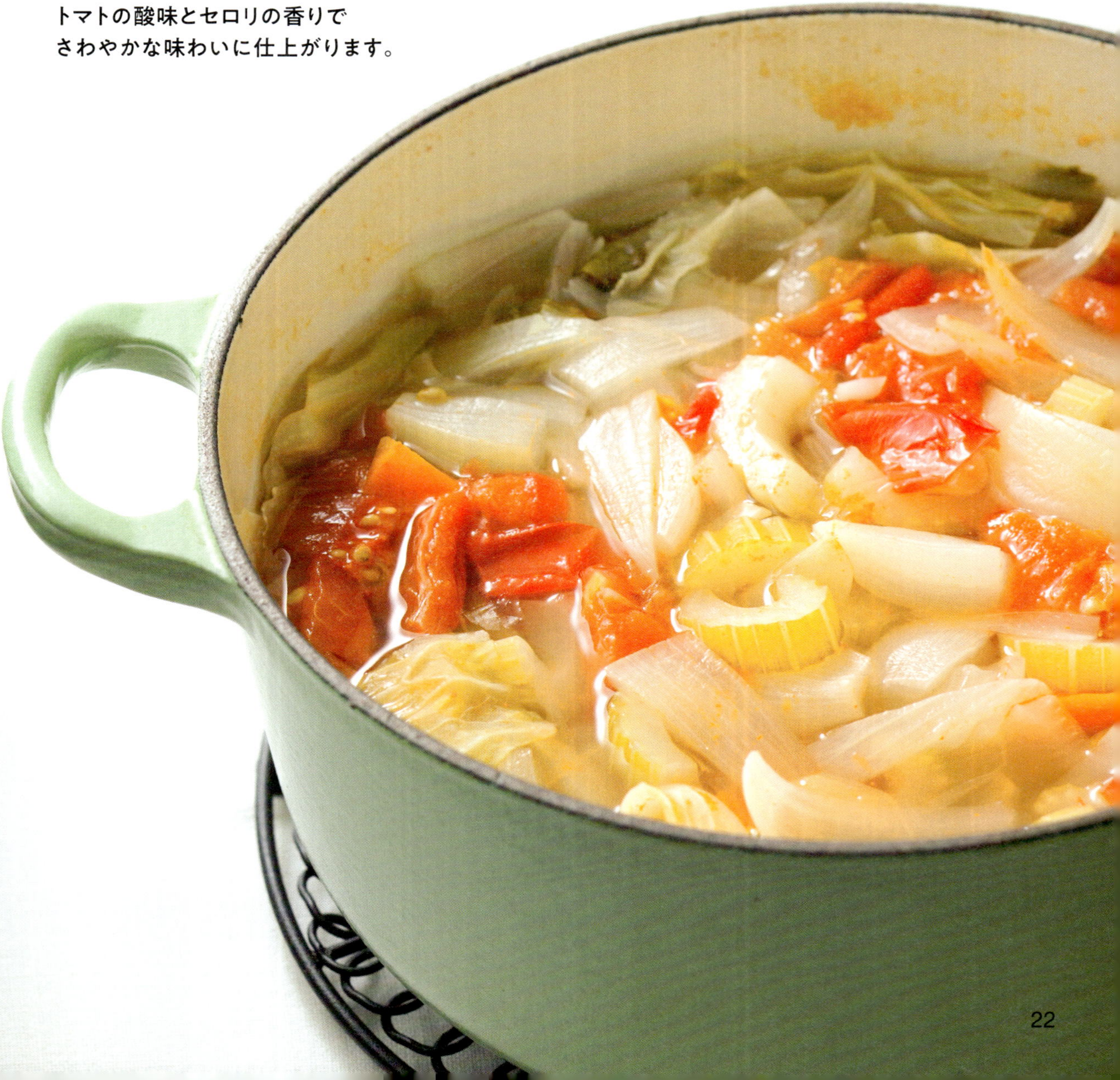

きほんのスープ 1 材料（作りやすい分量・3～4食分）

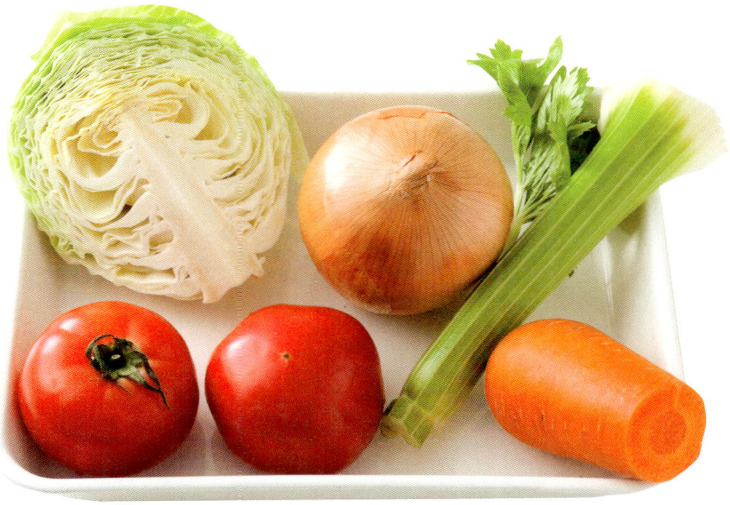

●**野菜**

玉ねぎ…1個（200g）
キャベツ…¼個（300g）
にんじん…½本（100g）
トマト…2個（300g）
（トマト缶200gでもよい）
セロリ…½本（葉がなくてもよい）

＊トマトはホールトマト缶200gにかえて作ってもかまいません。野菜は季節によってやわらかさに違いがあるので、水分量は調整します。

●**だし**

昆布…5㎝角1枚（2g）
鶏がらスープの素…小さじ½
水…4～5カップ（野菜がひたるぐらい）

●**味つけ**

しょうが…½かけ
塩（自然塩）…少々

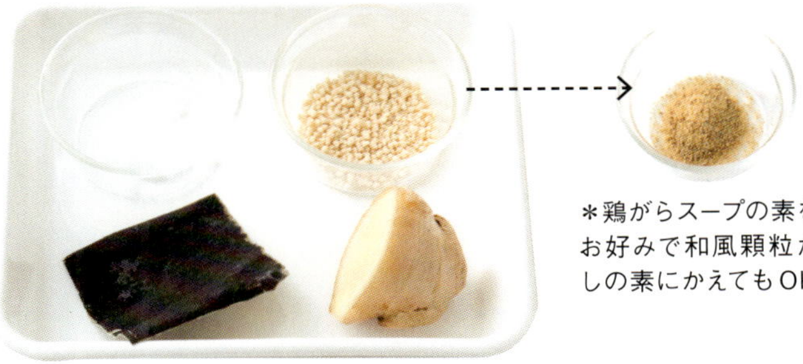

＊鶏がらスープの素をお好みで和風顆粒だしの素にかえてもOK。

使用する鍋のこと

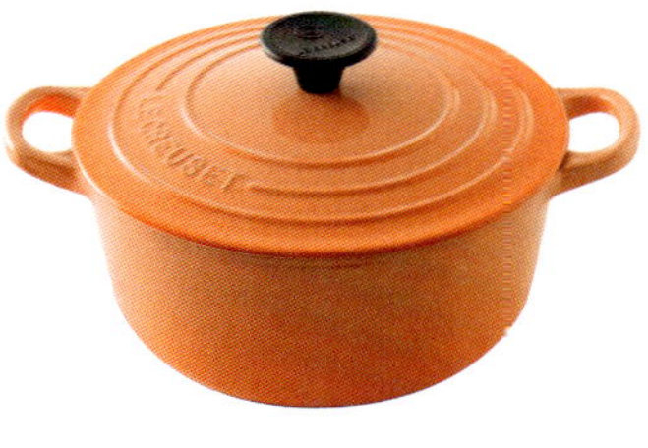

鍋は水と野菜を入れて8分目になるぐらいの容量が目安です。あとはふたをして煮るので、ふたがぴったりと閉まるものであればOK。本書では直径22～26㎝の鉄製の鍋を使用しています。

まとめて作る場合

多めに作る場合は人数分を掛け算して材料をふやしますが、水は野菜がひたる程度を目安にしてください。

☑倍量で作る場合、使用する水も多くなるため、鍋は6ℓ以上入るものが必要です。大きい鍋がない場合は、鍋を2つに分けて煮ます。

●**材料（7～8食分）のめやす**

玉ねぎ…3個
キャベツ…½個
にんじん…1本
トマト…3個
セロリ…1本
昆布…10㎝角1枚（5g）
鶏がらスープの素…小さじ1
水…1.6～2ℓ
しょうが…1かけ
塩（自然塩）…少々

きほんのスープ 1 作り方とポイント

1 野菜を切る

野菜はすべて食べやすい大きさに切る。ここでは、にんじんは小さめの乱切り、キャベツとトマトはざく切り、玉ねぎはくし形、セロリは小口切りに。

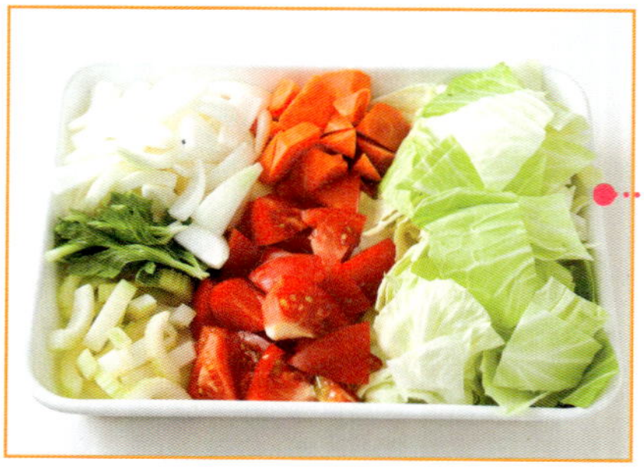

Point
切り方は好みだが、火の通りが均一になるように切ること。

2 ふたをして煮る

鍋に野菜を入れ、ひたるぐらいの水、昆布、鶏がらスープの素を加え、ふたをして強火にかける。煮立ったら火を弱め、中火で20分ほど煮る。途中、スープのかさが減ってきたら、適宜水を足す。

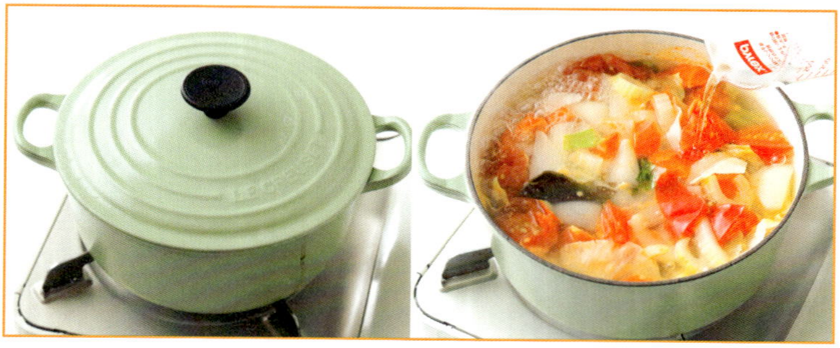

3 塩で味をととのえ、しょうがを加える

野菜がやわらかく煮えたら、塩で味をととのえて火からおろす。食べる直前にすりおろしたしょうがを加える。

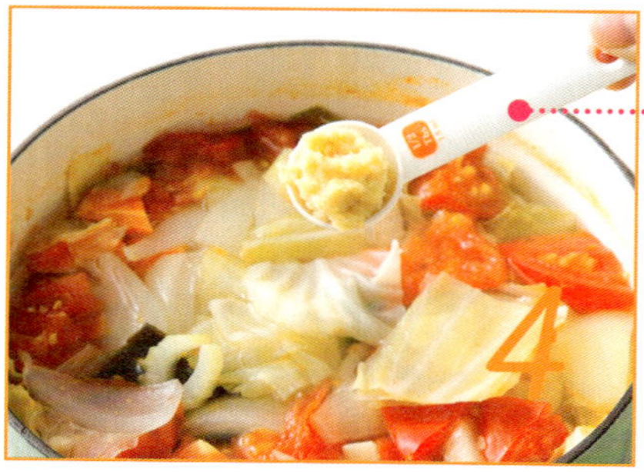

Point
しょうがは最後に加えて、さわやかな香りを引き出す。

4 できあがり

さっと煮たらできあがり。昆布はとり出しても食べてもどちらでもよい。いろいろな味を楽しみたい場合は、1人分とり分けて味つけする(39ページ参照)。

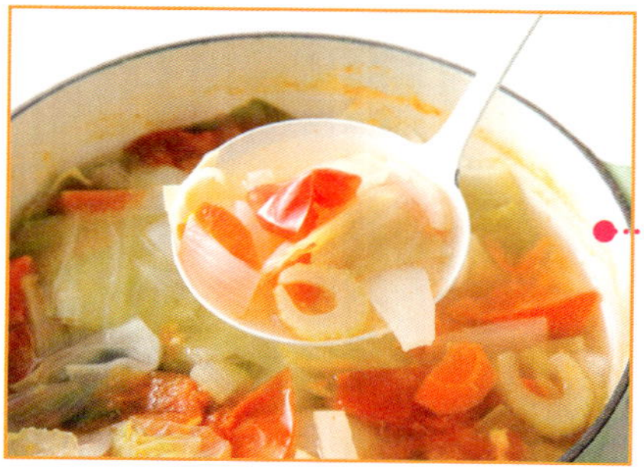

Point
しょうがを加えたら、さっと火を通すだけに。

野菜のうまみがたっぷり溶け込んだ
魔法のスープができあがり！

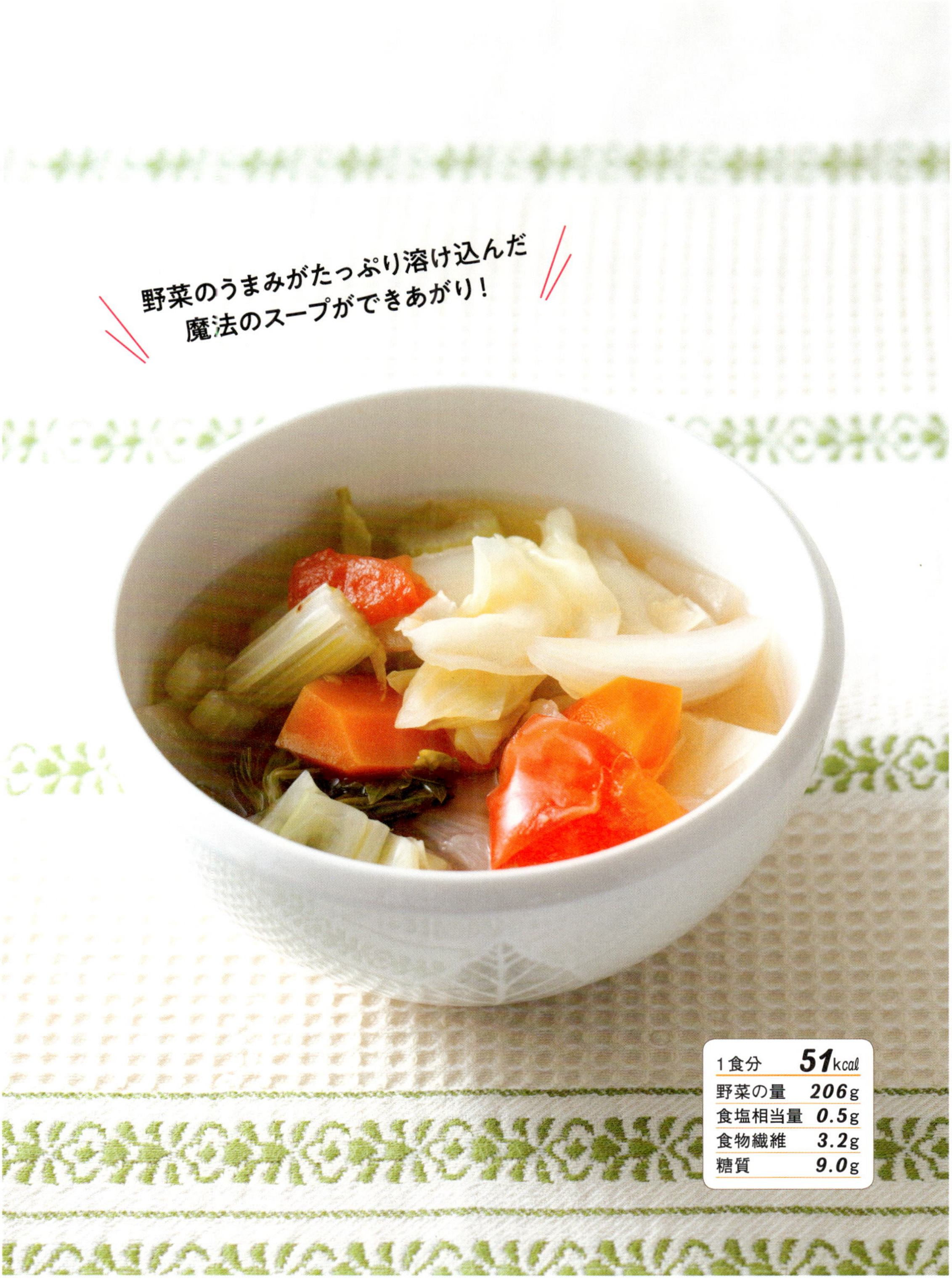

1食分	51kcal
野菜の量	206g
食塩相当量	0.5g
食物繊維	3.2g
糖質	9.0g

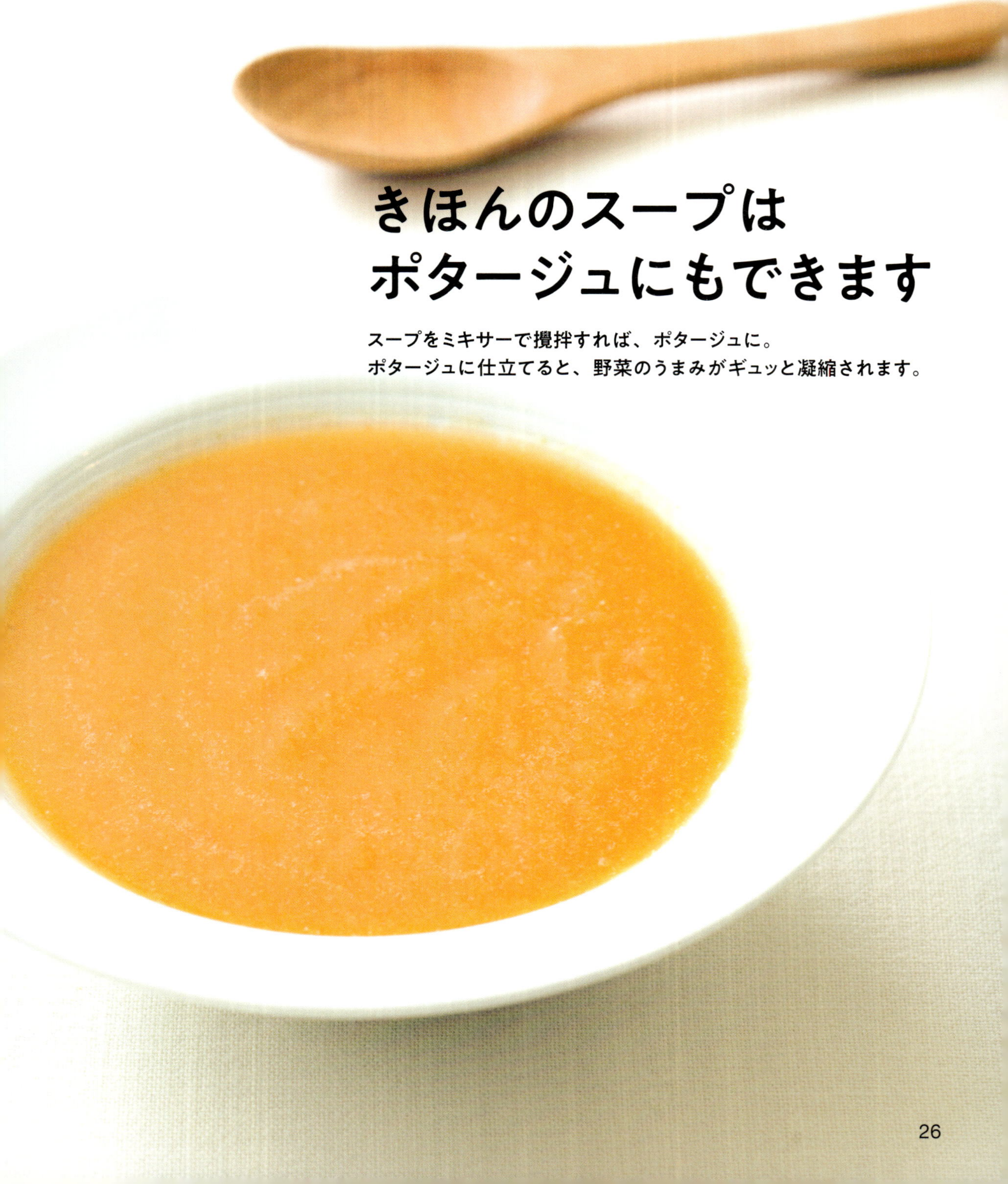

きほんのスープは
ポタージュにもできます

スープをミキサーで攪拌すれば、ポタージュに。
ポタージュに仕立てると、野菜のうまみがギュッと凝縮されます。

きほんのスープ 1

ポタージュの材料と作り方

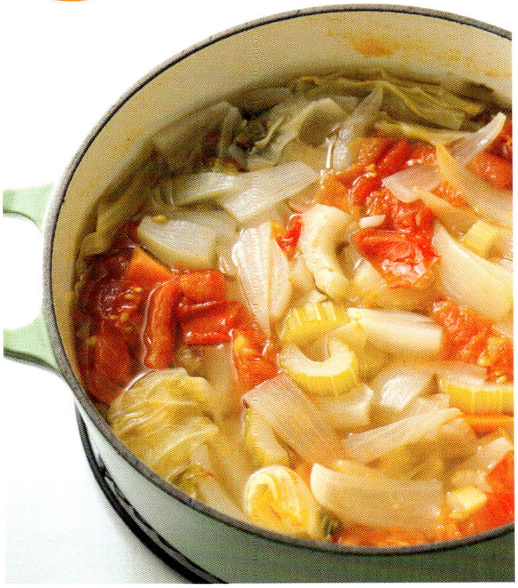

●材料（3～4食分）

＊きほんのスープ1と同じ（23ページ参照）

玉ねぎ…1個（200g）
キャベツ…$\frac{1}{4}$個（300g）
にんじん…$\frac{1}{2}$本（100g）
トマト…2個（300g）（トマト缶200gでもよい）
セロリ…$\frac{1}{2}$本（葉がなくてもよい）
昆布…5㎝角1枚（2g）
鶏がらスープの素…小さじ$\frac{1}{2}$
水…4～5カップ（野菜がひたるぐらい）
しょうが…$\frac{1}{2}$かけ
塩（自然塩）…少々

Point
スープが熱いままミキサーにかけると、ふたが吹き上がるので必ず冷ましてから。

●作り方

1 きほんのスープ1をミキサーにかける

きほんのスープの作り方***1***～***4***と同様に、スープを作る。あら熱をとってミキサーにかけ、なめらかになるまで攪拌する。

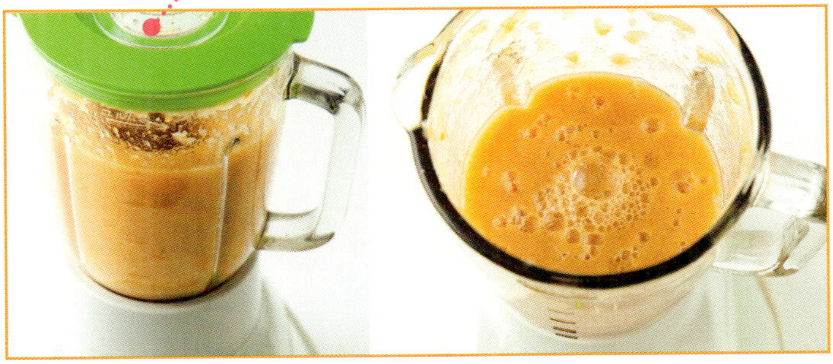

2 温めて味をととのえる

鍋に戻して弱火でゆっくりと温める。このとき、濃度が濃いようなら水を少し加えて好みの濃度にする。

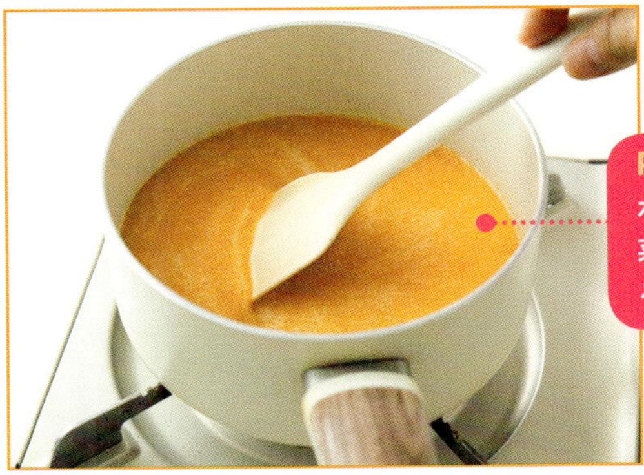

Point
水の量が多いと野菜のうまみがなくなるのでかげんして。

きほんのスープ 2

脂肪燃焼ダイエットスープ

ー秋冬バージョンー

大根とまいたけが入った秋と冬におすすめのスープです。
色よくおいしく作るコツは、まいたけを煮すぎず
最後に加えてさっと煮ること。

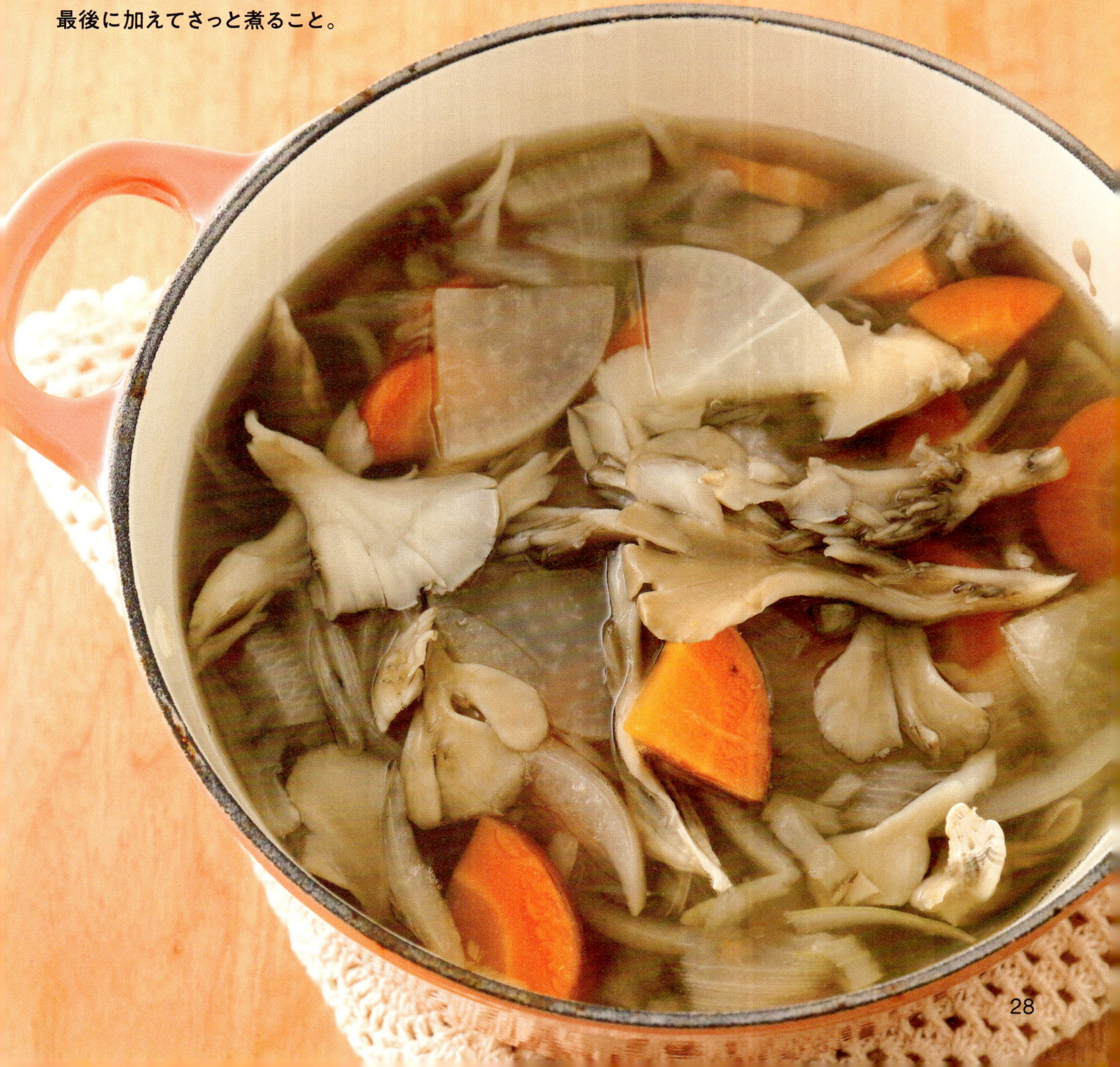

材料（作りやすい分量・3～4食分）

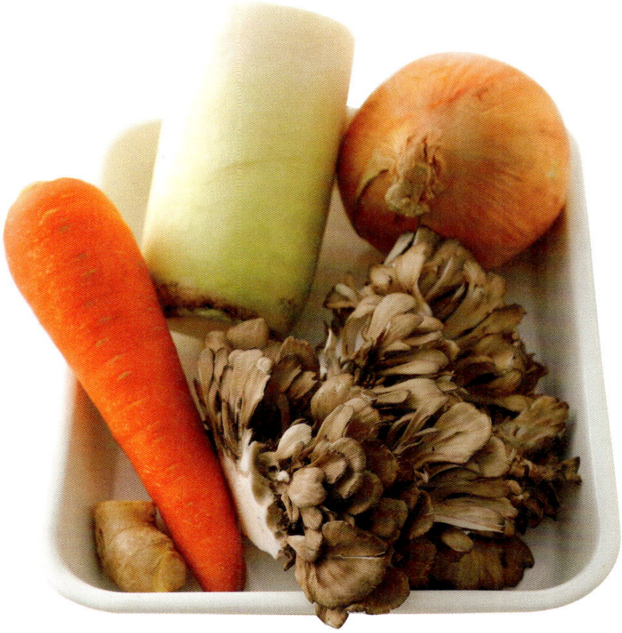

●野菜

大根…⅓本　(250g)
にんじん…1本(200g)
まいたけ(*)…2パック(200g)
玉ねぎ…1個(200g)

*まいたけはたっぷり使いますが、お好みで1パックでもよい。

*昆布とかつお節でとった「一番だし」です。

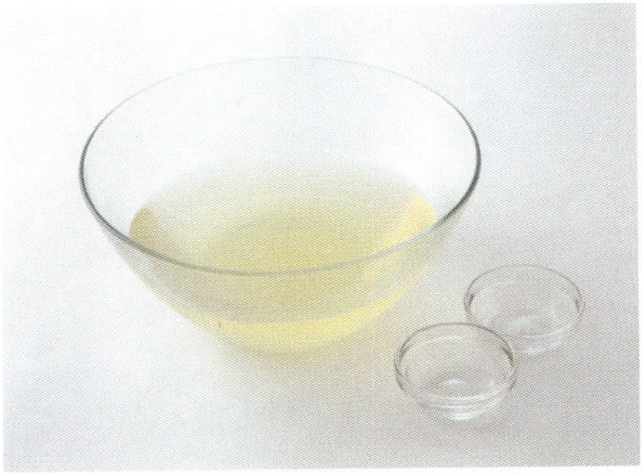

●だしと味つけ

だし(*)…4カップ
酒…少々
しょうが…½かけ
塩(自然塩)…少々

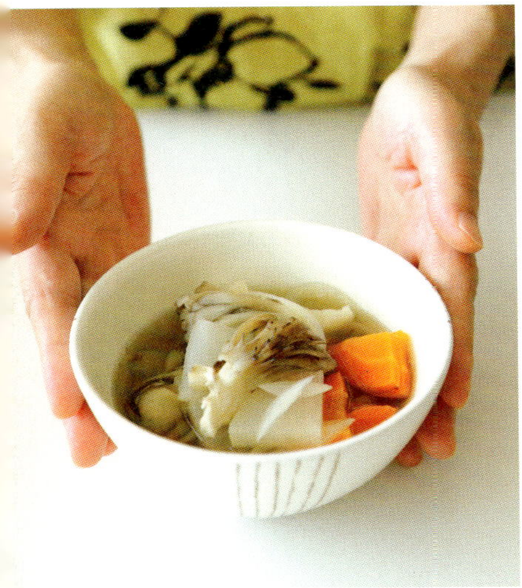

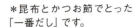

少量を作る場合

きほんのスープ2は大根とまいたけがたっぷり入るので、1食分でも満足感があります。少なめに作る場合は人数分を引き算して材料を減らしますが、水は野菜がひたる程度をめやすにしてください。

●材料（2～3食分）のめやす

大根…¼本(100g)
にんじん…½本(100g)
まいたけ…1パック(100g)
玉ねぎ…½個(100g)
だし…2カップ
酒…少々
しょうが…¼かけ
塩(自然塩)…少々

きほんのスープ2 作り方とポイント

1 野菜を切る

大根、にんじん、玉ねぎは皮をむいて食べやすい大きさに切る。にんじんは皮ごとでもよい。まいたけは石づきを落としてほぐす。

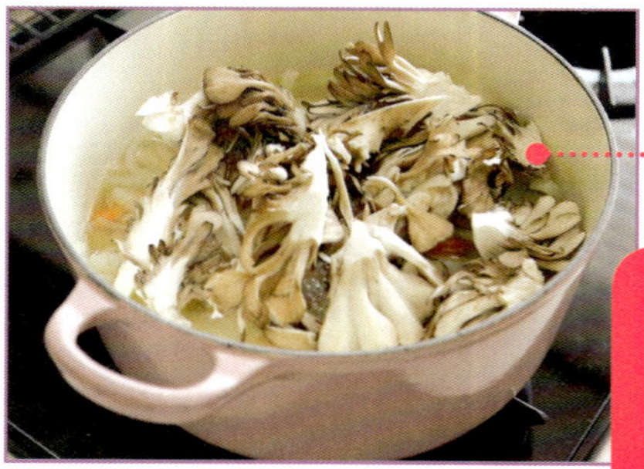

Point
まいたけは煮すぎると黒くなるので、野菜が煮えたら加える。

2 ふたをして煮る

鍋にだしとまいたけ以外の***1***を入れて火にかけ、煮立ったら火を弱めて中火で15～20分煮る。野菜がやわらかくなったらまいたけを加え、ひと煮する。途中、スープのかさが減ってきたら、適宜水を足す。

3 味つけする

酒、塩を好みの量加えて、味をととのえる。火を止め、食べる直前にすりおろしたしょうがを加える。

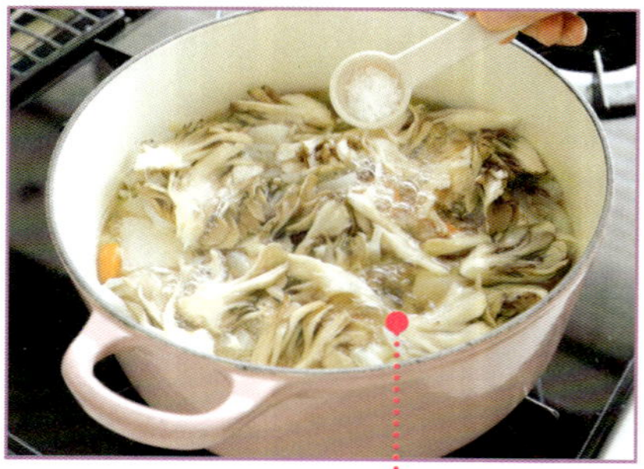

Point
野菜のうまみだけで十分おいしいので、味つけは控えめがおすすめ。

4 できあがり

さっと煮たら、できあがり。

きほんのスープ2 ポタージュの材料と作り方

●材料（3～4食分）

＊きほんのスープ2と同じ（29ページ参照）

大根…⅓本　（250g）
にんじん…1本（200g）
まいたけ…2パック（200g）
玉ねぎ…1個（200g）
だし…4カップ
酒…少々
しょうが…½かけ
塩（自然塩）…少々

●作り方

1 きほんのスープの作り方***1***～***4***と同様に、スープを作る。あら熱をとってミキサーにかけ、なめらかになるまで攪拌する。

2 鍋に戻して弱火でゆっくりと温める。このとき、濃度が濃いようなら水を少し加えて好みの濃度にする。

まいたけでうまみが増して、
よりおいしい！
根菜でボリュームも
アップします。

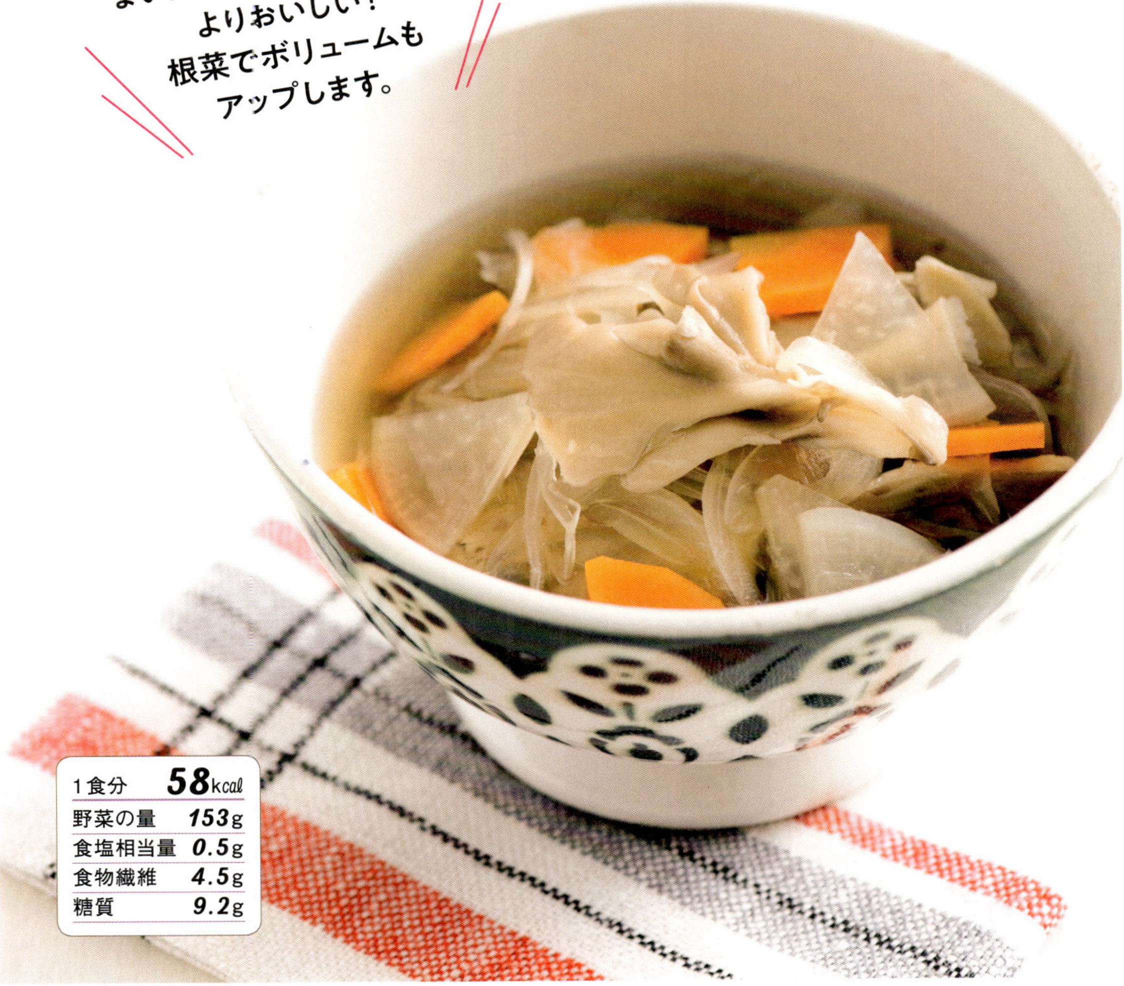

1食分	58kcal
野菜の量	153g
食塩相当量	0.5g
食物繊維	4.5g
糖質	9.2g

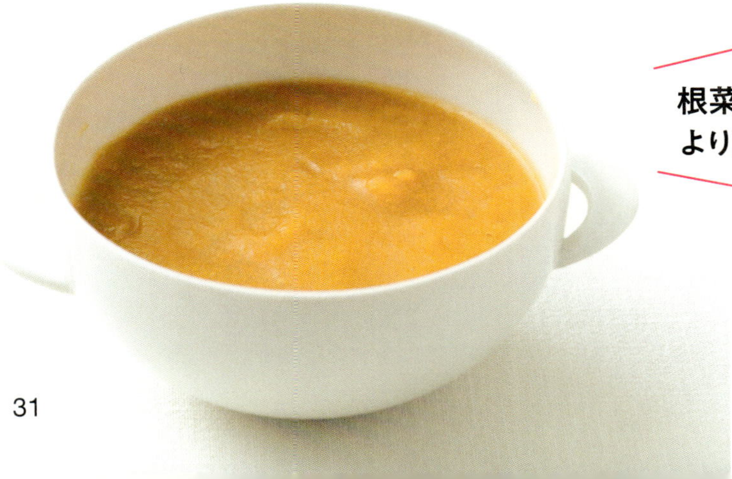

根菜をポタージュにすると
より濃厚で食べるスープに！

きほんのスープ 3

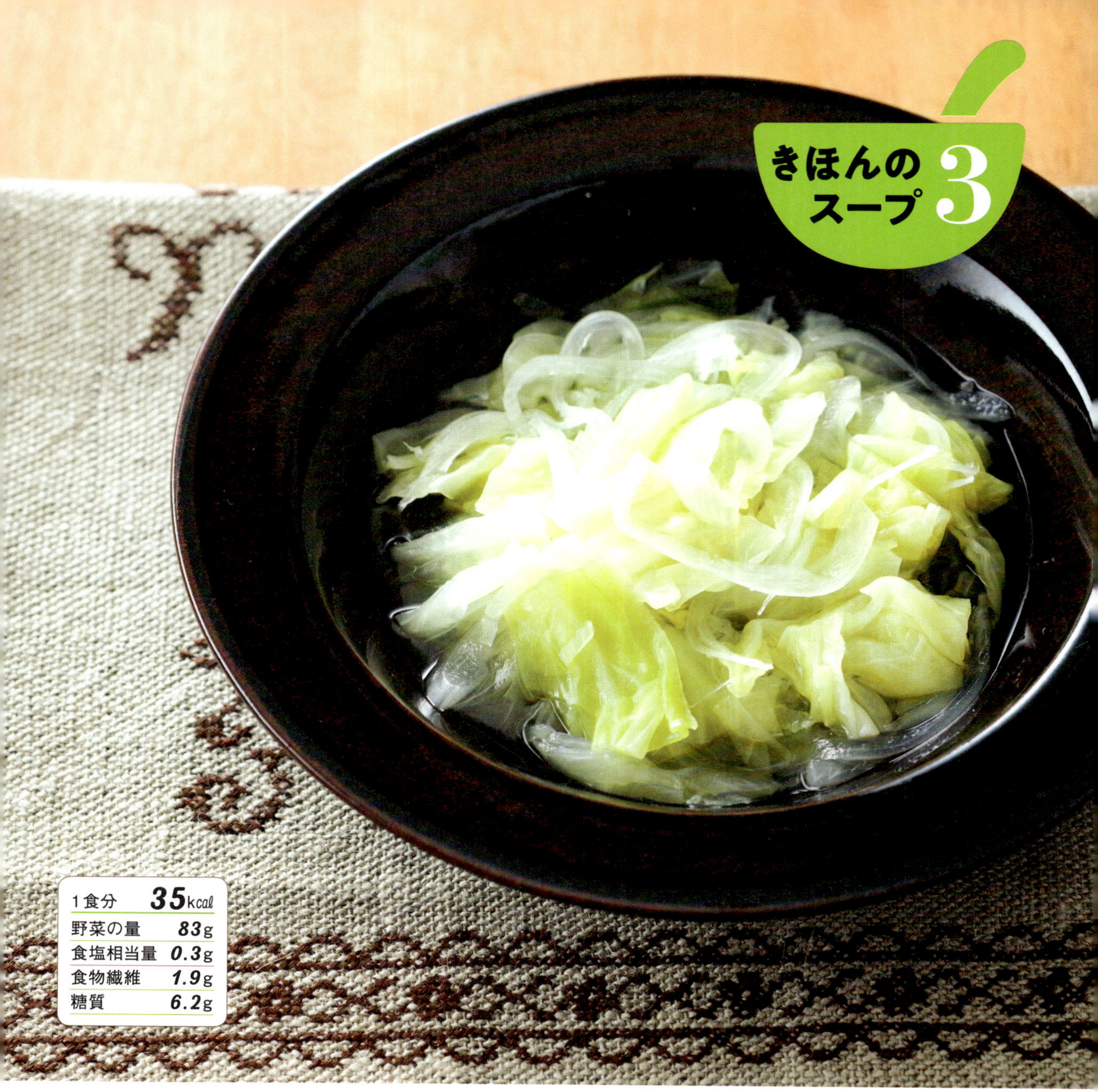

1食分	**35**kcal
野菜の量	**83**g
食塩相当量	**0.3**g
食物繊維	**1.9**g
糖質	**6.2**g

脂肪燃焼ダイエット ベジスープ

ベースになるのはキャベツと玉ねぎ。
それににんじん、大根、ブロッコリー、
えのきだけの中から1つプラスして
組み合わせるだけのシンプルなスープです。

きほんのスープ 3 材料（作りやすい分量・2～3食分）

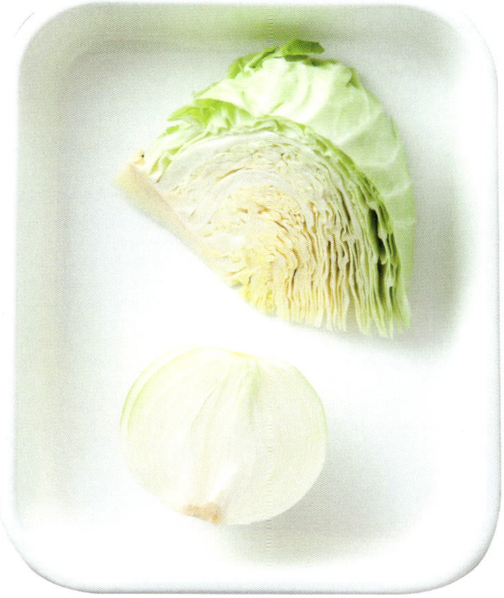

●**野菜**

キャベツ…1/8個（2～3枚・150g）
玉ねぎ…1/2個（100g）

●**水分と味つけ**

塩（自然塩）…少々
水…2～2 1/2カップ
（野菜がひたるぐらい）

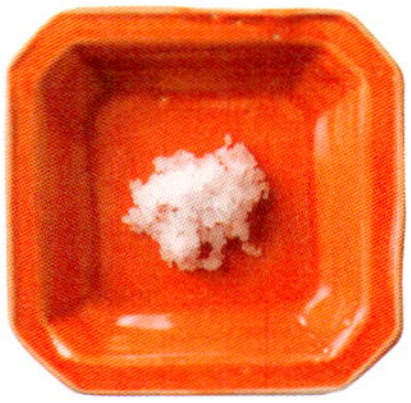

＊いずれも季節によってやわらかさに違いがあるので、水分量や煮る時間は調整します。

まとめて作る場合

多めに作る場合は人数分を掛け算して材料をふやしますが、水は野菜がひたる程度を目安にしてください。

●**材料（4～5食分）のめやす**

キャベツ…1/4個（300g）
玉ねぎ…1個（200g）
塩（自然塩）…少々
水…3～4カップ
（野菜がひたるぐらい）

きほんのスープ 3 作り方とポイント

1 キャベツはざく切りにし、玉ねぎは薄切り（繊維に沿って）にする。

2 鍋に野菜を入れ、ひたるぐらいの水を加え、塩を加える。

3 ふたをして強火にかける。煮立ったら火を弱め、7～8分煮る。

4 やわらかくなったらふたをとり、ざっとまぜる。味をみてごく少量の塩を加えて薄い塩味にととのえ、軽く煮る。

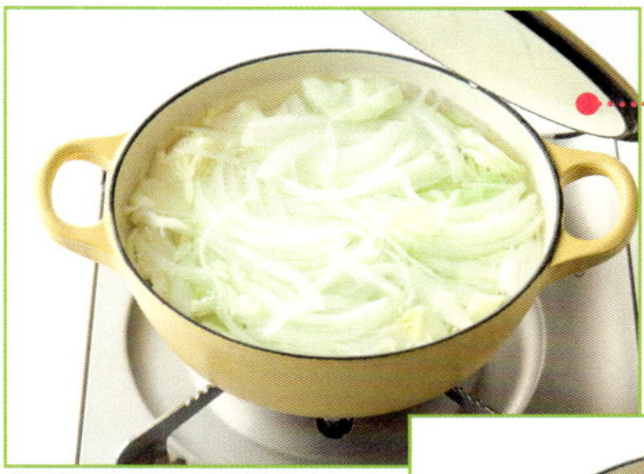

Point
ふたをしてじっくりと蒸し煮にすることで、野菜のうまみを引き出す。

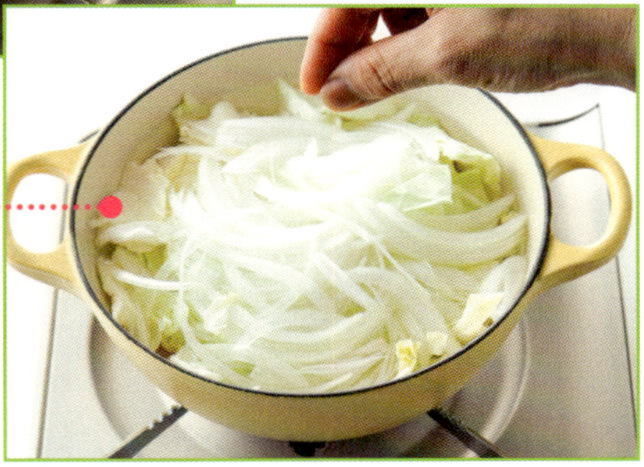

Point
味つけはごく少量の塩だけで、シンプルに仕上げる。

きほんのスープ3

ポタージュの材料と作り方

●材料（2～3食分）

＊きほんのスープ3と同じ（33ページ参照）

キャベツ…⅛個（2～3枚・150g）
玉ねぎ…½個（100g）
塩（自然塩）…少々
水…2～2½カップ（野菜がひたるぐらい）

●作り方

1 きほんのスープの作り方**1**～**4**と同様に、スープを作る。あら熱をとってミキサーにかけ、なめらかになるまで攪拌する。

2 鍋に戻して弱火でゆっくりと温める。このとき、濃度が濃いようなら水を少し加えて好みの濃度にし、味をみて、ごく少量の塩で味をととのえる。

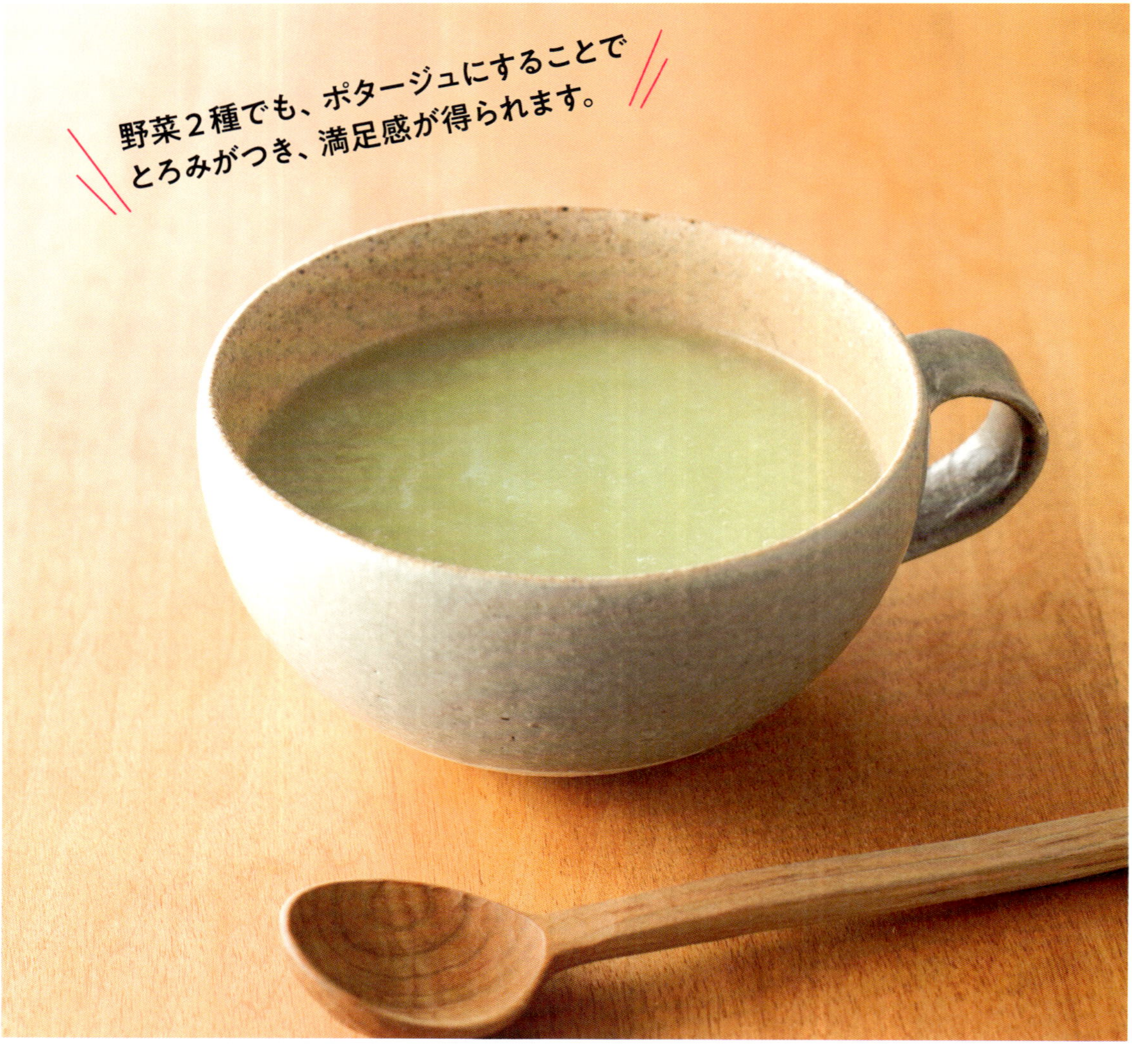
野菜2種でも、ポタージュにすることで
とろみがつき、満足感が得られます。

相乗効果でデトックス作用が高まる!

キャベツ×玉ねぎに野菜をプラス!

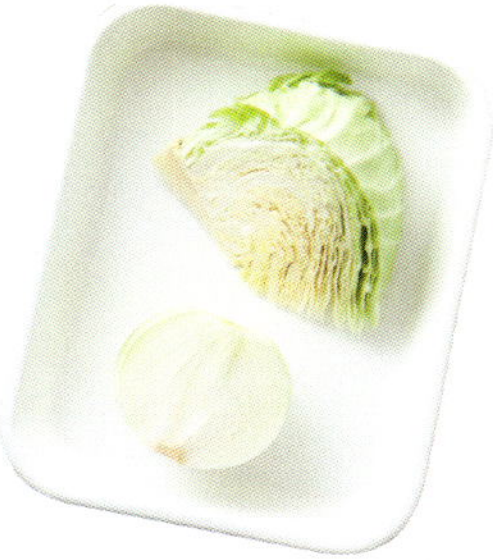

キャベツと玉ねぎだけで作るスープでも十分においしいのですが、
野菜をもう1種加えて作ると、相乗効果でデトックス作用が高まります。

きほんのスープ 3

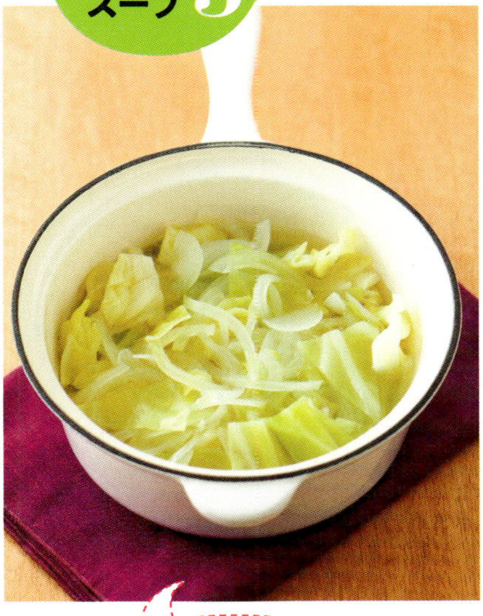

キャベツと玉ねぎだけと
シンプルだから、
味つけしやすいのが魅力!

＋

次の４種の野菜から選んで
加えて仕上げます。

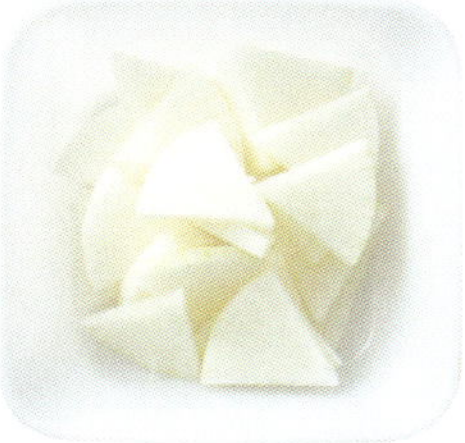

大根

大根を加えるとボリュームが出て満足感がアップします。好みで皮ごと使ってもかまいません。

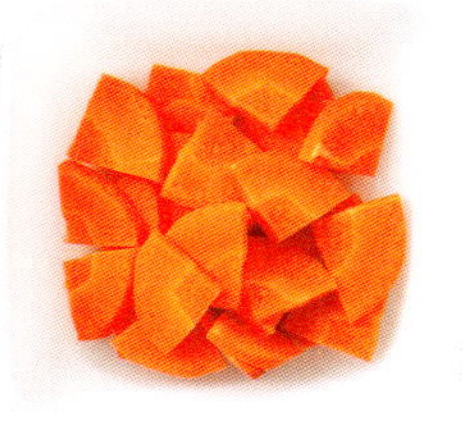

にんじん

皮に栄養があるので皮ごと薄くむくのがおすすめ。切り方は、均一に火が通るように調整しましょう。

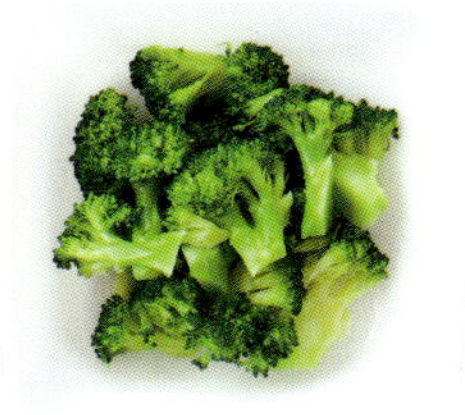

ブロッコリー

ブロッコリーを色よく仕上げたいときは、キャベツを煮たあとに加えます。煮る時間は好みでかまいません。

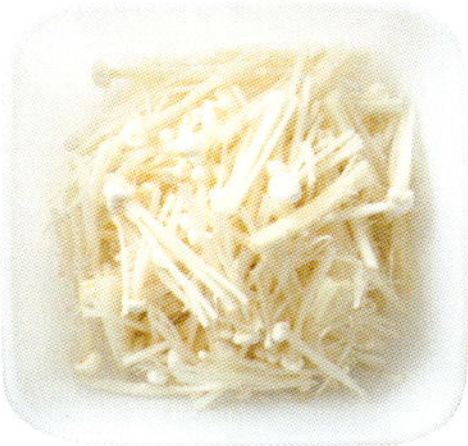

えのきだけ

えのきだけをしめじやまいたけにかえても、おいしくできます。ただし、まいたけは煮すぎると黒くなるので、煮る時間は調整しましょう。

きほんのスープ3 ＋大根（50g）

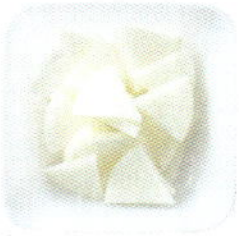

ポタージュ

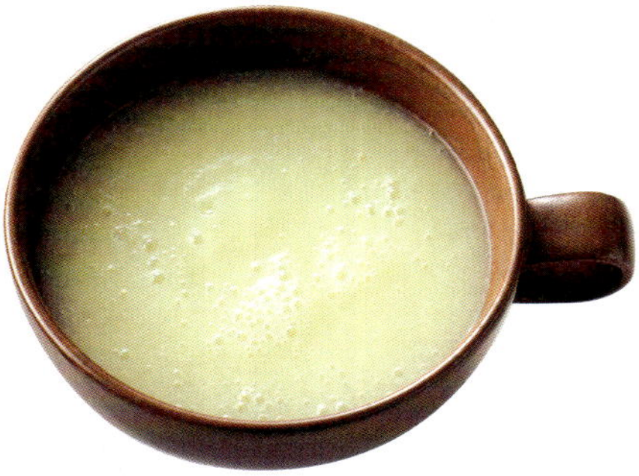

●作り方とコツ

1 大根を加えたスープのあら熱をとってミキサーにかけ、なめらかになるまで攪拌する。

2 鍋に戻して温め、ごく少量の塩で味をととのえる。

スープ

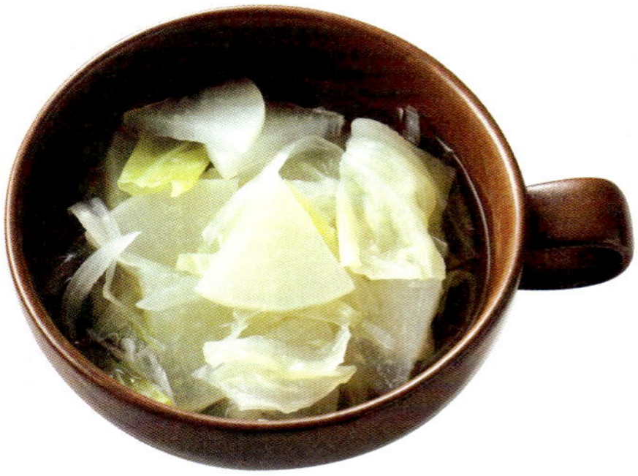

●作り方とコツ

1 大根は薄く皮をむき、薄いいちょう切りにする。

2 きほんのスープの作り方**2**で、キャベツと玉ねぎといっしょに鍋に入れ、あとは同様に作る。

きほんのスープ3 ＋にんじん（50g）

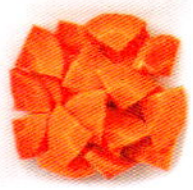

ポタージュ

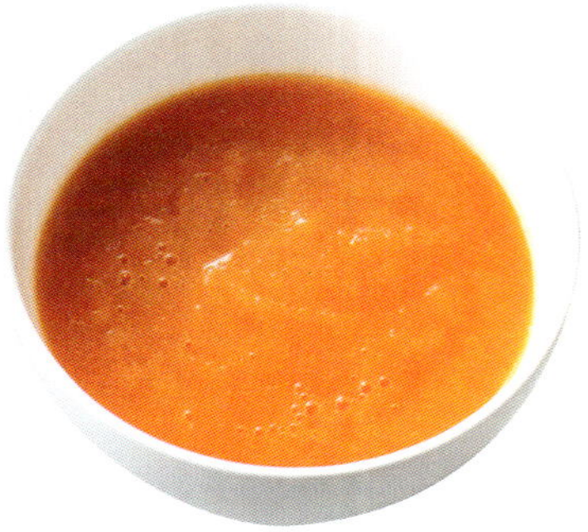

●作り方とコツ

1 にんじんを加えたスープのあら熱をとってミキサーにかけ、なめらかになるまで攪拌する。

2 鍋に戻して温め、ごく少量の塩で味をととのえる。濃度が濃いようなら水を加えて好みにする。

スープ

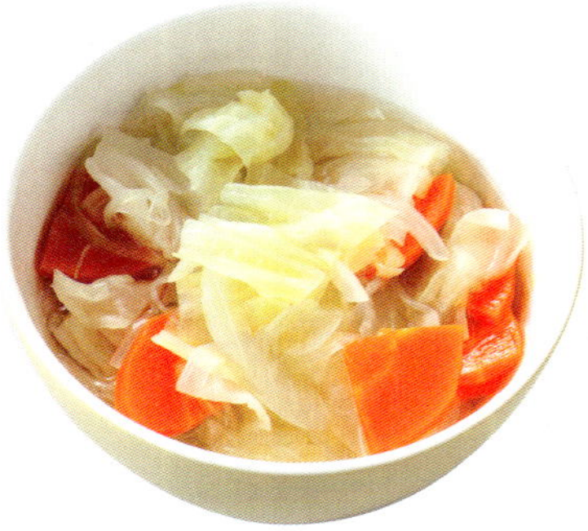

●作り方とコツ

1 にんじんは皮つきのままか、薄く皮をむいて薄いいちょう切りにする。

2 きほんのスープの作り方**2**で、キャベツと玉ねぎといっしょに鍋に入れ、あとは同様に作る。

きほんのスープ3 ＋ブロッコリー（50g）

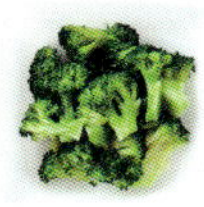

ポタージュ

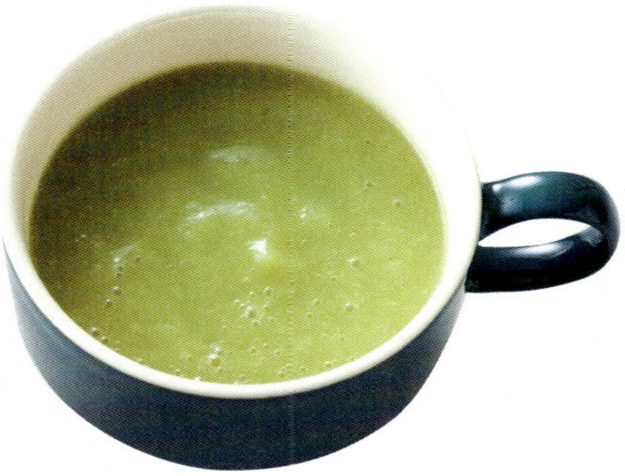

●作り方とコツ

1 ブロッコリーを加えたスープのあら熱をとってミキサーにかけ、なめらかになるまで攪拌する。

2 鍋に戻して温め、ごく少量の塩で味をととのえる。濃度が濃いようなら水を加えて好みにする。

スープ

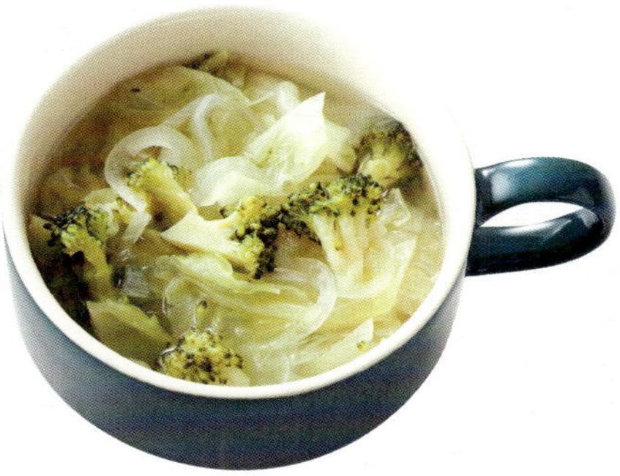

●作り方とコツ

1 ブロッコリーは小房に分ける。

2 きほんのスープの作り方**2**で、キャベツと玉ねぎといっしょに鍋に入れ、あとは同様に作る。

きほんのスープ3 ＋えのきだけ（50g）

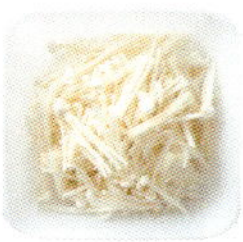

ポタージュ

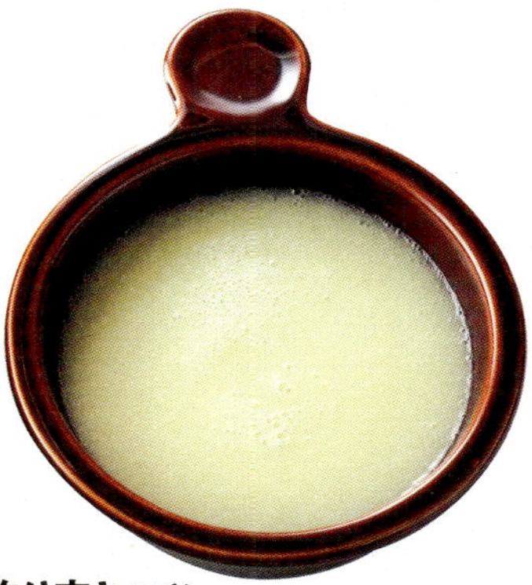

●作り方とコツ

1 えのきだけを加えたスープのあら熱をとってミキサーにかけ、なめらかになるまで攪拌する。

2 鍋に戻して温め、ごく少量の塩で味をととのえる。

スープ

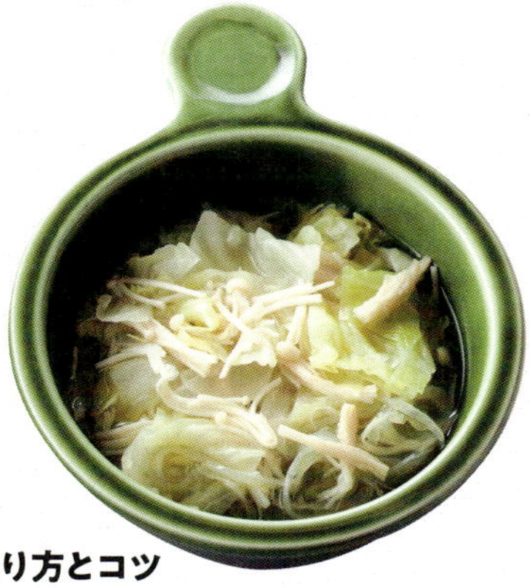

●作り方とコツ

1 えのきだけは根元を切り落とし、2～3cm長さに切ってほぐす。

2 きほんのスープの作り方**2**で、キャベツと玉ねぎといっしょに鍋に入れ、あとは同様に作る。

1 2 3

きほんのスープ

アレンジレシピ

味つけ自由自在! 健康効果もアップする!

脂肪燃焼ダイエットスープのアレンジレシピ

脂肪燃焼ダイエットスープは、シンプルな味つけですから、
仕上げに香味野菜や油を加えるだけでも、風味の違うスープになります。
しかも、プラスする食材やスパイスによって冷えや便秘の症状も改善するなど、
健康効果が期待できます。

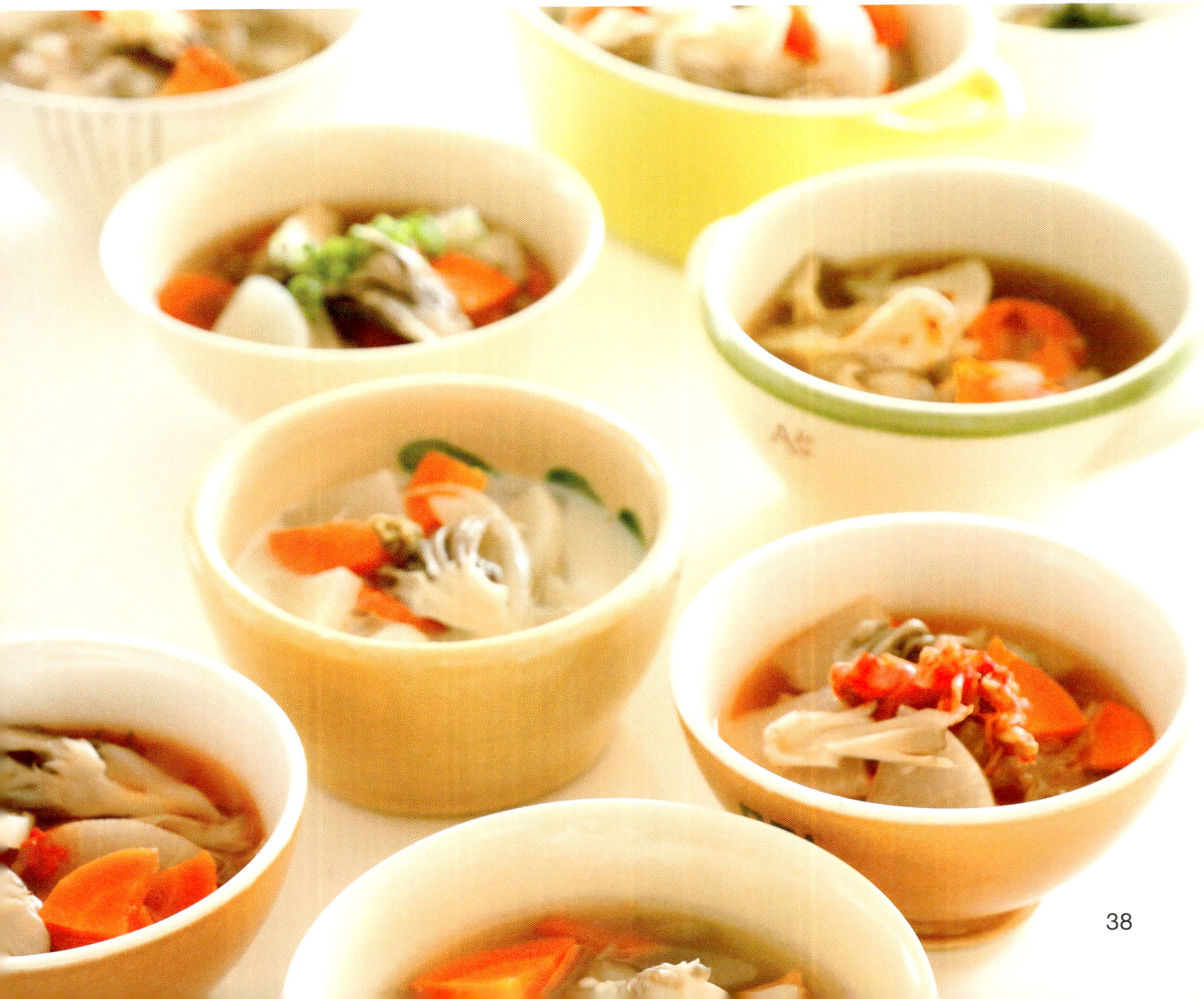

脂肪燃焼ダイエットスープのアレンジ手順

2～3食分まとめてアレンジする場合は?

1

アレンジするスープを選ぶ

脂肪燃焼ダイエットスープのきほんのスープ1～3の中から、アレンジしたいスープを選び、材料をそろえます。

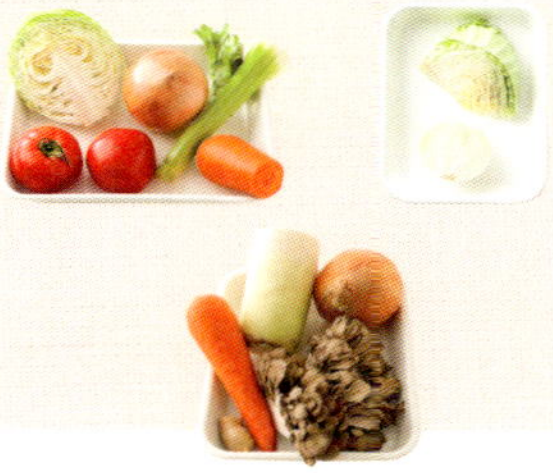

2

好きな味を足す

野菜を切って鍋に入れたら、基本どおりにスープを作ります。調味料を加えて味を変えるタイミングは、次ページからの作り方を参考にしてください。

3

仕上げに好きな味を足す

仕上げに香味野菜をトッピングしたり、こしょうや七味唐辛子をひと振りします。

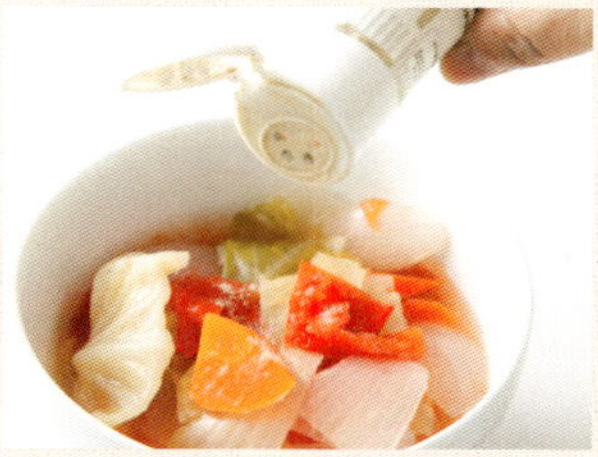

1食分をとり分ける場合は?

1

1食分をとり分ける

脂肪燃焼ダイエットスープを作った鍋からスープ1杯分を小鍋にとり分けます。冷蔵保存した場合は、保存容器から1食分ずつ鍋に移します(保存方法は136ページ参照)。

2

温めて好きな味を足す

鍋を火にかけて温め、好みの調味料や香辛料を加えてさっと煮て仕上げます。

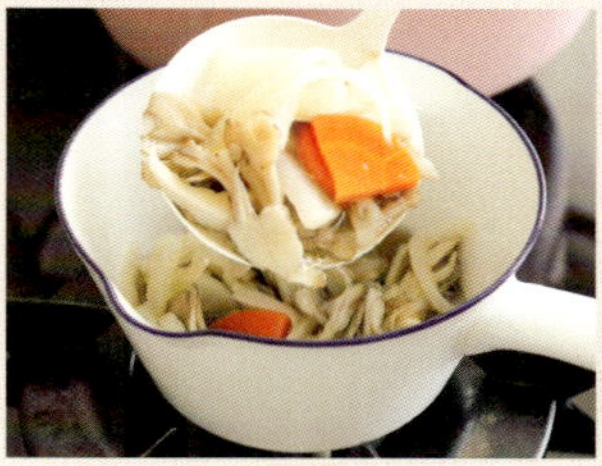

3

仕上げに好きな味を足す

仕上げに香味野菜をトッピングしたり、こしょうや七味唐辛子などをひと振りします。

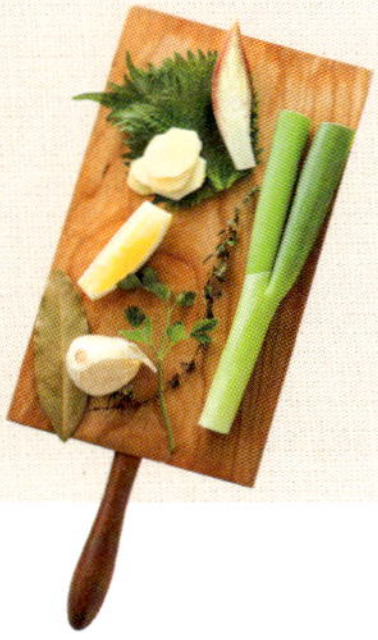

バリエーションを広げる

香味野菜や油、調味料

**スープの味に変化を加える調味料や油、
彩りや香り、食感のアクセントを変えるトッピング。
その日の気分や献立、シチュエーションに合わせて
お好みのアレンジを見つけてください。**

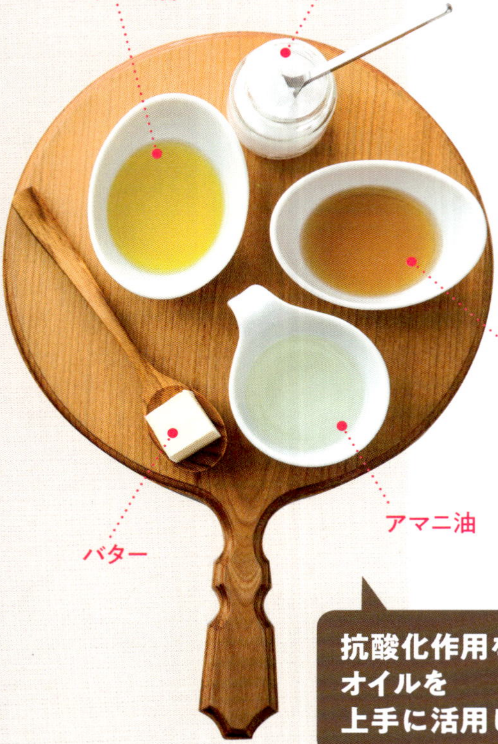
ココナッツオイル
オリーブ油
ごま油
アマニ油
バター

**抗酸化作用を持つ
オイルを
上手に活用して**

スープにコクを出す油。オリーブ油やごま油、ココナッツオイルなど、不飽和脂肪酸を含む植物由来のものがおすすめ。抗酸化作用が期待できます。また、アマニ油やえごま油などは、オメガ3（α-リノレン酸）をバランスよく含み、高血圧や高血糖を抑える効果があるとして、注目されています。しかし、油は高カロリーです。量は控えて上手に活用しましょう。

みそやしょうゆは「植物性乳酸菌」が多い発酵調味料。乳酸菌は腸内細菌のバランスを改善して、善玉菌をふやします。みそやしょうゆを加えると、味の変化を楽しめると同時に、腸内環境の改善に役立ちます。
また、塩麹もうまみが出る万能調味料です。少量をスープに加えるだけで味に深みが出ます。
（発酵食品については119ページ参照）。

**発酵食品で味を変えて
デトックス効果アップ**

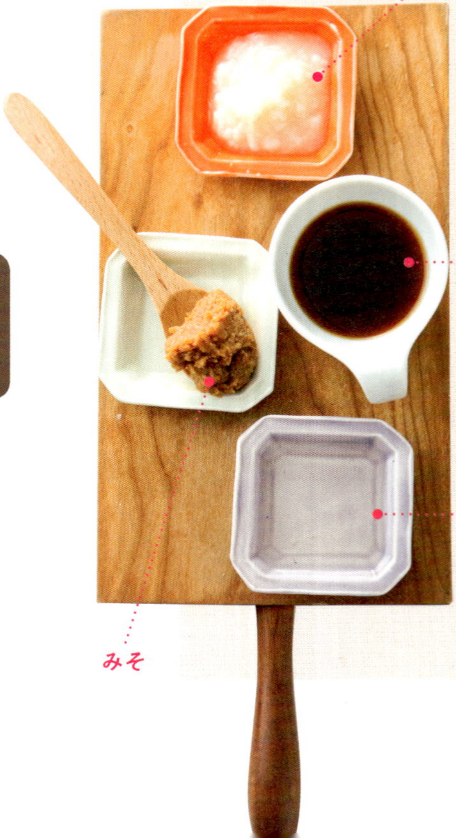
塩麹
しょうゆ
酢
みそ

にんにくやしょうがは風味づけに、ねぎや青じそなどの香味野菜、ハーブなどは香りづけにと、どれも野菜のスープを引き立てる食材です。野菜との組み合わせ次第で、手軽に味の変化を楽しむことができます。

香味野菜の香りと風味をアクセントにして

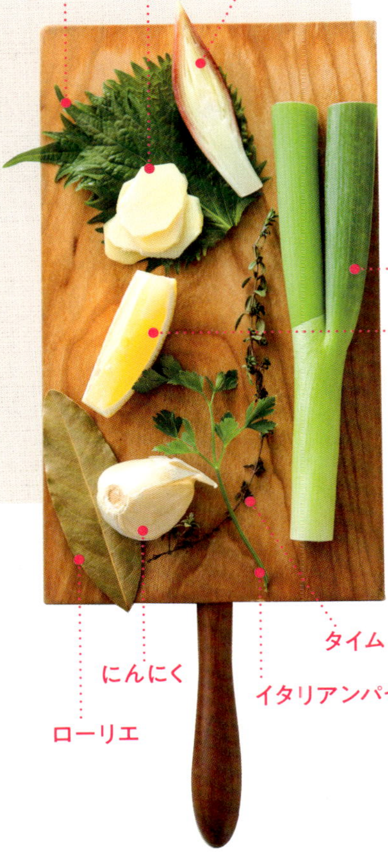
青じそ
しょうが
みょうが
長ねぎ
レモン
タイム
にんにく
イタリアンパセリ
ローリエ

香辛料を仕上げのひと振りで味の変化を楽しむ

辛みのある香辛料やスパイスは、スープの仕上げにひと振りするだけで味のアクセントになります。香りや辛みはさまざまですから、野菜との相性を考えながら、お好みの味と量を見つけましょう。

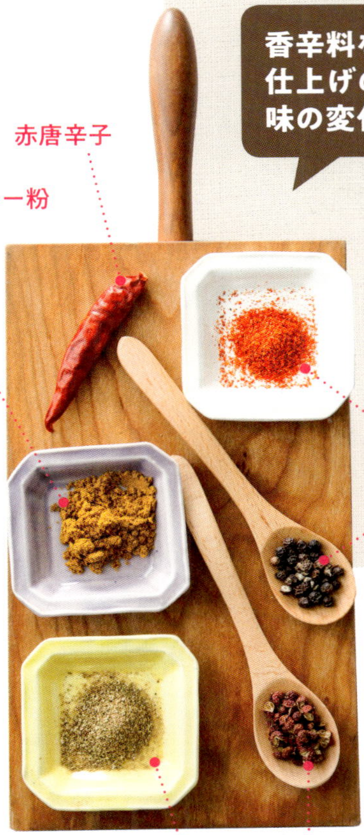
赤唐辛子
カレー粉
パプリカ(粉)
黒粒こしょう
粉山椒
花椒

うまみのある食材を加えて「だし」をプラス!

スープは野菜のうまみが出るので、ごく少量のだしの素や塩だけでもおいしく仕上がります。少しもの足りないというときは、煮干しやしいたけといった、自然素材でうまみのある食材をプラスしましょう。

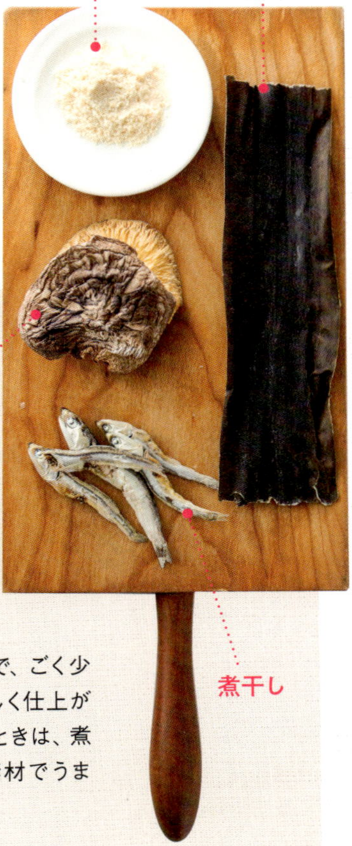
鶏がらスープの素(顆粒)
昆布
干ししいたけ
煮干し

脂肪燃焼ダイエットスープ
ー春夏バージョンー をアレンジ

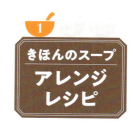

1 きほんのスープ アレンジレシピ

きほんのスープ1はトマトやセロリが入っていますが、みそやしょうゆといった和風の調味料とも相性がよく、意外なおいしさが楽しめます。

きほんのスープ1 ＋ 塩麹

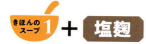

塩麹は植物性乳酸菌が豊富な食品、ただし、塩分が多いので少量を上手に使いましょう。

●作り方とコツ

温めたスープに塩麹少々を加え、ひと煮する。塩麹の量はかげんして。

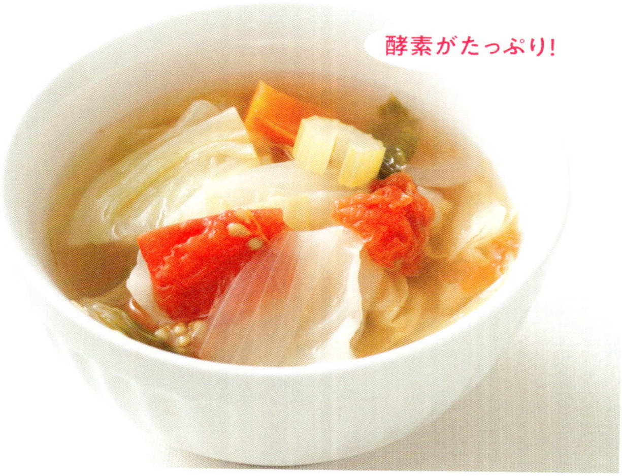
酵素がたっぷり!

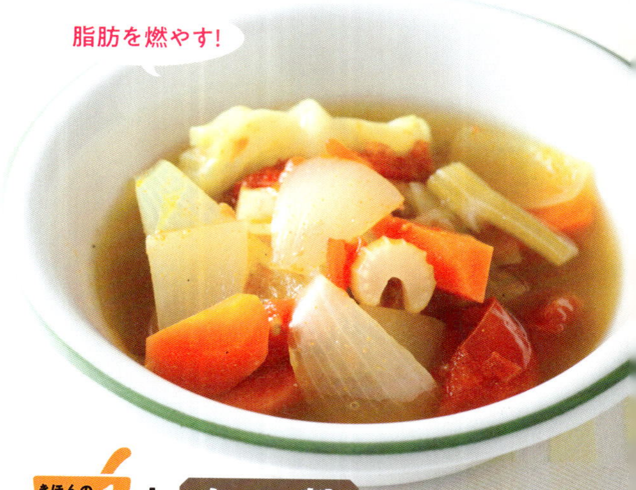
脂肪を燃やす!

きほんのスープ1 ＋ カレー粉

脂肪燃焼を高める効果のあるカレー粉。煎ってから使うと風味よく仕上がります。

●作り方とコツ

カレー粉小さじ½〜1を煎り、温めたスープに加える。味をみて、しょうゆ少々を加えてもよい。

きほんのスープ1 ＋ オリーブ油&こしょう

オリーブ油は抗酸化作用が期待できる、良質の油です。少量を仕上げに加えるだけでコクが出ます。

●作り方とコツ

温めたスープにオリーブ油少々を加え、黒こしょう少々を振る。

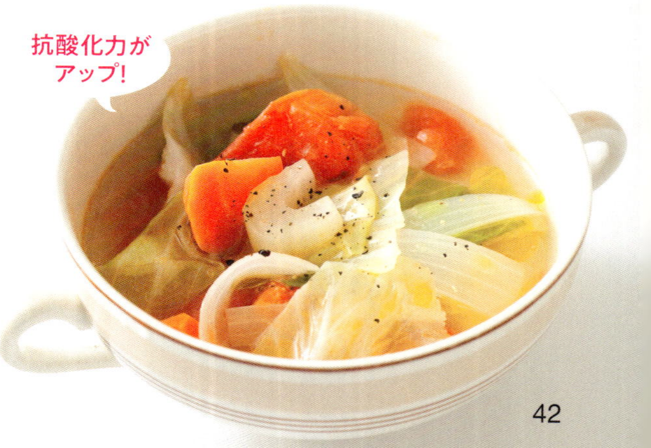
抗酸化力が
アップ!

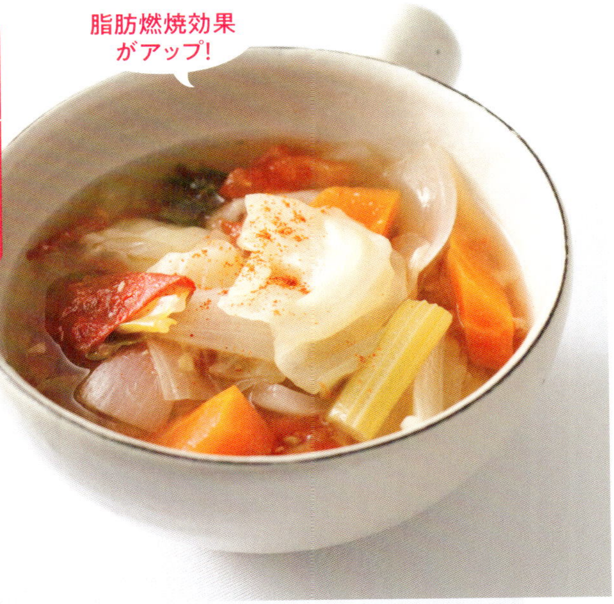
脂肪燃焼効果
がアップ!

きほんのスープ1 ＋ みそ&一味唐辛子

大豆を発酵させることでうまみがアップするみそ。発酵の過程で植物性乳酸菌がふえます。

●作り方とコツ

温めたスープにみそ小さじ½〜1を溶き入れ、好みで一味唐辛子を振る。

きほんのスープ1 ＋ 豆乳

大豆イソフラボンやサポニンの働きで骨粗鬆症や更年期障害、生理不順の予防にも効果的です。

●作り方とコツ

温めたスープに豆乳30〜50mℓを加え、煮立てないように弱火で温める。

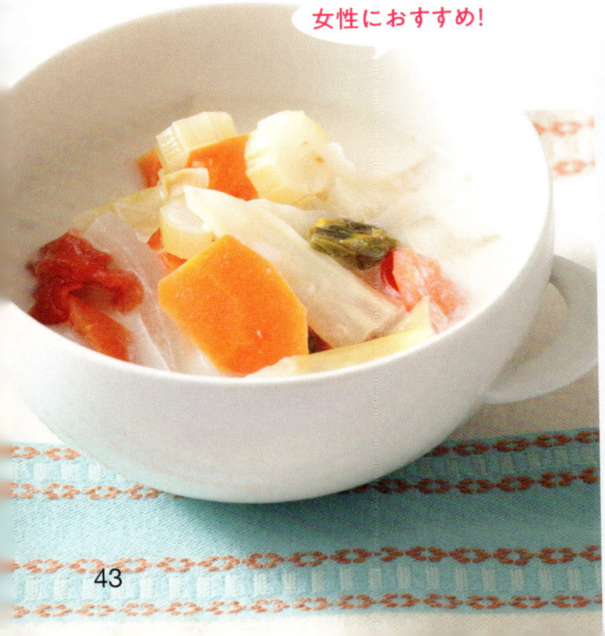
女性におすすめ!

きほんのスープ1 ＋ ポン酢

酢に含まれる酢酸や柑橘類に含まれるクエン酸には、血糖値を安定させ、疲労回復効果があります。

●作り方とコツ

器に盛ったスープに、好みの量のポン酢しょうゆをかける。青じそ、ねぎなどの薬味を好みで添えてもよい。

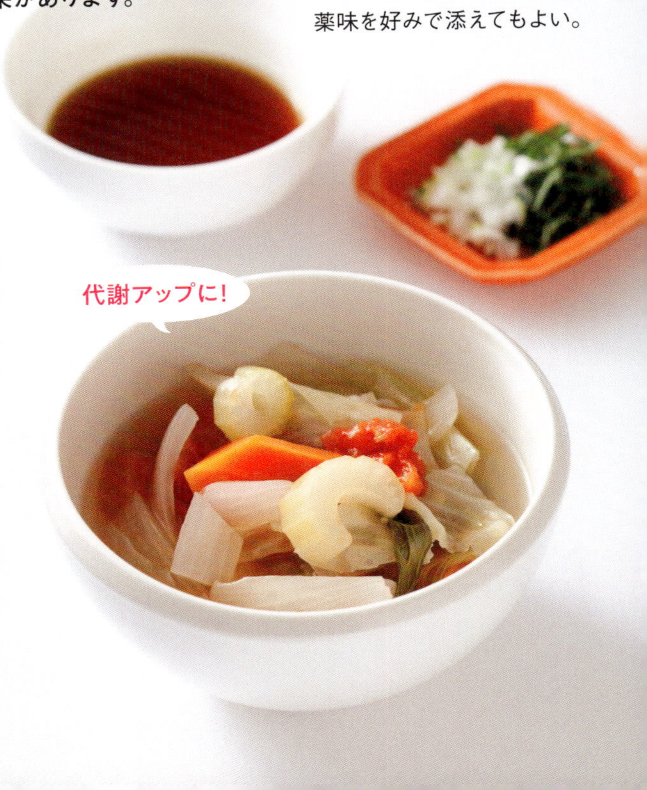
代謝アップに!

脂肪燃焼ダイエットスープ
ー秋冬バージョンー をアレンジ

**大根を使ったボリュームたっぷりのスープは、
みそ仕立てやしょうゆ味など、
和風味がよく合います。**

＊カレー粉や豆乳など、きほんのスープ1と重なりますが、違う味わいが楽しめますので、試してみてください。

きほんのスープ2 ＋ 豆乳

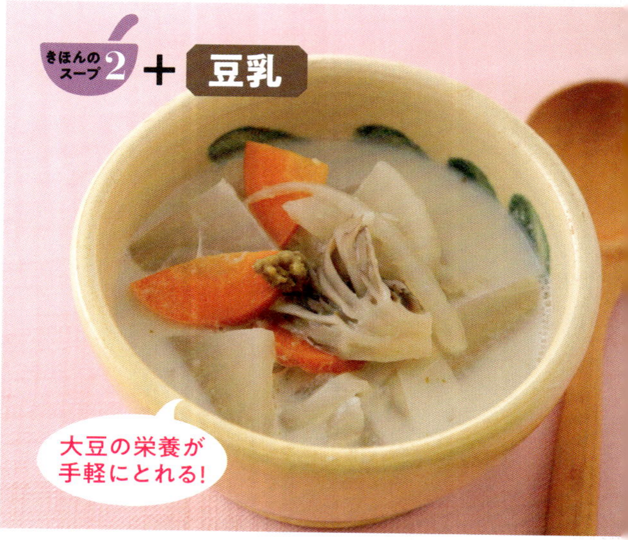
大豆の栄養が
手軽にとれる!

大豆に含まれるサポニンは、過酸化脂質の増加を抑え、肝障害を改善する働きがあります。

●作り方とコツ

温めたスープに豆乳30 〜 50mlを加え、煮立てないように弱火で温める。好みで、ゆずこしょうや黒こしょうを加えると味が引き締まる。

きほんのスープ2 ＋ みそ&しょうが

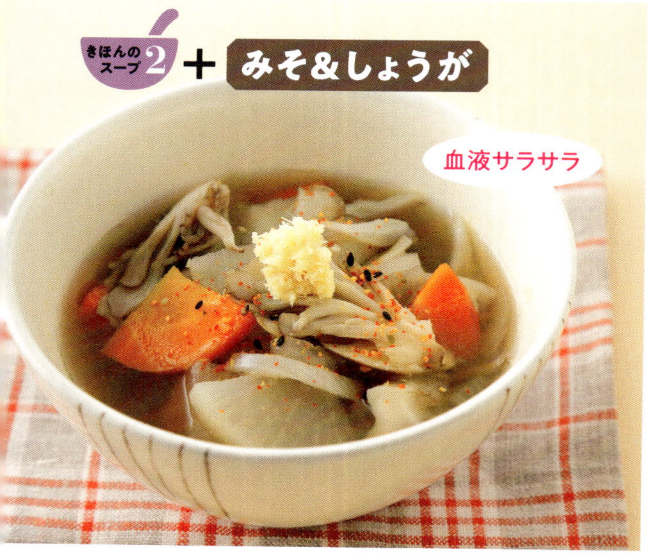
血液サラサラ

みそには血液をサラサラにする効果や、女性の体調を整える大豆イソフラボンも豊富です。

●作り方とコツ

温めたスープにみそ小さじ1/2〜1を溶き入れる。好みで仕上げにすりおろしたしょうがを添え、七味唐辛子を振る。

きほんのスープ2 ＋ カレー粉

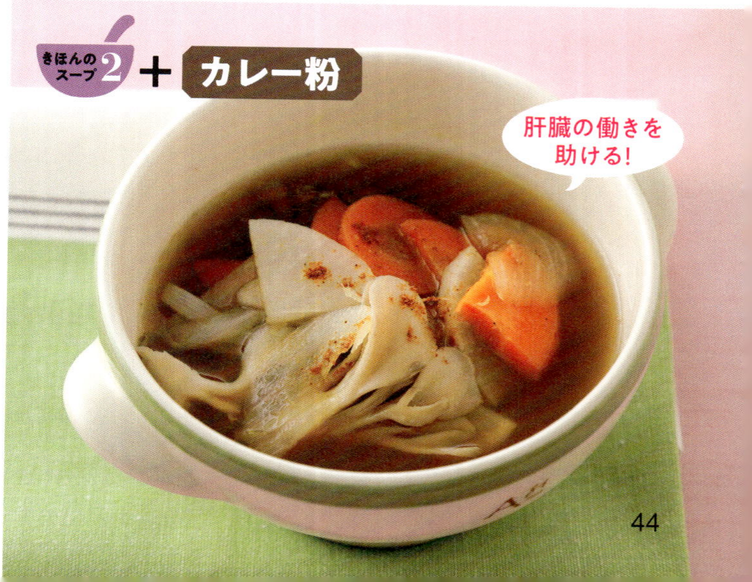
肝臓の働きを
助ける!

カレー粉の材料のひとつであるターメリックには、肝臓を強くする働きがあります。

●作り方とコツ

カレー粉小さじ1/2〜1を煎り、温めたスープに加える。仕上げに好みの量を振るだけでもよい。

きほんのスープ2 ＋ 豆板醤

そら豆が材料の豆板醤。味に深みが出るほか、唐辛子に含まれるカプサイシンには脂肪燃焼効果があります。

●作り方とコツ

温めたスープに豆板醤少々を加え、さっと煮る。チリソースにかえて作ってもよい。

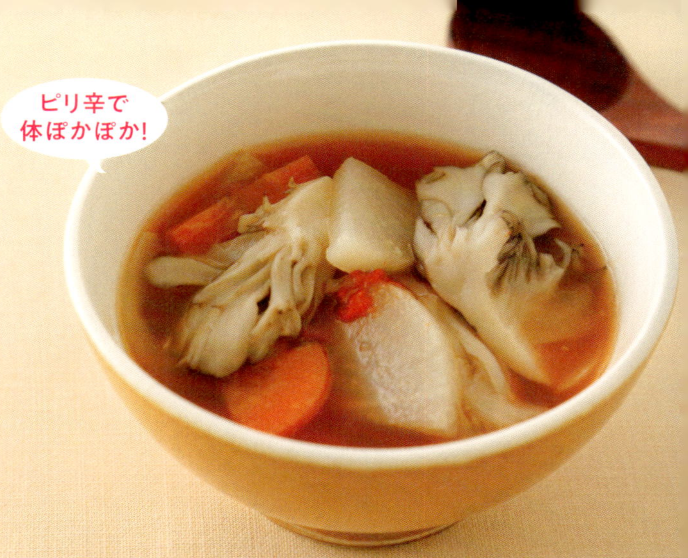
ピリ辛で
体ぽかぽか!

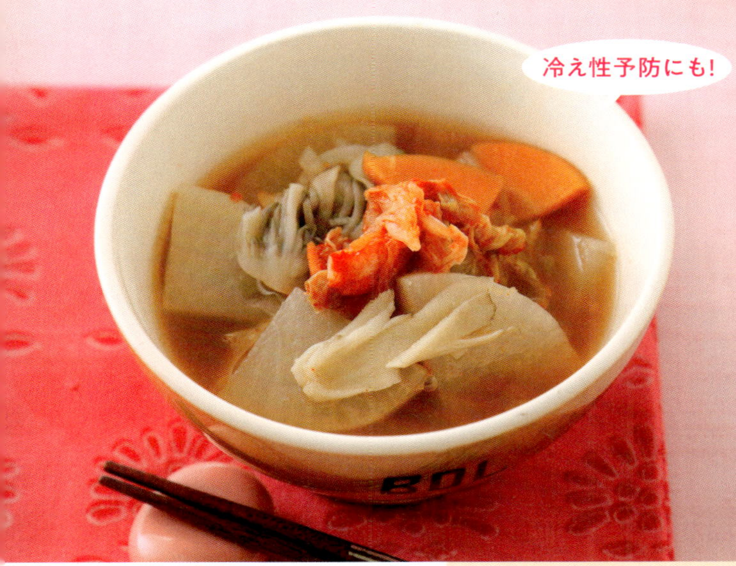
冷え性予防にも!

きほんのスープ2 ＋ キムチ

乳酸菌がたっぷりのキムチには、発汗作用があるため、冷え性や風邪予防にも効果大。

●作り方とコツ

温めたスープに白菜キムチ適量を加え、さっと煮る。キムチは塩分が多いので、量はかげんすること。

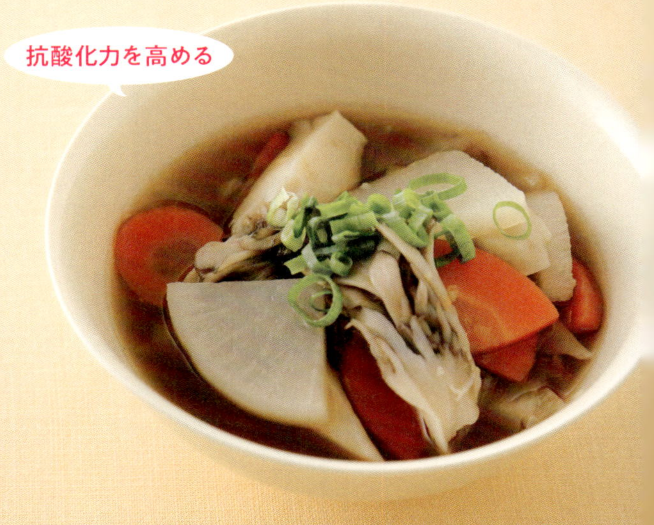
抗酸化力を高める

きほんのスープ2 ＋ しょうゆ&万能ねぎ

抗酸化作用の強いしょうゆの色素成分メラノイジンが血糖値上昇をゆるやかにします。

●作り方とコツ

温めたスープにしょうゆ小さじ½〜小さじ1を加え、万能ねぎの小口切りを適量散らす。

脂肪燃焼ダイエット
ベジスープをアレンジ

3 きほんのスープ アレンジレシピ

野菜2～3種を塩だけで味つけして、野菜のうまみを引き出すというのが脂肪燃焼ダイエットベジスープの特徴。 どんな味つけでもよく合います。

＊ここではスープのほか、ポタージュ仕立てにするアレンジもご紹介しています。

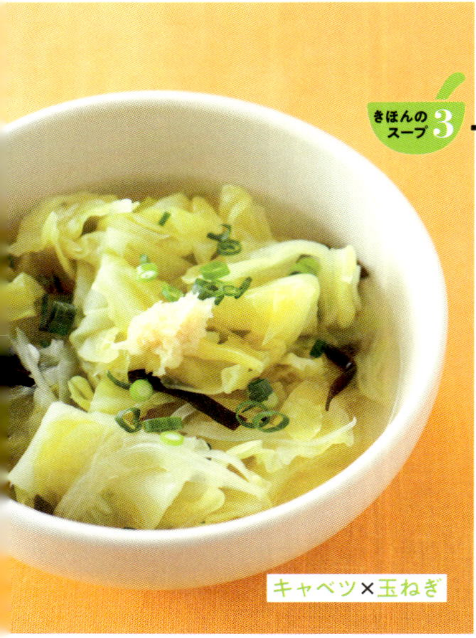

キャベツ×玉ねぎ

きほんのスープ3 ＋ 昆布&しょうゆ

昆布としょうゆを加えることで、味に深みが出ます。

●作り方とコツ

野菜を煮るときに、だし昆布5㎝角1枚をもどさず細く切って加える。しょうゆ小さじ½で味をととのえる。器に盛り、おろししょうがと万能ねぎの小口切りを各適量のせる。

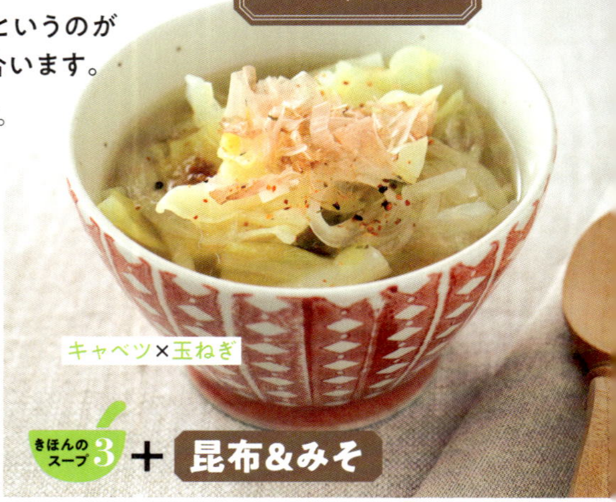

キャベツ×玉ねぎ

きほんのスープ3 ＋ 昆布&みそ

昆布のうまみにみその風味が加わってやさしい味わいのスープに。

●作り方とコツ

野菜を煮るときに、だし昆布5㎝角1枚をもどさず細く切って加える。仕上げにみそ小さじ½を溶き入れる。器に盛り、削りがつお適量をのせ、好みで七味唐辛子を振る。

きほんのスープ3 ＋ 豆乳&鶏がらスープの素

少量の鶏がらスープの素をプラスしてポタージュ仕立てにすれば、食べごたえも十分。

●作り方とコツ

野菜を煮るときに鶏がらスープの素少々も加え、仕上げに豆乳½カップを加えて弱火で温める。ポタージュに仕立て、好みで刻んだくるみ適量を添え、黒こしょうを振る。

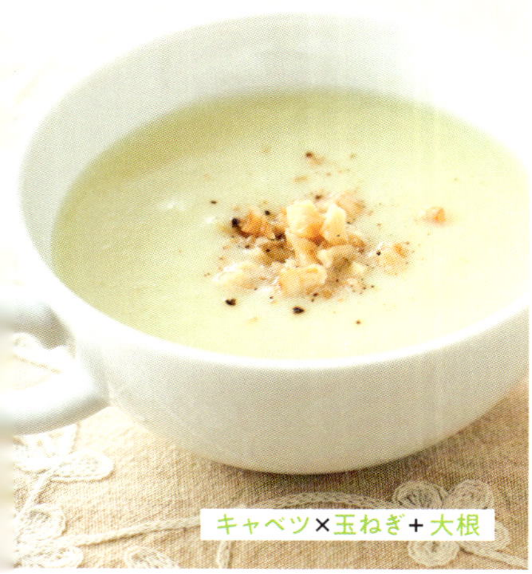

キャベツ×玉ねぎ＋大根

きほんのスープ3 ＋ 酢&しょうゆ

好みでラー油を落とせば中華の定番、サンラータン風に。

●作り方とコツ

野菜がやわらかく煮えたら、しょうゆ少々で調味し、仕上げに酢小さじ½～1を入れてひと煮する。好みでラー油少々を回し入れる。

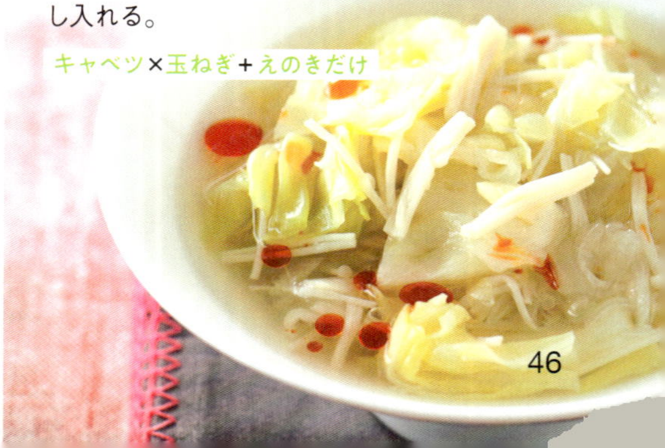

キャベツ×玉ねぎ＋えのきだけ

きほんのスープ3 ＋ ごま油&豆板醤

風味のよいごま油を仕上げにひと振り！　豆板醤が味のアクセント。

●作り方とコツ

スープの仕上げに、ごま油小さじ⅓〜½を振り入れてひと煮する。器に盛り、豆板醤を適量のせる。

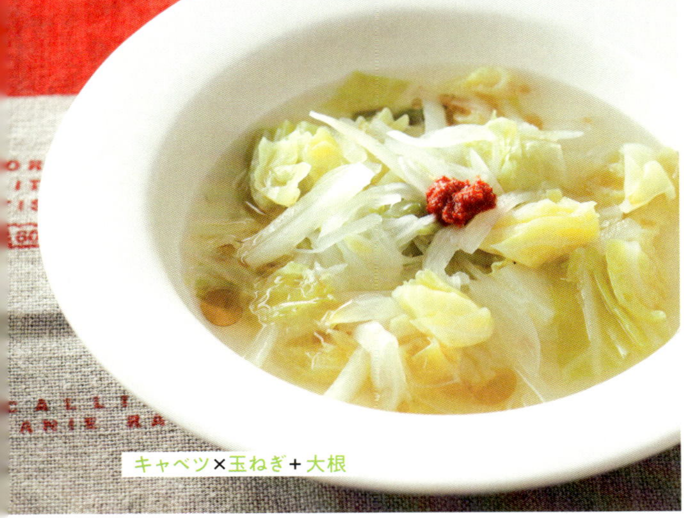

キャベツ×玉ねぎ＋大根

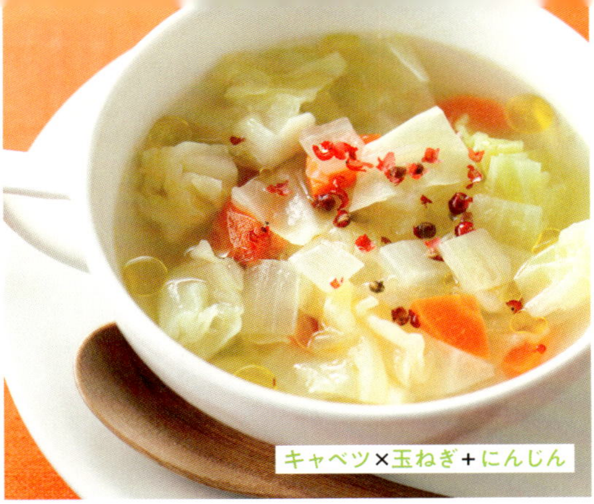

キャベツ×玉ねぎ＋にんじん

きほんのスープ3 ＋ オリーブ油&ピンクペッパー

野菜を小さく切り、オリーブ油を加えて煮るとミネストローネ風に仕上がります。

●作り方とコツ

キャベツと玉ねぎは色紙切り、にんじんはいちょう切りにし、きほんのスープと同じように煮る。このとき、オリーブ油少々も加える。器に盛り、ピンクペッパー少々を振る。

きほんのスープ3 ＋ バター

野菜をバターで炒めてから煮ると、コクのあるスープに仕上がります。

●作り方とコツ

バター（食塩不使用）小さじ1を溶かして野菜を軽く炒め、分量の水と塩を加えてきほんのスープと同様に作る。ポタージュに仕上げ、器に盛り、好みで生クリーム少々を落とす。

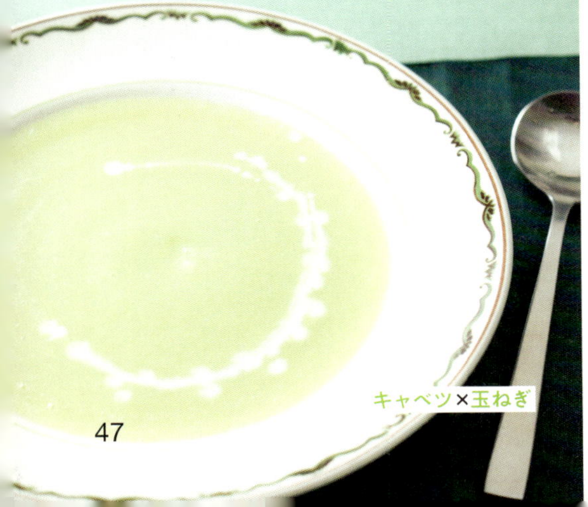

キャベツ×玉ねぎ

きほんのスープ3 ＋ アマニ油&こしょう

熱に弱いオメガ3系のアマニ油やえごま油は、スープの仕上げに加えます。

●作り方とコツ

ポタージュに仕立てたスープを器に盛り、アマニ油小さじ⅓〜½をかける。さらに、こしょう少々を振る。

キャベツ×玉ねぎ＋えのきだけ

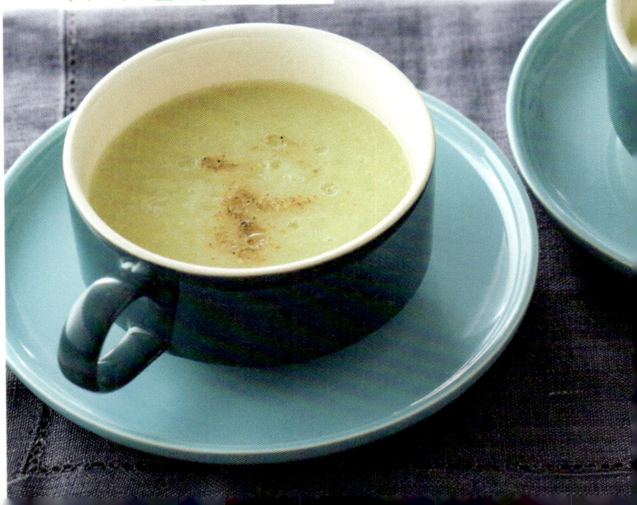

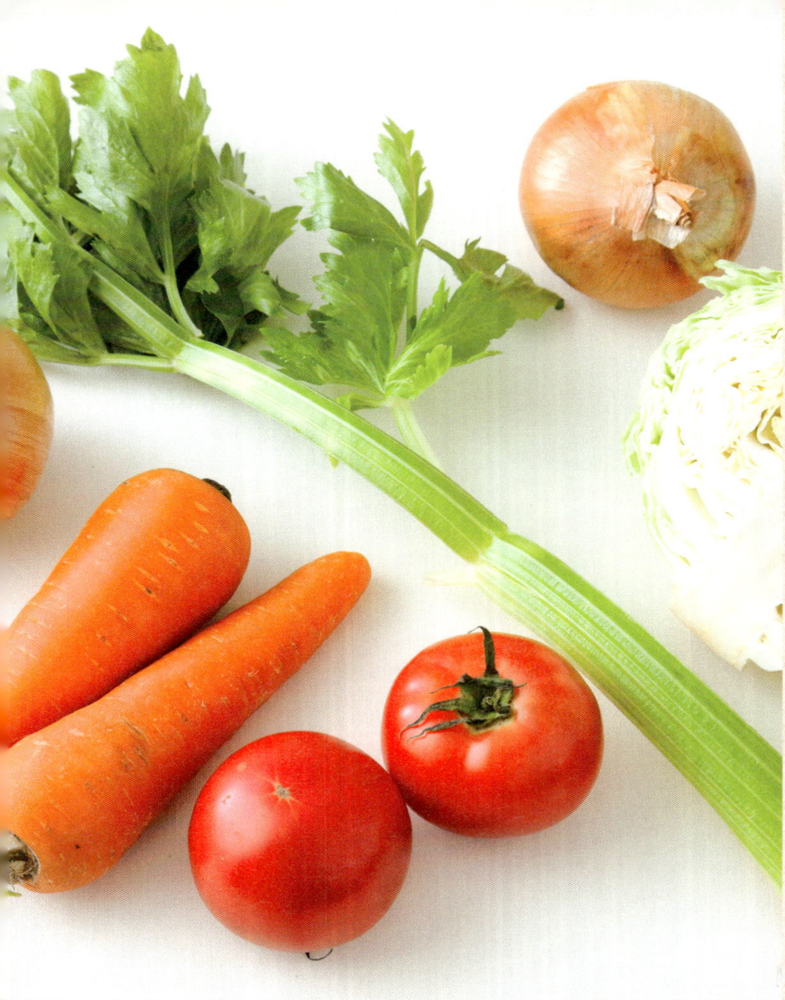

脂肪燃焼スープのチカラを検証!

脂肪燃焼ダイエットスープを考案した私も9kgのダイエットに成功!

脂肪燃焼ダイエットスープに秘められた驚きのやせパワーを、スープを考案した岡本羽加先生ご自身のダイエット体験で検証。「どうしてやせるの?」「ほんとうにやせるの?」そんな疑問も吹き飛ぶはずです。

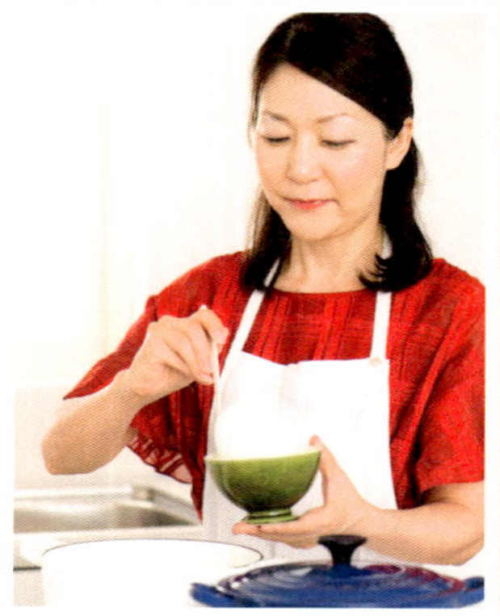

岡本 羽加（おかもと うか）
キレイにやせるための体質改善プログラム「脂肪燃焼ダイエットスープ」を考案。

スープで体を温めて「冷えの悪循環」を断ち切る

パンやお菓子、カップ麺など、「陰性」（東洋医学でいう体を冷やす性質）のものを食べていると、体がそれをもっと求めるようになってしまいます。悪い食習慣がくせになり、どんどん太ってしまったという経験を持つ人も多いのではないでしょうか。

そんな「冷えの悪循環」を断ち切ってくれるのが、脂肪燃焼ダイエットスープです。体を温める効果の高いスープを食べれば、体が本来の感覚をとり戻してくれます。

2週間で7kgの減量にらくらく成功！

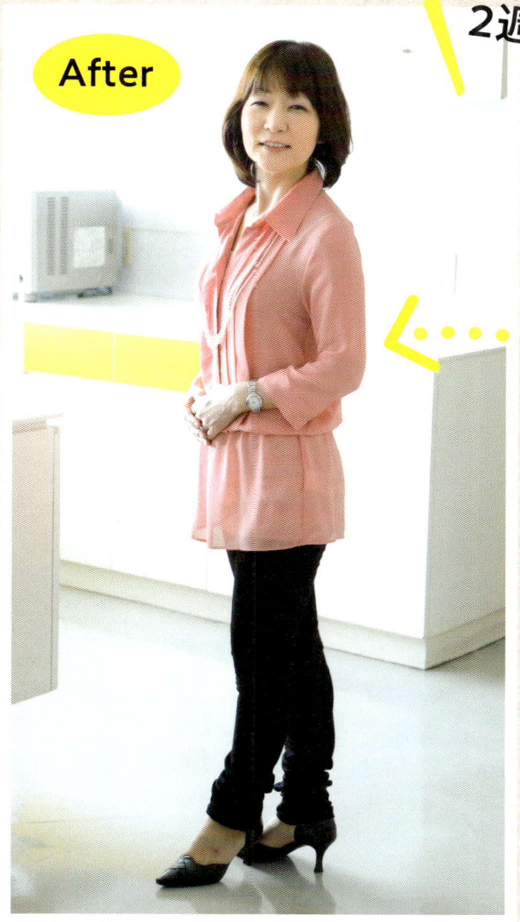

現在は……

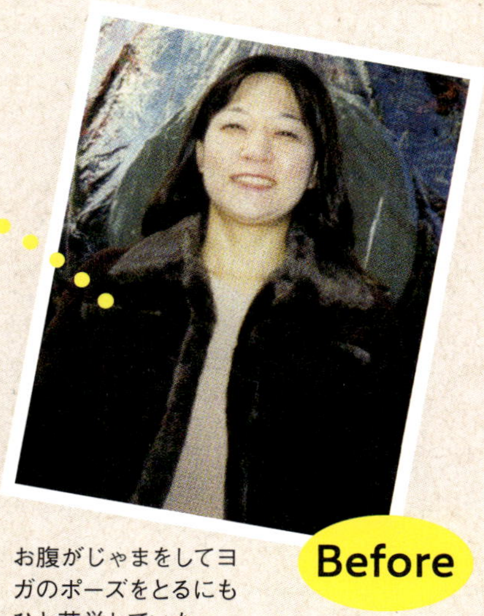

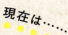

お腹がじゃまをしてヨガのポーズをとるにもひと苦労していた。

ジーンズもスルリとはけるように。脂肪燃焼ダイエットスープをつづけて、さらにすっきりと。免疫力もアップして、美肌効果も！

野菜のスープがダイエット効果を発揮

実は、かくいう私も以前、パンやプリン、お菓子が大好きで、お世辞にもスリムとはいえない体型でした。みんなを健康にするために鍼灸治療院を開いているのに、自分はヨガのポーズをとるにもお腹の脂肪がだぶついてひと苦労というありさまだったのです。

そこで、脂肪燃焼ダイエットスープのレシピを考えながら、実際に自分でも食べ始めました。すると、ほんとうに苦もなくやせ始めたのです。「これはいい！」と、さらにつづけているうちに、パンなどを食べる量も自然と減少。そして、たった2週間ほどで7kgやせたのです。スープの威力を実感したのは、ふと、スーパーで5kgの米袋を抱えたとき。「これよりも重い脂肪を2週間で落とせたんだ！」と気づき、あまりの驚きに卒倒しそうになりました。

その後も、スープと、玄米やヨーグルトをよく食べるようにしたところ、いまは体重45kgを維持しています。もちろん、脂肪燃焼ダイエットスープは栄養学的にも◎。食べ始めると、免疫力が高まって、体がどんどん健康になることを実感できるでしょう。

しっかり食べて
キレイやせ!

食事を見直せば
健康も美もついてきます

キレイにやせるためには、
食事全体のバランスも大切。
私の朝食を公開! 食事作りのヒントとしてお役立てください。

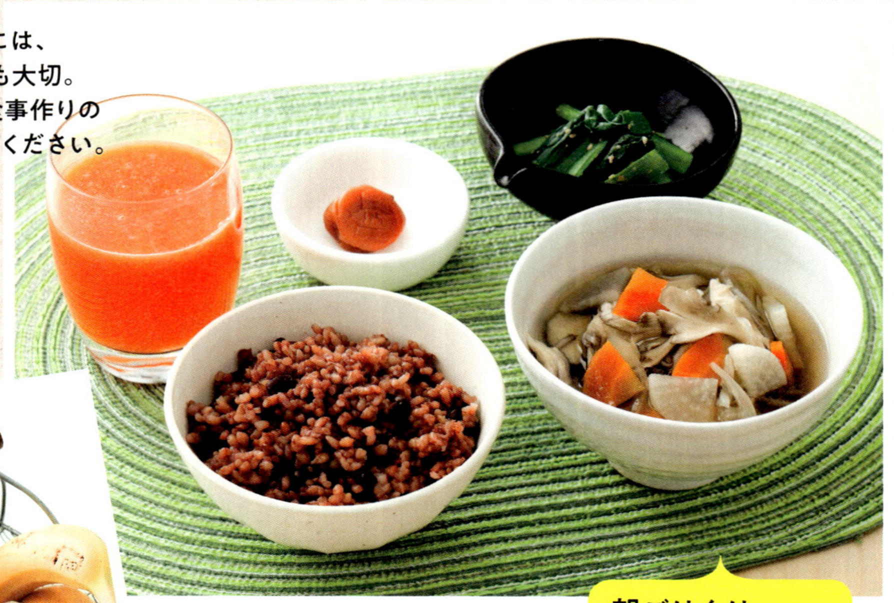

朝ごはんは
しっかり食べます!

脂肪燃焼スープに酵素玄米、青菜のあえ物や梅干し、酵素たっぷりのフレッシュジュースといった、ナチュラル食材中心の食事。これに、ヨーグルトを加えることも。

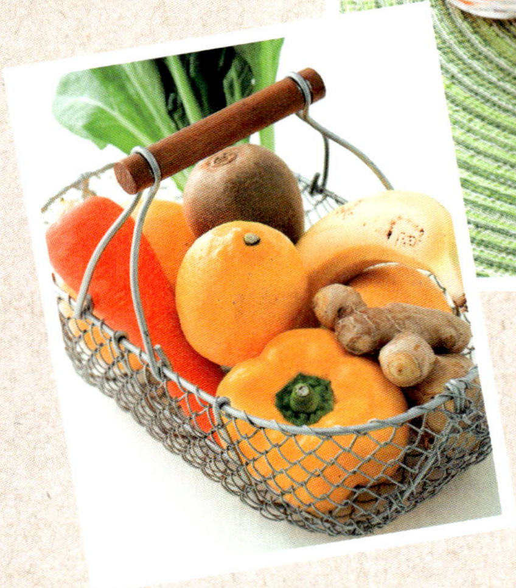

毎朝、野菜や果物の
フレッシュジュースを
作っています!

スープと酵素玄米で体の中からキレイに

食事で気をつけているのは、1日3食をきちんと食べること。とくに朝は一日のスタートですから、朝ごはんをしっかり食べてエネルギーチャージをします。

野菜たっぷりの脂肪燃焼ダイエットスープ、青菜のあえ物や常備菜1品、そして梅干しを1個添えます。梅干しに含まれるクエン酸が肝臓の働きを助け、毒出し効果を高めます。夕食は主菜を1品加えて一汁二菜にすると、一日の食事の栄養バランスがよくなります。

さらに朝食には、酵素がたっぷり含まれた生の野菜や果物をとるように心がけています。

「健康やダイエットは、心身ともにバランスがとれていることが大切です。食べ物をきっかけに、生活そのものを見直すことが健康へとつながっていきます」

Part 2

プログラム

1週間、3日間で即やせ!

脂肪燃焼スープで集中ダイエットプログラム

「1カ月に1kgでゆるめでいい!」「大幅なダイエットをしたい!」
「どうしても早くやせたい!」と、ダイエットのスケジュールは人それぞれ。
そこで、本書では脂肪燃焼ダイエットスープのプログラムを
3つ用意しました。あなたに合ったプログラムを見つけて
トライしてください。

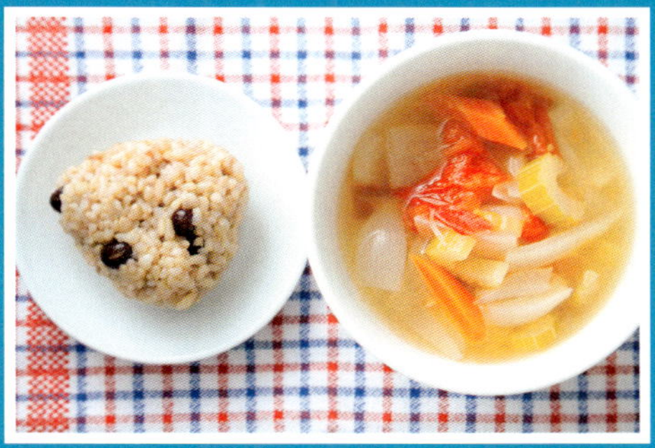

目的やライフスタイルで選べる

1週間、3日間でやせる 脂肪燃焼ダイエットスープの食べ方

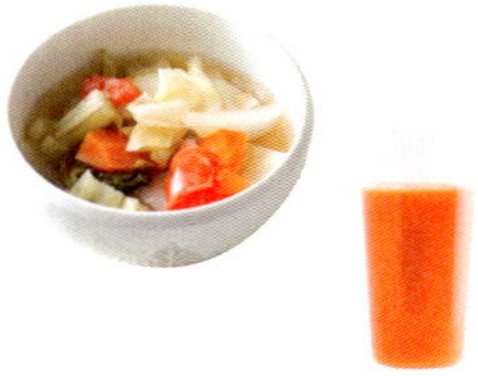

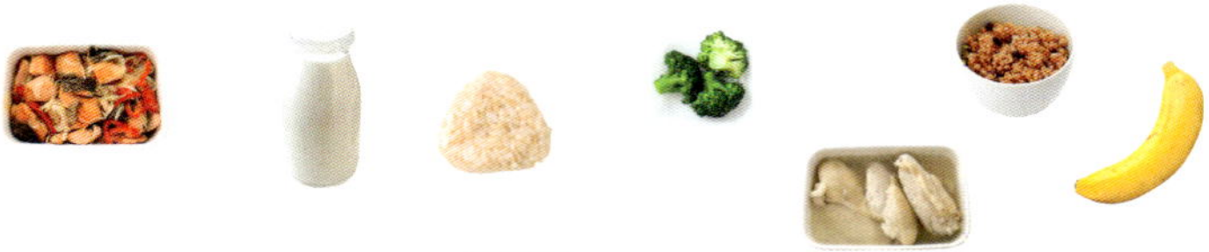

ライフスタイルに合わせて、次のプログラムから選択！

プログラム 1 1週間“キレイやせ”プログラム

[1週間]
朝食と夕食にスープ

脂肪燃焼ダイエットスープを朝食と夕食に1杯食べるだけ。これを1カ月つづけて無理なく“キレイやせ”をめざします。つづけやすいプログラムです。

プログラム 2 1週間“徹底”プログラム

[1週間]
朝食にジュースとスープ、夕食にスープ

スープだけでなく、脂肪燃焼ダイエットジュース(70ページ)、酵素玄米(72ページ) をとり入れたもの。7日間の3食が組み立てられた、確実にやせるプログラムです。

プログラム 3 3日間“週末デトックス”プログラム

[3日間]
食事をスープとジュースに置きかえる

週末の3日間で体の毒を出して、やせやすい体をつくるプログラム。3日間は、朝食はスープとジュース、昼食と夕食はすべてスープに置きかえます。

はじめの1歩は……

食事の初めにスープ1杯!

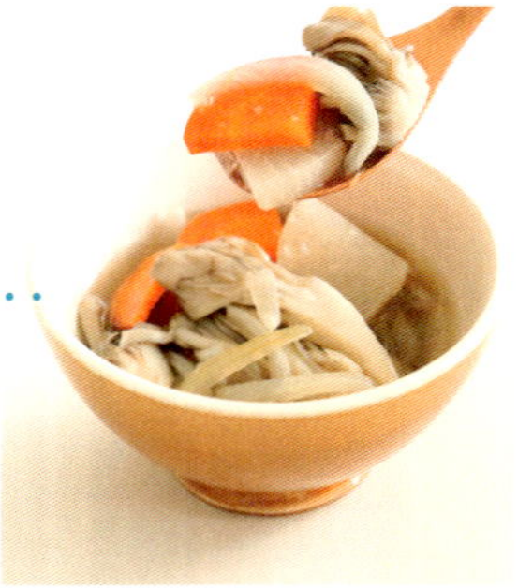

脂肪燃焼ダイエットスープは、普段の食事にとり入れるだけでもダイエット効果があります。次のプログラムを実践する前に、パート1できほんの食べ方をきちんと把握しましょう。そのうえで、次のステップとしてトライするのがおすすめです。

「より早くスムーズにやせたい!」「大幅なダイエットをしたい!」「短期間で結果を出したい!」。
そんな人にぴったりなのが、ここでご紹介する3つのプログラムです。
脂肪燃焼ダイエットスープを考案した岡本羽加先生のアドバイスをもとに、
あなたに合ったプログラムを見つけてトライしましょう。

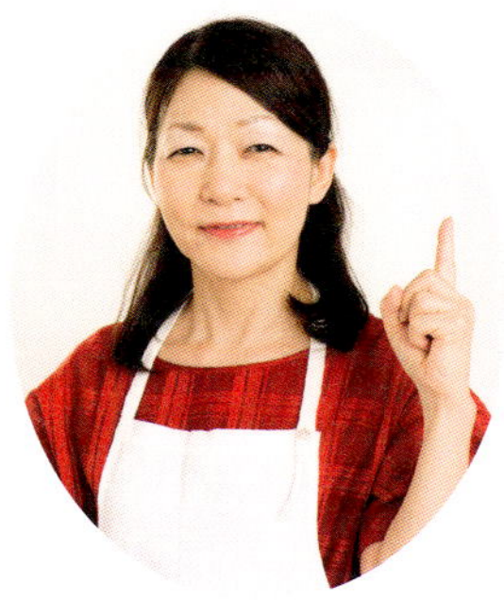

いきなり1週間、3日間という短期間のスープダイエットを始めるのは抵抗があるという人もいることでしょう。「食事の最初にスープ1杯」の食べ方を実践したうえで、3つのプログラムから生活スタイルや体調に合ったものを選びます。体への負担も軽く、無理なくつづけるられる方法を見つけましょう。

▼▼▼ たとえば、こんなケースに…

CASE 1

1カ月で3kg!　大幅なダイエットをしたい!
でも、いつも挫折してしまう…

1週間徹底プログラムでは、ジュースとスープ以外にも、7日間の3食とる食品が組み立てられています。スケジュールどおりに行えば、確実に目標の減量が達成できます。

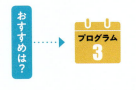

おすすめは? → プログラム 2

CASE 2

どうしても早くやせたいけど、
忙しくて、毎日家で食事ができない…

毎日脂肪燃焼ダイエットスープを食べるのはたいへんという人は、3日間だけがんばってみては?　週末の3日間、集中的に行えるのがこのプログラムの利点です。

おすすめは? → プログラム 3

CASE 3

1カ月に1～2kgの減量でOK!
でも、リバウンドが心配…

朝食と夕食にスープを1杯食べるだけ。これを1週間つづけたら、食欲に合わせて1カ月に1～2回のサイクルで調整できるのが、このプログラムです。

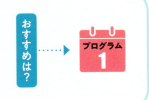

おすすめは? → プログラム 1

CASE 4

ダイエットはしたいけど、いつも三日坊主。
同じスープを食べるのも飽きそう…

スープは味つけは自由で、アレンジは無限大です。アレンジレシピからお気に入りの味を見つけたら、プログラム1から始め、酵素玄米をとり入れたプログラム2にトライするのがおすすめです。

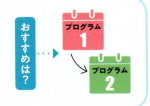

おすすめは? → プログラム 1 → プログラム 2

◀◀◀このほかにも、さまざまなケースが考えられます。自分に合ったプランを選んで、無理のない範囲でつづけてください。次のページからそれぞれのプログラムのルールを説明します。さっそく始めましょう!

ダイエット成功率、即アップ!
やせパワーを最大限に引き出す!

1週間“キレイやせ”プログラム

プログラム
1

プログラム1のルールはとても簡単。
脂肪燃焼ダイエットスープを朝食と夕食に1杯食べるだけ。
生活が不規則な人は食べる時間を変えたり、量をふやしてもかまいません。
お腹がすいたら何杯でもOKです。 1週間つづけてすっきりしたら、
自分の体と食欲に合わせて調整しながらつづけましょう。

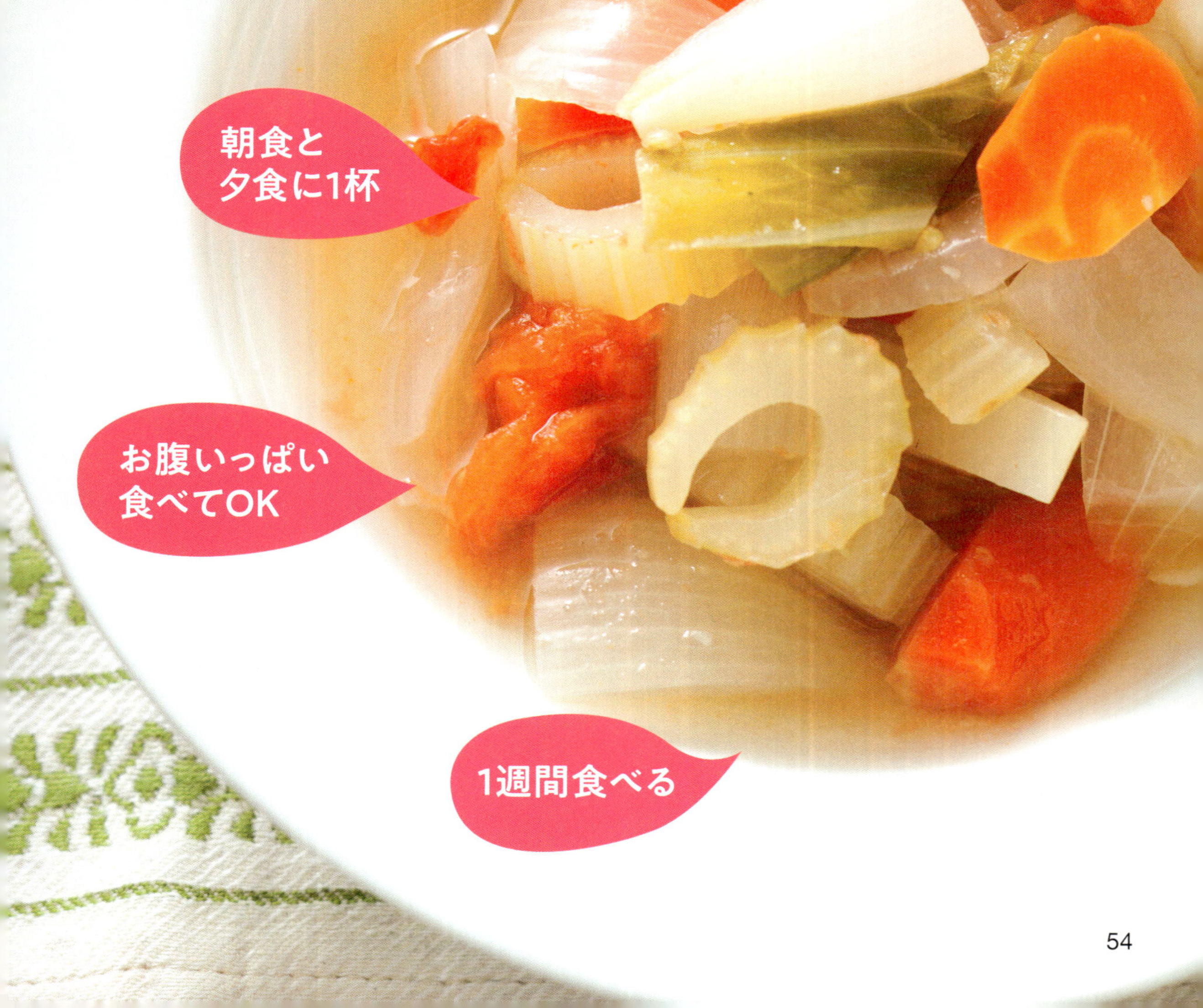
朝食と
夕食に1杯
お腹いっぱい
食べてOK
1週間食べる

1週間でやせパワーを引き出す!

1週間"キレイやせ"プログラム きほんルール

ルール1 朝食をスープに置きかえる

朝食は脂肪燃焼ダイエットスープのみで1週間過ごします。スープは1杯で足りないと感じたらおかわりしてもOK。

ルール2 昼食は何を食べてもOK。ただし、食べすぎないこと

ごはんはもちろん、おかずに肉や魚を自由に食べてかまいません。ただし、食べすぎは禁物。肉は低脂肪・高たんぱくの部位を選び、揚げ物より煮物や蒸し物などを選べば、減量効果が高まります。ごはんはいつもより軽めに。

ルール3 夕食はスープと軽めの主食。おかずはなし

脂肪燃焼ダイエットスープと小さめのおにぎりを1個が、1食の献立。もの足りなければスープはおかわりしてもかまいません。ごはんは白米より、食物繊維の多い玄米や胚芽米、雑穀米を選ぶのもおすすめです。

ルール4 1週間はつづける

まずは1週間、実践しましょう。この間に体内の毒素が排出されてやせる準備が整っていきます。体重の変化以外にも便通がよくなったり、体質そのものが改善されていくのを実感できるはずです。

食事のバランスが突然変わると、体に変調が起こります。自分の体調に合わせて調整しながら、1カ月に1～2回のサイクルでつづけるのが無理なくつづけるコツです。

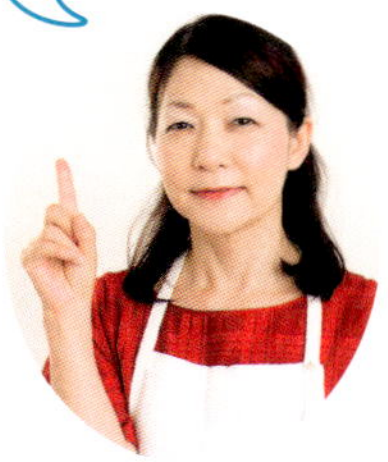

もっと効果を高めたいなら、気をつけたい食生活

- ☑ 飲み物は水、お茶など甘味料が入っていないものを。体を冷やす働きのある冷水(氷水)や緑茶、コーヒーのとりすぎに注意。
- ☑ 糖分のとりすぎは禁物。おやつをとるなら、ナッツがおすすめ。甘いものがほしいときは、温かい飲み物にはちみつを入れて飲む。
- ☑ 1週間はアルコールをがまん! 禁酒することで内臓を休めることができ、むくみもとれる。

1週間“キレイやせ”プログラム
献立の立て方ポイント

13:00 12:00 11:00 10:00 9:00 8:00 7:00 6:00

昼食には、高カロリーで脂質の多い揚げ物は避ける

高カロリーになりがちな外食メニュー。1週間はとんカツやポークカレーなど、高カロリー、高脂質のものは避けます。コンビニでお弁当などを購入する際も、メニューをチェックしましょう。

●手作りのお弁当の場合、脂肪燃焼スープを持参してもOK

ダイエット中は手作りのお弁当がおすすめ。栄養バランスがよくなり、効率よいダイエットが可能に。専用の容器を使えば、スープを外出先で食べることができる。

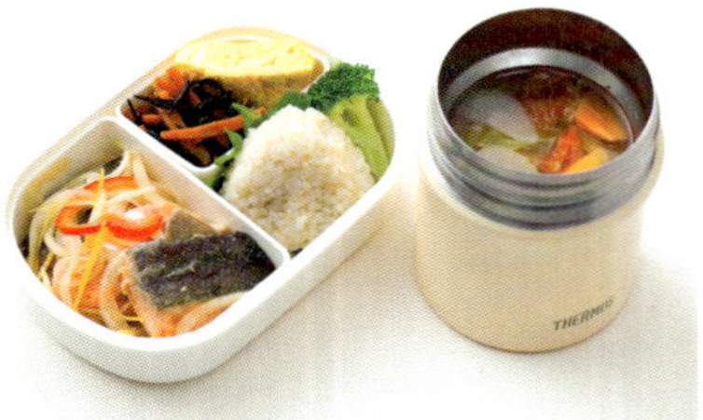

【メニュー例】玄米おにぎり、焼き鮭の南蛮漬け、卵焼き、ひじきとにんじんの煮物（ストックおかずは76ページ参照）。

朝食はスープ1杯

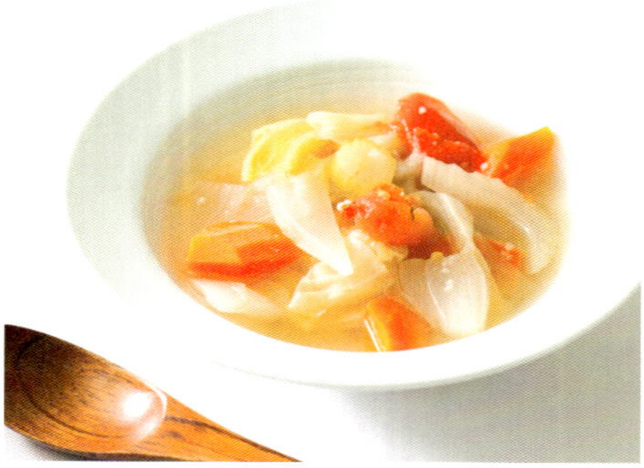

きほんとなるスープは、1日で食べきれるように3～4食分のレシピになっています。1皿で足りなければおかわりを。

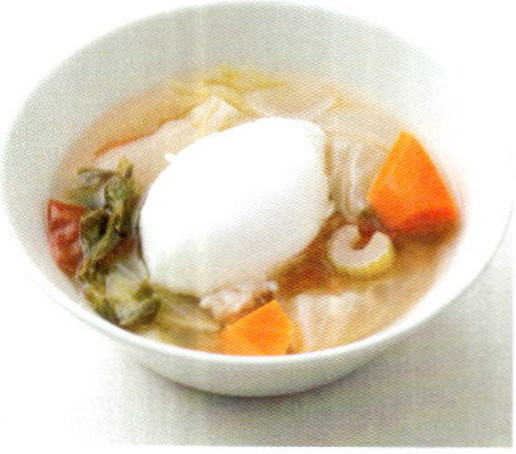

●スープに卵を加えても

前日の食事で思うように主菜がとれずにたんぱく質が不足していると感じたら、スープに卵を加える。たんぱく質が手軽に補給できる。

1日3食、プログラムに沿って献立を組み立ててみました。
昼食にお弁当を持参する場合のポイントを紹介していますので、
献立作りの参考にしてください。

21:00 ← 20:00 ← 19:00 ← 18:00 ← 17:00 ← 16:00 ← 15:00 ← 14:00

夕食はスープ1杯と小さなおにぎり1個

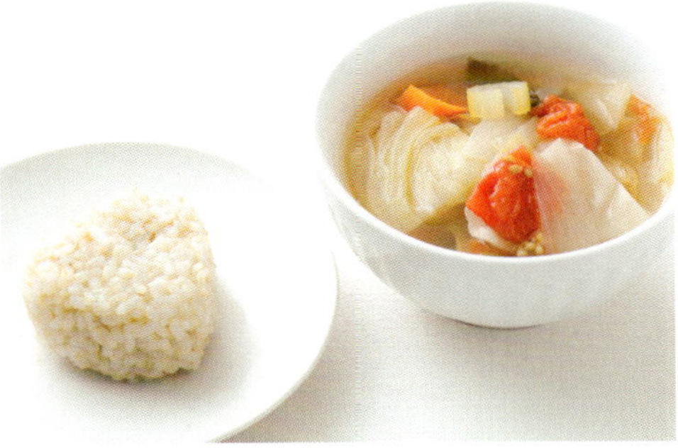

夜は軽めの食事というのが、いちばんつづけやすいダイエット法です。主食は小さめのおにぎりをとりますが、昼食にごはんを食べすぎたら、夕食はスープのみと調節しましょう。

●白米より玄米

玄米は食物繊維が多く、かみごたえがあるので満腹感がアップ。ごはんを白米から玄米にかえるだけでも、ダイエットに効果大。

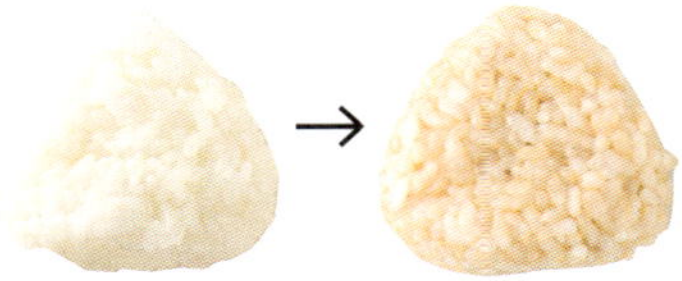

間食にははちみつ入りの温かい飲み物を

ダイエット中は糖分の多いおやつは控えるのが賢明。甘みがほしい場合は、ハーブティーやしょうが紅茶などの温かい飲み物に、はちみつを少し加えて飲むのがおすすめ(おやつのことは84ページ参照)。

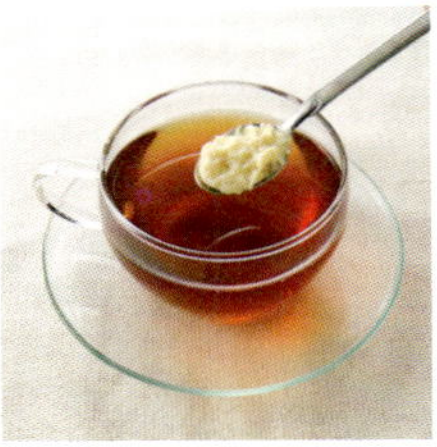

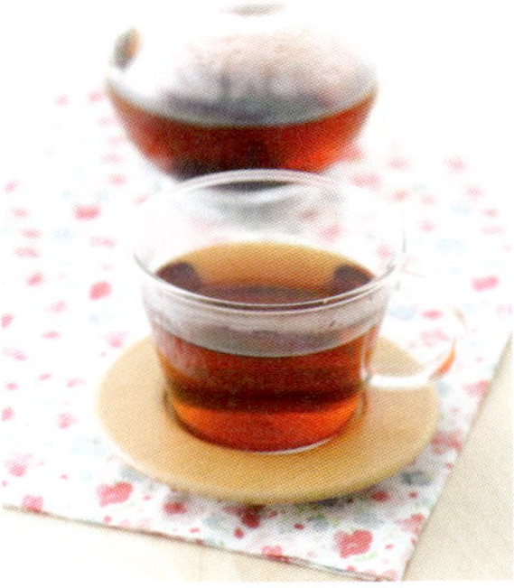

●はちみつを甘みに利用

はちみつや黒砂糖などは甘みが強く感じられるので、少量でも満足感が得られる。

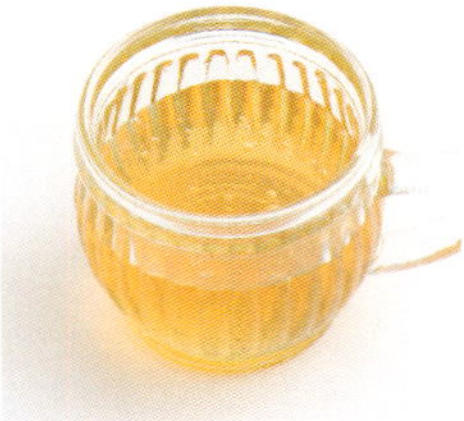

プログラム
1

1週間“キレイやせ”プログラム
スケジュール表

プログラム1を実行する際は、
54ページからのポイントを確認して、
スケジュール表をもとに実行しましょう。
健康的にやせるためには1カ月に
1~2kgの減量が無理のない範囲です。
まずは、1カ月に1~2回のサイクルで
実践するのがおすすめです。

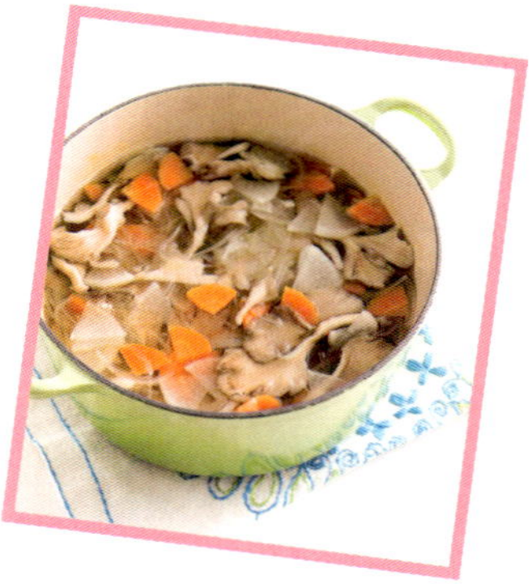

	1日目	2日目
朝食	脂肪燃焼ダイエットスープ 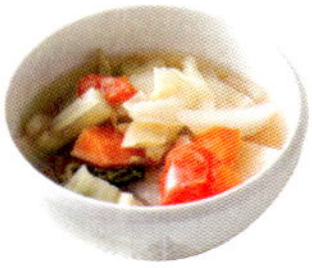 好きなだけ食べてOK	脂肪燃焼ダイエットスープ 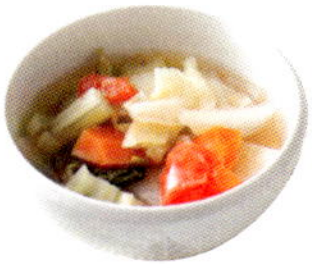 好きなだけ食べてOK
昼食	何を食べてもOK メインは 魚介 or 肉 大豆製品 主食はごはんがベター	何を食べてもOK メインは 魚介 or 肉 大豆製品 主食はごはんがベター
夕食	脂肪燃焼ダイエットスープ 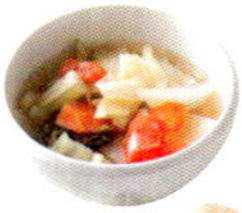 + 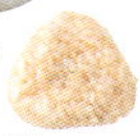 小さめのおにぎり1個 玄米がベター。なければ白米でもOK	脂肪燃焼ダイエットスープ 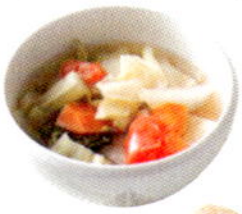 + 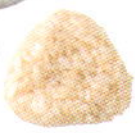 小さめのおにぎり1個 玄米がベター。なければ白米でもOK
+α	甘味料の入っていない飲み物 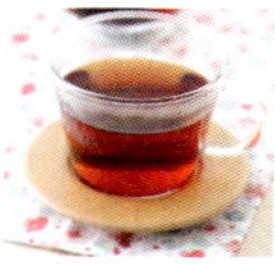 甘みがほしいときは温かい飲み物にはちみつを少々	甘味料の入っていない飲み物 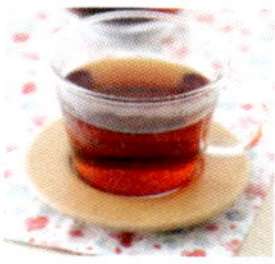 甘みがほしいときは温かい飲み物にはちみつを少々

始める前にココを再チェック!

- ☑昼は主菜で肉や魚、大豆製品でたんぱく質を補って。月曜日が肉だったら、火曜日は魚介、水曜日は大豆製品と、順番にとると栄養バランスがよくなる。
- ☑飲み物は温かいものを。体を冷やす働きのある冷水や緑茶、コーヒーは控える。
- ☑間食をとるなら、少量のナッツを。甘みがほしいときは温かい飲み物にはちみつを入れて。

7日目	6日目	5日目	4日目	3日目
脂肪燃焼 ダイエットスープ 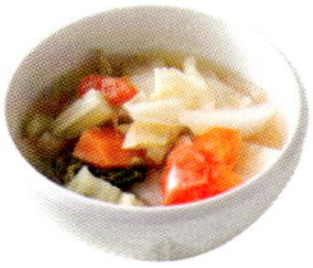 好きなだけ 食べてOK	脂肪燃焼 ダイエットスープ 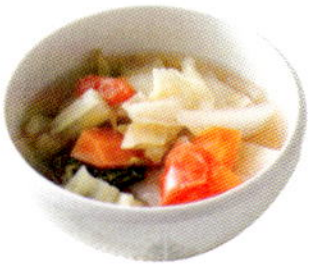 好きなだけ 食べてOK	脂肪燃焼 ダイエットスープ 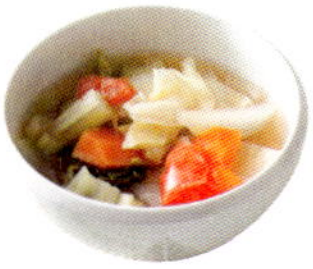 好きなだけ 食べてOK	脂肪燃焼 ダイエットスープ 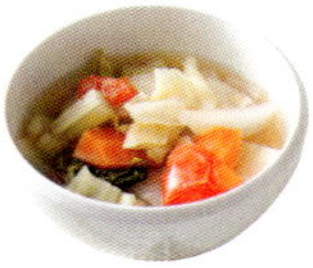 好きなだけ 食べてOK	脂肪燃焼 ダイエットスープ 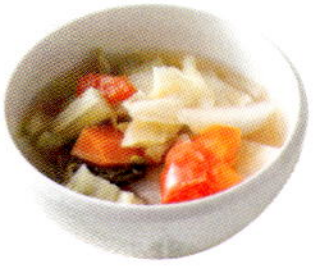 好きなだけ 食べてOK
何を食べてもOK メインは 魚介 or 肉 大豆製品 主食は ごはんがベター	何を食べてもOK メインは 魚介 or 肉 大豆製品 主食は ごはんがベター	何を食べてもOK メインは 魚介 or 肉 大豆製品 主食は ごはんがベター	何を食べてもOK メインは 魚介 or 肉 大豆製品 主食は ごはんがベター	何を食べてもOK メインは 魚介 or 肉 大豆製品 主食は ごはんがベター
脂肪燃焼 ダイエットスープ 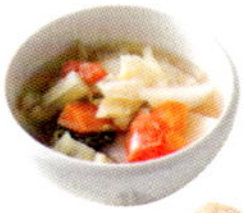 ＋ 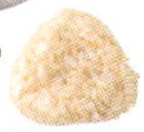 小さめの おにぎり1個 玄米がベター。 なければ白米でもOK	脂肪燃焼 ダイエットスープ 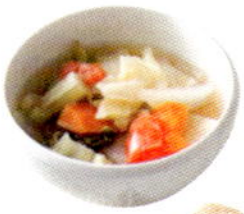 ＋ 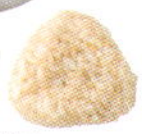 小さめの おにぎり1個 玄米がベター。 なければ白米でもOK	脂肪燃焼 ダイエットスープ 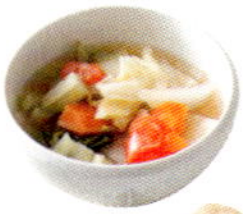 ＋ 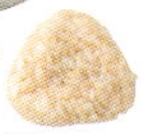 小さめの おにぎり1個 玄米がベター。 なければ白米でもOK	脂肪燃焼 ダイエットスープ 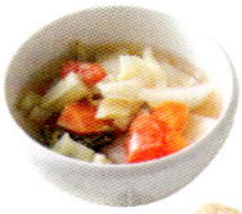 ＋ 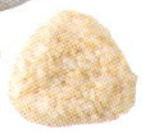 小さめの おにぎり1個 玄米がベター。 なければ白米でもOK	脂肪燃焼 ダイエットスープ 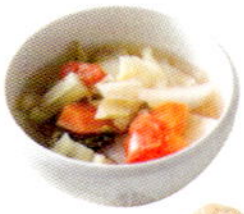 ＋ 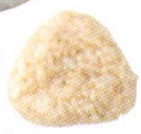 小さめの おにぎり1個 玄米がベター。 なければ白米でもOK
甘味料の 入っていない飲み物 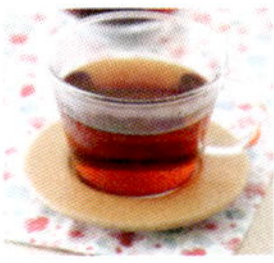 甘みがほしいときは 温かい飲み物に はちみつを少々	甘味料の 入っていない飲み物 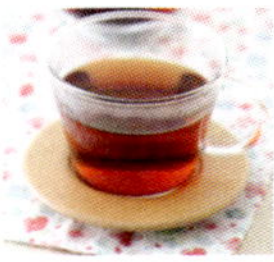 甘みがほしいときは 温かい飲み物に はちみつを少々	甘味料の 入っていない飲み物 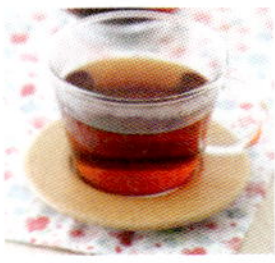 甘みがほしいときは 温かい飲み物に はちみつを少々	甘味料の 入っていない飲み物 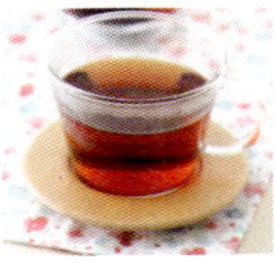 甘みがほしいときは 温かい飲み物に はちみつを少々	甘味料の 入っていない飲み物 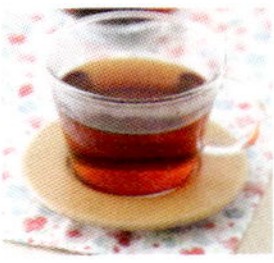 甘みがほしいときは 温かい飲み物に はちみつを少々

即効! 確実!をめざすならコレ!
3kg減をらくらく実現!

1週間“徹底”プログラム

プログラム
2

朝食にスープまたは脂肪燃焼ダイエットジュースをとり、
昼食と夕食は6日目まで主食をとらないのがポイント。
早くやせたい人や3kg以上の大幅なダイエットをしたい人に
おすすめの短期集中プログラムです。

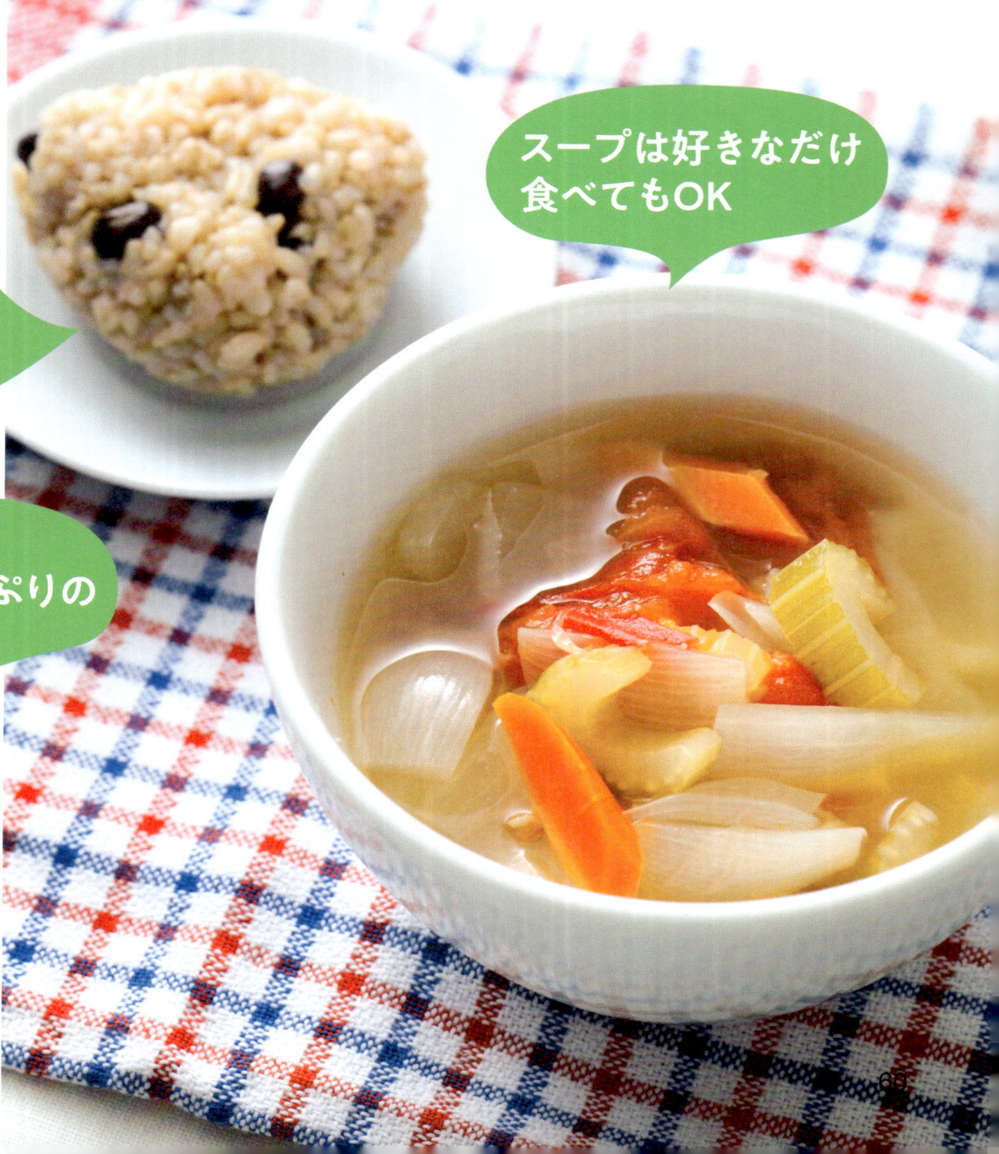
スープは好きなだけ食べてもOK
主食は酵素玄米に置きかえ
朝食に酵素たっぷりのジュース

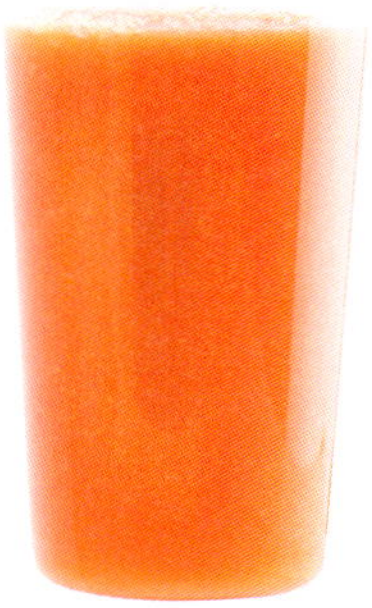

1週間で確実にやせる!

1週間“徹底”プログラム きほんルール

ルール1 朝食はスープかジュースに置きかえる

朝食は脂肪燃焼ダイエットスープか、脂肪燃焼ダイエットジュース(70ページ)のみ。スープのおかわりは自由ですが、ジュースは糖分があるので、1杯に。

ルール2 昼食と夕食はスープとおかずのみ 6日目までは主食なし

6日目までは主食である炭水化物をとらずに、スープとおかずのみで過ごします。おかずは、日によってとり入れる食品が変わります。

(*くわしくは64ページのスケジュール表を参照)

- **1日目～3日目(野菜の日)**→スープ以外でも野菜をたっぷりとる
  スープ、野菜、大豆製品、豆、卵、海藻など
- **4日目(牛乳&バナナの日)**→牛乳でたんぱく質を、バナナで糖質を補う
  スープ、野菜、大豆製品、豆、卵、海藻+牛乳、バナナ
- **5日目、6日目(肉or魚介の日)**→肉や魚でたんぱく質をとる
  スープ、野菜、大豆製品、豆、卵、海藻+肉か魚介
- **7日目(酵素玄米の日)**→主食で炭水化物をとる
  スープ、野菜、大豆製品、豆、卵、海藻+酵素玄米か玄米

ルール3 主食は酵素玄米のおにぎり

主食は食物繊維が多い酵素玄米にします。ない場合は、玄米か五穀米でもOK。ただし、昼食、夕食ともに食べすぎないこと。小さめのおにぎり1個を目安にしましょう。

このプログラムでは、6日目まで炭水化物をとりません。体がふらつく場合は、無理をせずに小さめのおにぎりを1個、朝か昼に食べるようにしましょう。

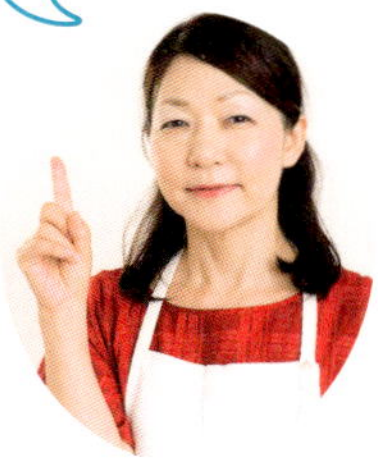

もっと効果を高めたいなら、気をつけたい食生活

- ☑ 肉や魚は揚げ物より、蒸し物や煮物などがベター。
- ☑ おやつはナッツか果物がおすすめ。果物はバナナ以外なら適量OK。
- ☑ 飲み物は甘味料が入っていないものを。体を冷やす働きのある冷水(氷水)や緑茶、コーヒーのとりすぎに注意。
- ☑ 1日の間にスープと合わせて1.5ℓの水を飲む。
- ☑ 1週間はアルコール禁止。

1週間“徹底”プログラム

献立の立て方ポイント

プログラム
2

13:00 12:00 11:00 10:00 9:00 8:00 7:00 6:00

昼食は主食なし

4日間は肉や魚が食べられず、6日間は主食がとれないので、外食のメニュー選びはひと苦労。7日間はお弁当にするのがおすすめです。栄養バランスがよくなり、効率よくダイエットができます。専用の容器を使うと、スープを外出先で食べることが可能です。

●お弁当の場合

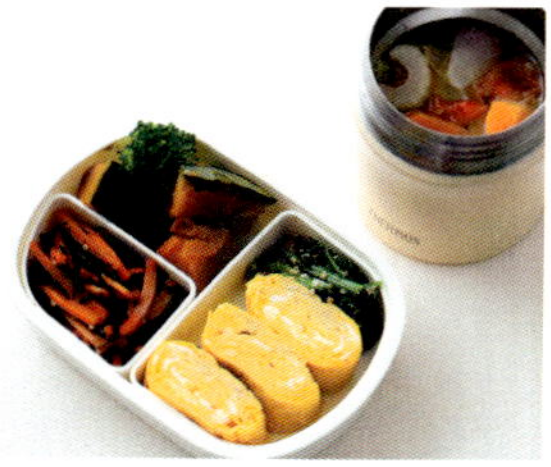

4日目までは…

主菜は卵でたんぱく質を確保します。スープも添えると、満足感がアップします。

【メニュー例】スープ、卵焼き、ひじきとにんじんの煮物、ほうれんそうのナムル（ストックおかずは76ページ参照）。

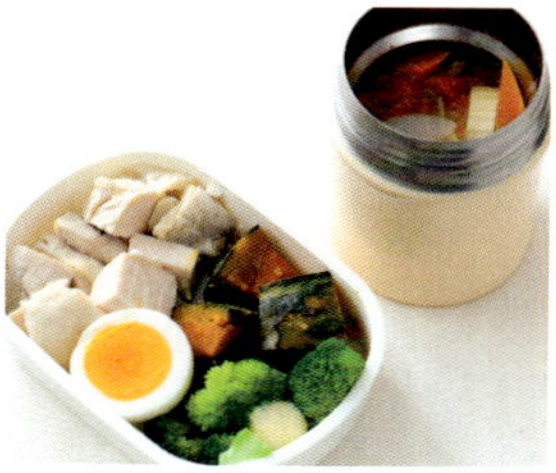

5日目、6日目は…

肉か魚介、卵のおかずを盛り合わせて、たんぱく質をしっかりとる。主菜でボリュームが出るので、スープはお好みで。

【メニュー例】スープ、 鶏ハム、ゆで卵、かぼちゃの煮物、ゆでたブロッコリー（ストックおかずは76ページ参照）。

朝食はスープ1杯

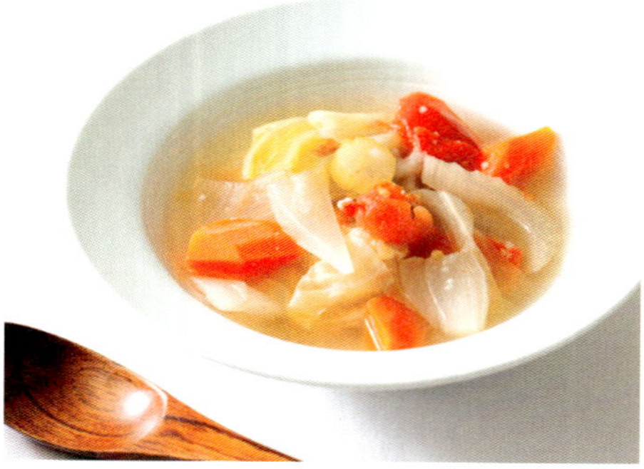

脂肪燃焼ダイエットスープのみで過ごします。スープはいくら食べてもOK。

or

ジュース1杯

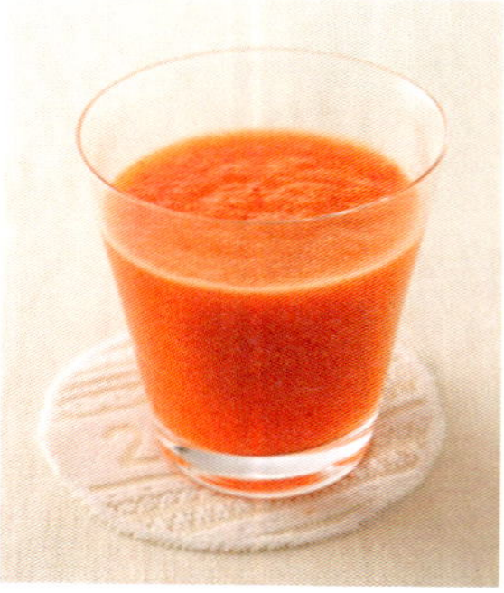

スープにかえて、脂肪燃焼ダイエットジュースでもOK。「酵素」たっぷりの生ジュースは消化がよく、すぐエネルギーになるため、朝に1杯飲むのが効率的です。

1日目から3日目は野菜の日、4日目は牛乳とバナナの日、
5日目、6日目は肉 or 魚介の日、7日目は主食の日と、
集中的にとりたいメニューが7日間で違うのが特徴です。
プログラム1と同じように、献立の立て方のポイントを押さえておきましょう。

21:00 ← 20:00 ← 19:00 ← 18:00 ← 17:00 ← 16:00 ← 15:00 ← 14:00

夕食は6日目まで スープとおかずのみ。

夕食は不足しがちなたんぱく質をしっかりとるのがポイントです。、5日目、6日目は肉や魚でおかずを作ります。

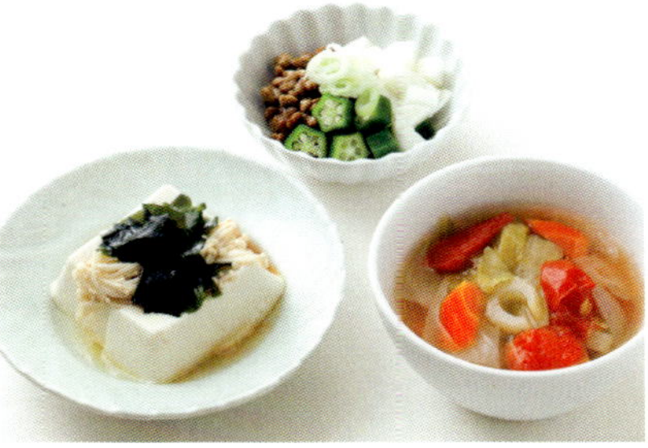

【メニュー例】スープ、温奴、3色納豆

4日目までは…
卵と大豆・大豆製品がおかずの材料。昼のお弁当に卵を使ったら、夜は大豆製品でおかずを作ると栄養バランスがよくなる。

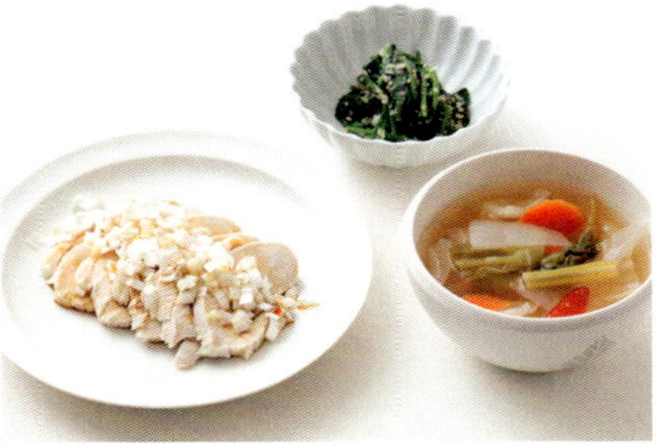

【メニュー例】スープ、鶏ハム、ほうれんそうのごまあえ（ストックおかずは76ページ参照）。

5日目、6日目は…
肉や魚介を使ったおかずをメインに。副菜は不足しがちな青菜のあえ物を添えてバランスよく。

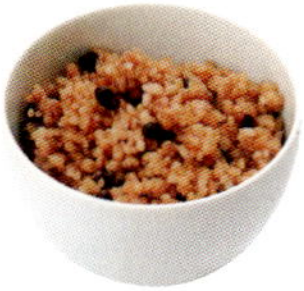

7日目は…
酵素玄米をプラス

間食は果物と牛乳

プログラム1と同じように、甘いもののとりすぎは禁物です。ナッツや果物を適量とり、4日目は牛乳とバナナをとり入れます。

●4日目は牛乳とバナナを

4日目はバナナ1本とり、糖質を確保。たんぱく質を補うため、4日目は無脂肪の牛乳500㎖を飲む。

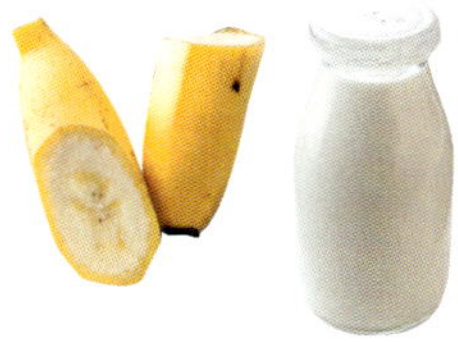

●飲み物は温かいものを

紅茶やはと麦茶など温かい飲み物を。はちみつを少し加えて飲んでもOK（おやつのことは84ページ参照）。

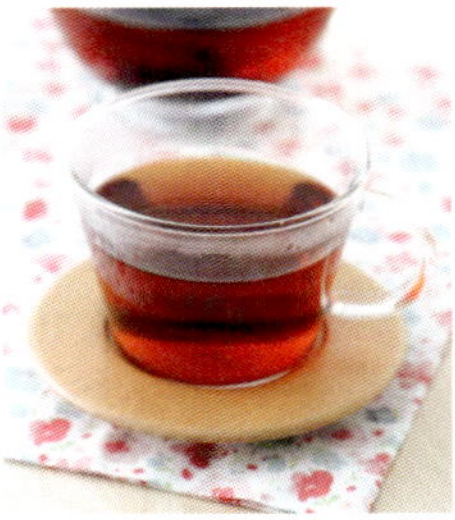

プログラム
2

1週間“徹底”プログラム スケジュール表

食べる食材が決まっていれば、自分であれこれ考える必要もなく、減量が楽。スケジュールどおりの食材をとるように心がけましょう。
1カ月に2～3kgの減量なら1カ月に1～2回、それ以上の大幅ダイエットなら
1カ月に2～3回のサイクルで実践するのがおすすめです。

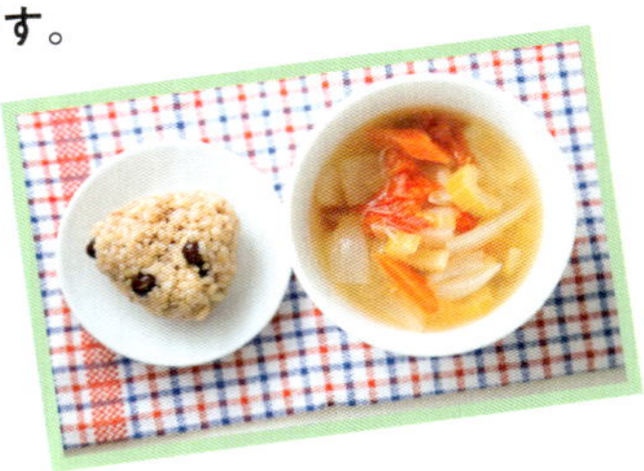

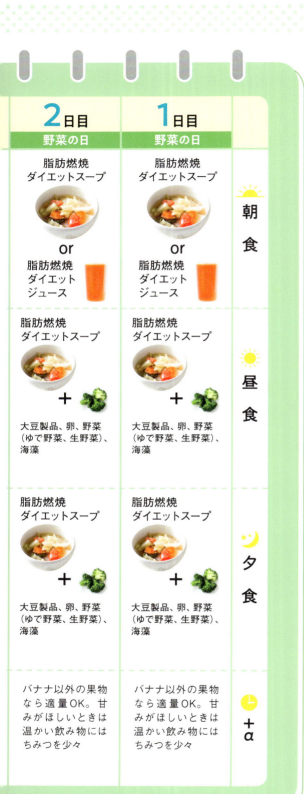

始める前に
ココを再チェック!

- ✓ 食事は「1週間“徹底”プログラムスケジュール表」のメニューをとり入れて。脂肪燃焼ダイエットスープは最低2杯は食べ、もっと食べられるようなら、好きなだけ食べてOK。
- ✓ 水分はスープの水分量も合わせて1日1.5ℓとるようにする。毒素排出の手助けをしてくれる。
- ✓ 体を冷やす働きのある冷水や緑茶、コーヒーは控える。
- ✓ 果物はバナナ以外なら適量OK。りんごなら$\frac{1}{2}$～1個、みかんなら2個が目安。

	1日目 野菜の日	2日目 野菜の日
朝食	脂肪燃焼ダイエットスープ or 脂肪燃焼ダイエットジュース	脂肪燃焼ダイエットスープ or 脂肪燃焼ダイエットジュース
昼食	脂肪燃焼ダイエットスープ ＋ 大豆製品、卵、野菜（ゆで野菜、生野菜）、海藻	脂肪燃焼ダイエットスープ ＋ 大豆製品、卵、野菜（ゆで野菜、生野菜）、海藻
夕食	脂肪燃焼ダイエットスープ ＋ 大豆製品、卵、野菜（ゆで野菜、生野菜）、海藻	脂肪燃焼ダイエットスープ ＋ 大豆製品、卵、野菜（ゆで野菜、生野菜）、海藻
＋α	バナナ以外の果物なら適量OK。甘みがほしいときは温かい飲み物にはちみつを少々	バナナ以外の果物なら適量OK。甘みがほしいときは温かい飲み物にはちみつを少々

7日目 酵素玄米の日	6日目 肉or魚介の日	5日目 肉or魚介の日	4日目 牛乳とバナナの日	3日目 野菜の日
脂肪燃焼 ダイエットスープ 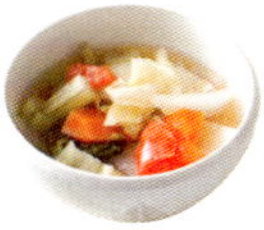 or 脂肪燃焼 ダイエット ジュース 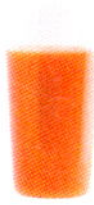	脂肪燃焼 ダイエットスープ 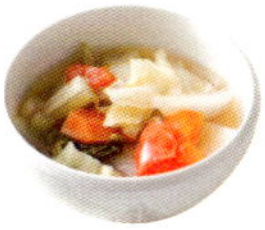 or 脂肪燃焼 ダイエット ジュース 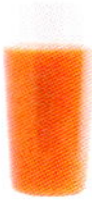	脂肪燃焼 ダイエットスープ 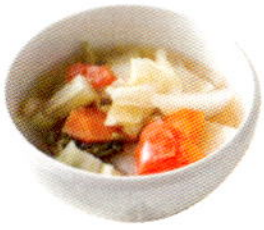 or 脂肪燃焼 ダイエット ジュース 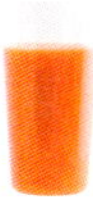	脂肪燃焼 ダイエットスープ 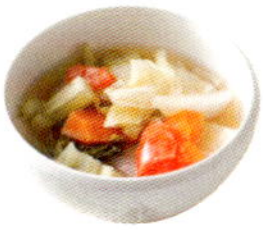 or 脂肪燃焼 ダイエット ジュース 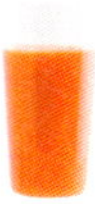	脂肪燃焼 ダイエットスープ 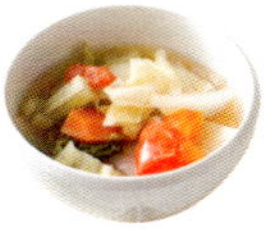 or 脂肪燃焼 ダイエット ジュース 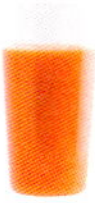
脂肪燃焼 ダイエットスープ 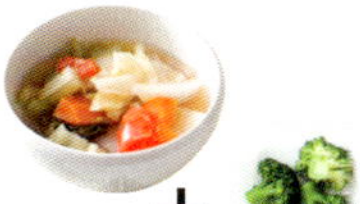 + 大豆製品、卵、野菜 （ゆで野菜、生野菜）、 海藻 + 酵素玄米 or 玄米 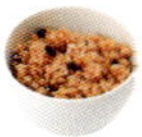	脂肪燃焼 ダイエットスープ 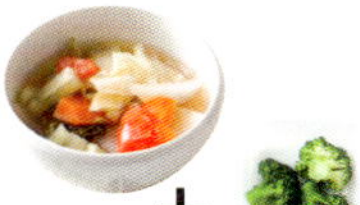 + 大豆製品、卵、野菜 （ゆで野菜、生野菜）、 海藻 + 肉 or 魚介 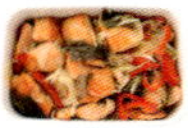	脂肪燃焼 ダイエットスープ 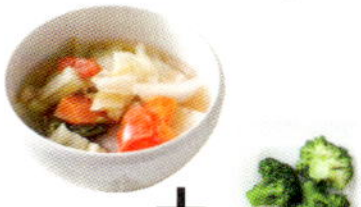 + 大豆製品、卵、野菜 （ゆで野菜、生野菜）、 海藻 + 肉 or 魚介 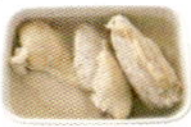	脂肪燃焼 ダイエットスープ 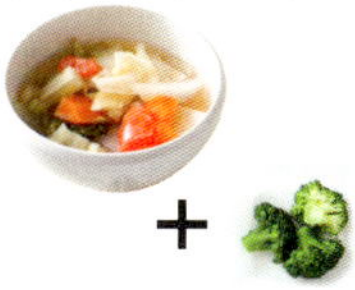 + 大豆製品、卵、野菜 （ゆで野菜、生野菜）、 海藻	脂肪燃焼 ダイエットスープ 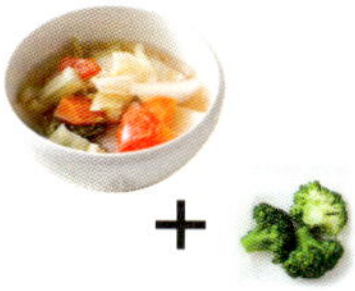 + 大豆製品、卵、野菜 （ゆで野菜、生野菜）、 海藻
脂肪燃焼 ダイエットスープ 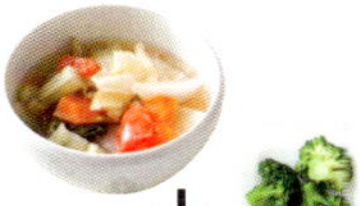 + 大豆製品、卵、野菜 （ゆで野菜、生野菜）、 海藻 + 酵素玄米 or 玄米 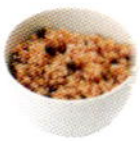	脂肪燃焼 ダイエットスープ 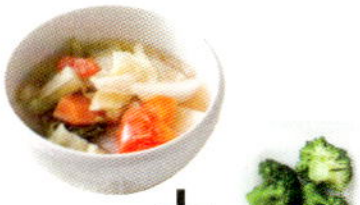 + 大豆製品、卵、野菜 （ゆで野菜、生野菜）、 海藻 + 肉 or 魚介 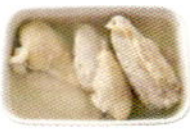	脂肪燃焼 ダイエットスープ 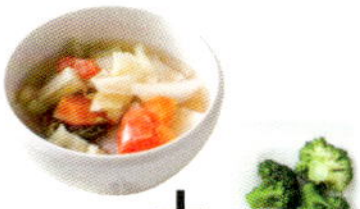 + 大豆製品、卵、野菜 （ゆで野菜、生野菜）、 海藻 + 肉 or 魚介 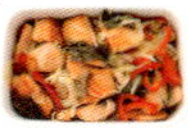	脂肪燃焼 ダイエットスープ 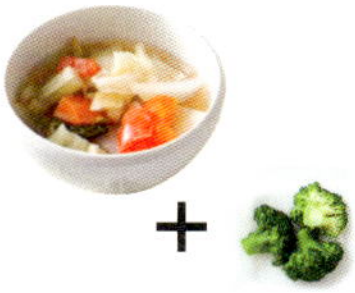 + 大豆製品、卵、野菜 （ゆで野菜、生野菜）、 海藻	脂肪燃焼 ダイエットスープ 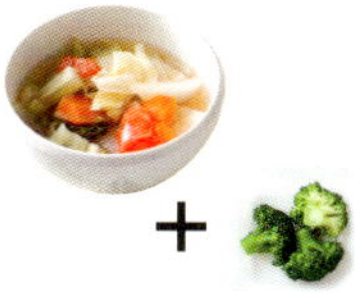 + 大豆製品、卵、野菜 （ゆで野菜、生野菜）、 海藻
バナナ以外の果物なら適量OK。甘みがほしいときは温かい飲み物にはちみつを少々	バナナ以外の果物なら適量OK。甘みがほしいときは温かい飲み物にはちみつを少々	バナナ以外の果物なら適量OK。甘みがほしいときは温かい飲み物にはちみつを少々	バナナ1本をとる。500mℓの牛乳（無脂肪）を飲む 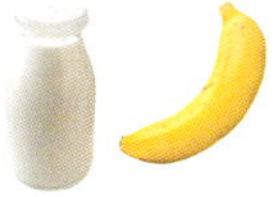	バナナ以外の果物なら適量OK。甘みがほしいときは温かい飲み物にはちみつを少々

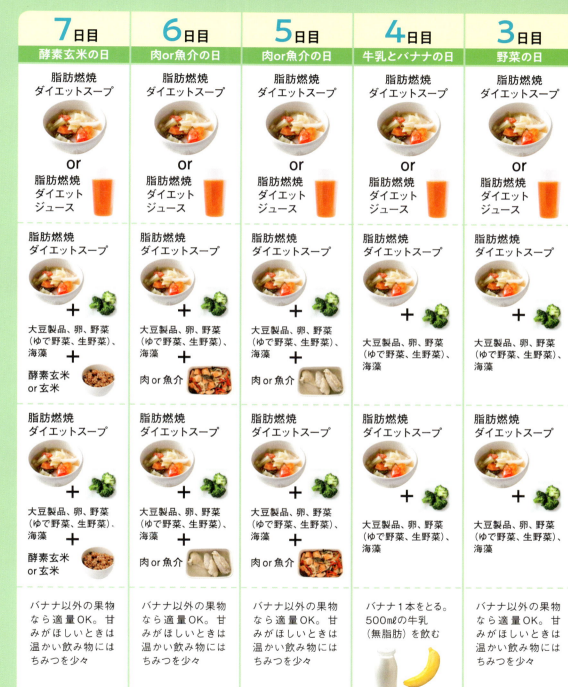

体内の毒を一掃して、やせ体質に変身!

3日間 "週末デトックス" プログラム

プログラム 3

このプログラムは脂肪燃焼ダイエットスープと、脂肪燃焼ダイエットジュースで3日間過ごします。たった3日で排泄が促され、やせやすい体をつくることができます。

> 朝食と夕食に酵素たっぷりのジュース

> スープは好きなだけ食べてもOK

> 週末に実践すれば、らくらく!

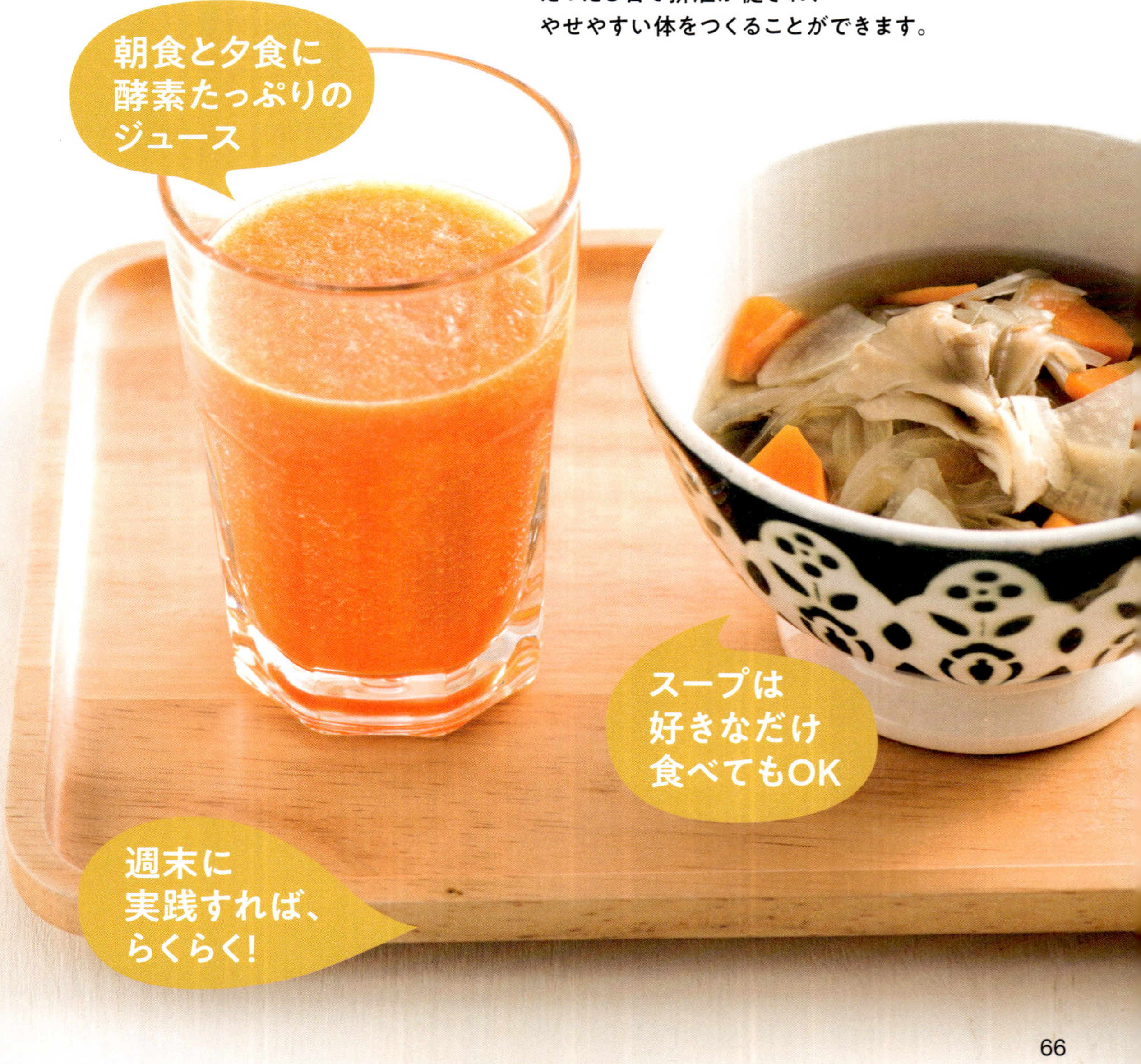

週末に実践すれば、らくらく!

3日間“週末デトックス”プログラム きほんルール

ルール1 朝食と夕食はスープとジュース1杯

朝食と夕食は脂肪燃焼ダイエットスープと脂肪燃焼ダイエットジュースのみで過ごします。スープはいくら食べてもかまいません。お腹いっぱい食べてもOK。ジュースは糖分があるのでとりすぎないように、1杯200㎖を目安に飲みます。

ルール2 昼食はスープに置きかえる

昼食にとれるのはスープのみです。もの足りなければ、スープはおかわりしてもかまいません。

ルール3 週末3日間で実践し、1カ月に4回

スープとジュースのみで過ごす、平日の日中、家にいない人に向いた週末プログラム。金曜日の夜から始めると無理なくできます。これを月に1回行うだけでも効果はありますが、4回ほど行えば、デトックス効果が期待できます。毎週末に行うと、ちょうど1カ月で体がリセットされます。

スープはお腹いっぱい食べてかまいません。2日目、3日目になると、便通がスムーズになり、気持ちも晴れやかになってきます。

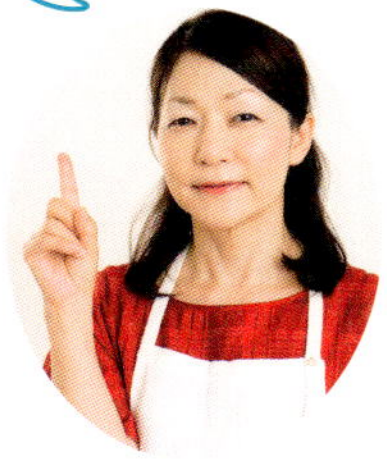

もっと効果を高めたいなら、気をつけたい食生活

- 飲み物は甘味料が入っていないものを。無糖の紅茶、緑茶、ウーロン茶、ブラックコーヒーなどお好みで。ただし、体を冷やす働きのある冷水(氷水)や緑茶、コーヒーの飲みすぎには注意。
- 1週間はアルコール禁止。
- ジュースはフレッシュな野菜＆果物で手作りがおすすめ。市販のジュースより栄養価が高く、酵素もたっぷりとれる。
- ジュースを手作りする時間がないという人は、市販のジュースでもOK。その場合は、砂糖が加えられていないものを選ぶのが必須(114ページ参照)。

3日間“週末デトックス”プログラム

スケジュール表

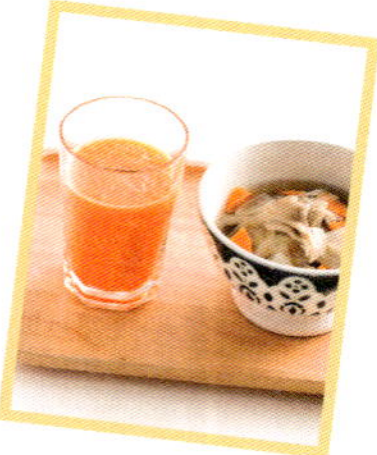

プログラム
3

無理なく、スムーズに減量できる３日間プログラム。
このスケジュールを４回繰り返せば、体内の毒は一掃!

3日目 日曜日	2日目 土曜日	1日目 金曜日	
脂肪燃焼ダイエットスープ 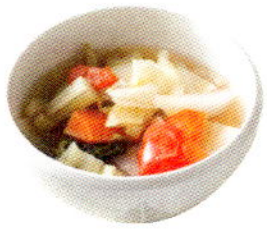 好きなだけ食べてOK ＋ 脂肪燃焼ダイエットジュース 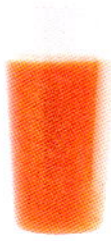	脂肪燃焼ダイエットスープ 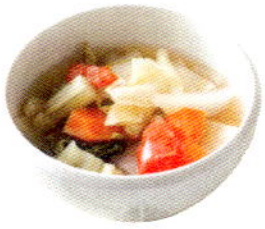 好きなだけ食べてOK ＋ 脂肪燃焼ダイエットジュース 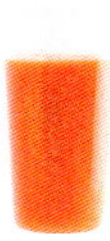	プログラムはお休み	朝食
脂肪燃焼ダイエットスープ 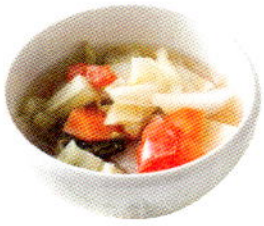 好きなだけ食べてOK	脂肪燃焼ダイエットスープ 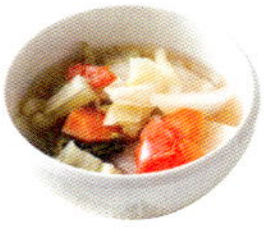 好きなだけ食べてOK	プログラムはお休み	昼食
脂肪燃焼ダイエットスープ 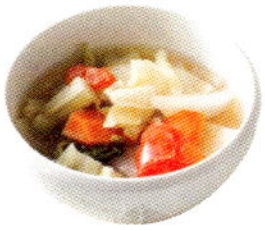 好きなだけ食べてOK ＋ 脂肪燃焼ダイエットジュース 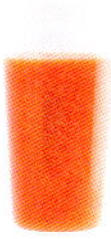	脂肪燃焼ダイエットスープ 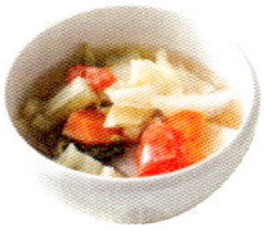 好きなだけ食べてOK ＋ 脂肪燃焼ダイエットジュース 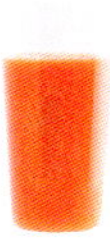	脂肪燃焼ダイエットスープ 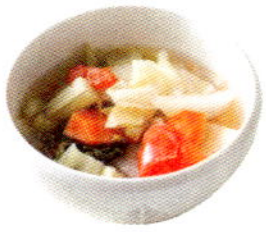 好きなだけ食べてOK ＋ 脂肪燃焼ダイエットジュース 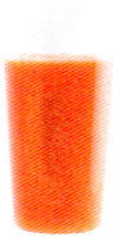	夕食
甘味料の入っていない飲み物 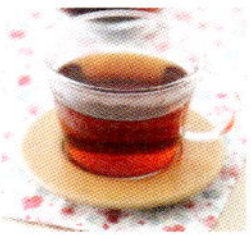	甘味料の入っていない飲み物 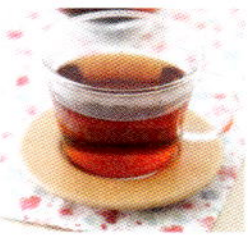	甘味料の入っていない飲み物 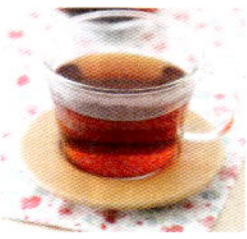	＋α

3日間“週末デトックス”プログラム 終了後の食事のとり方

3日間という短期間のプログラムを
確実に成功させるには、
プログラム終了後の食事のとり方も
大切です。
ポイントを押さえておきましょう。

ルールをゆるめにして、徐々にふだんの食事に戻します

3日間のスープ生活で排泄が促され、血行もよくなり、体が温まり、驚くほどすっきりします。以前とくらべて肉や揚げ物、ケーキなどは自然と食べたくなくなるはずです。とはいえ、いきなり脂質が多い食事をとると、体調をくずす要因になります。

プログラム終了後は、プログラムのルールを少しゆるめにして、たんぱく質や炭水化物もとり入れるようにしましょう。

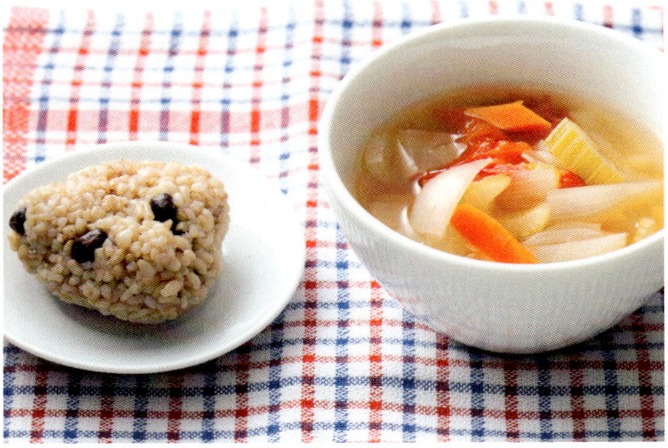

このメニューは朝食、昼食、夕食のいずれでもOK。

●メニュー例

朝食はスープに卵をプラスして たんぱく質を補う

たんぱく質を補うには、スープに卵を落とすのが手軽な方法。卵はたんぱく質だけでなく、ビタミンやミネラルも豊富な食品。栄養のバランスをとるためにも、プログラム終了後にとりたい食品です。「スープに卵」のメニューは、あわただしい朝にぴったり！　昼食にゆで卵を加えてもよいでしょう。

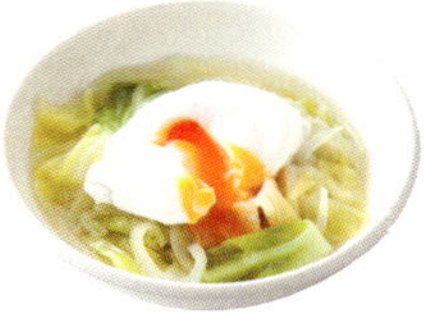

スープに卵を加えるだけで
栄養価がアップ。

●メニュー例

スープに小さめのおむすび1個 主食は軽めに

脂肪燃焼ダイエットスープに、小さめのおにぎりを1個。この組み合わせは、プログラム1の夕食と同じ。主食でとりたい炭水化物ですが、最初はごはんの量を少なめにし、徐々にふやしていくようにします。主食は白米より玄米や酵素玄米がおすすめですが、なければ白米でもかまいません。

●メニュー例

夕食はスープとおかず 主食は抜く

昼食は外食が多く、食べすぎてしまいがち。昼が外食の日は、夕食はスープとおかずのみにして、主食を抜くようにします。ふだんから食べすぎた日の翌日は、スープとおかずだけにすると、胃腸への負担も軽くなります。

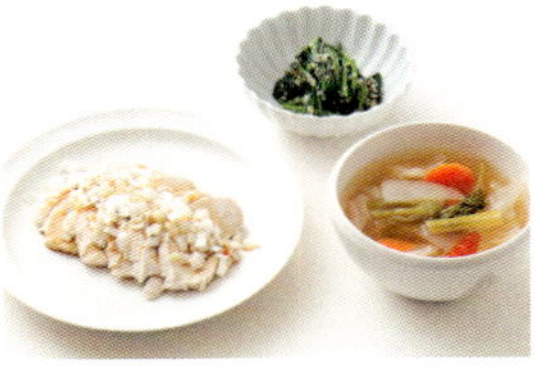

スープをおかずの一つとして習慣づけましょう！

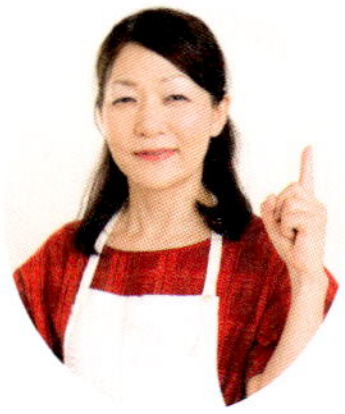

徐々に普通の食事に戻していきますが、肉や揚げ物などは食べたくなくなる人が多いようです。脂肪燃焼ダイエットスープに、酵素玄米か玄米ごはん、酢の物や煮物を中心とした食生活を心がけましょう。スープをおかずの一つとして習慣づけると、無理なくつづけられ、ダイエットが成功します。

応援レシピ 1

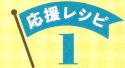

腸内すっきり体質改善!

脂肪燃焼ダイエットジュース

生の野菜や果物には、食べ物の消化に必要な酵素がたっぷり含まれています。
ジュースを朝に飲むと、腸の働きが活発になり、排出を促します。
朝食のスープをこのジュースに置きかえるか、スープとセットで飲めば
デトックス効果がさらに高まります。

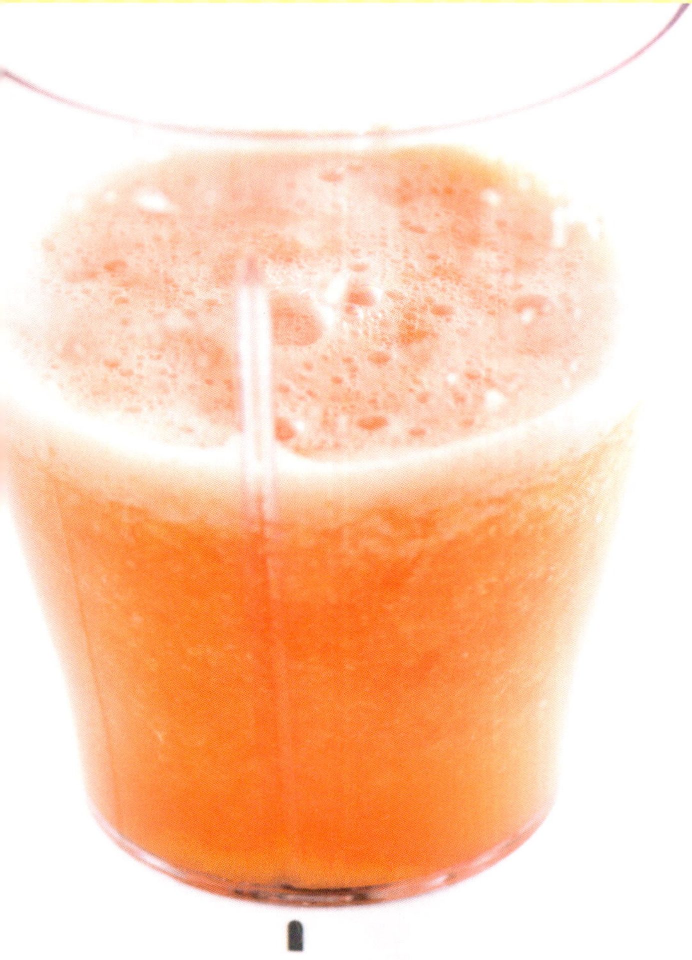

野菜&果物で
「酵素」をたっぷりとり、
代謝をアップ!

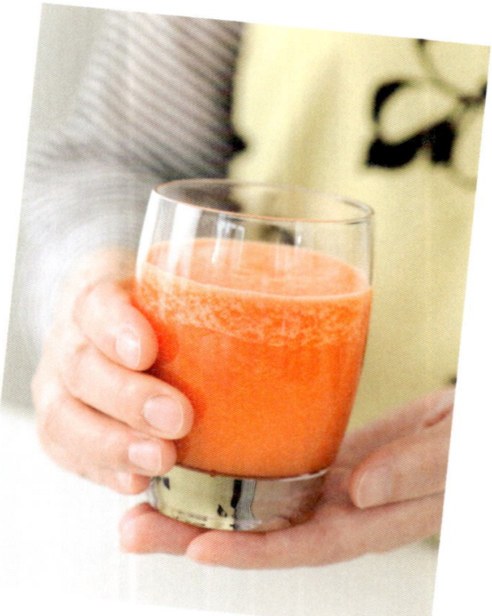

にんじん×りんごで手軽においしく!

脂肪燃焼ダイエットジュースの作り方

りんごとにんじんで作る酵素たっぷりのジュースです。高機能のジューサーよりも繊維質がもとれるミキサーやブレンダーなどで作るのがおすすめです。

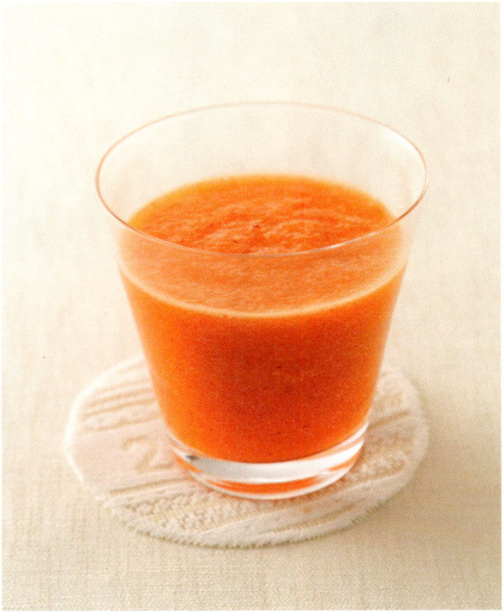

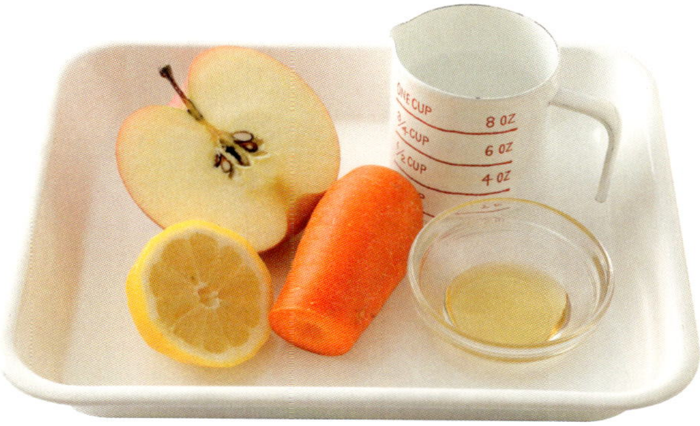

●材料（1人分）

りんご…½個
にんじん…½本
レモン汁…適量
水（できればミネラルウォーター）…1カップ
はちみつ…適量
＊材料の量や割合は好みで変えてもよい。

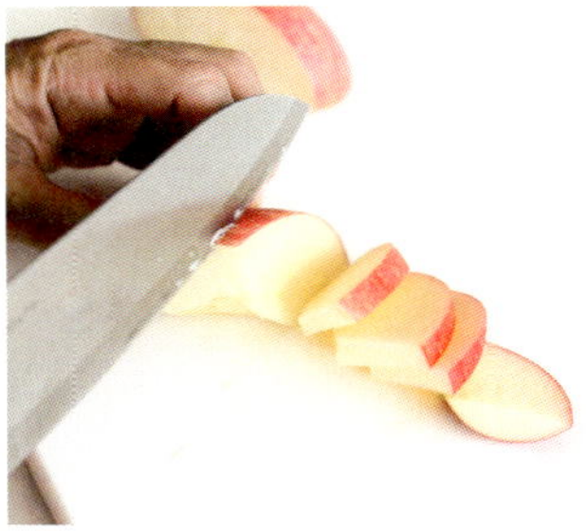

1 材料を切る

にんじんはよく洗って適当な大きさに切り、りんごも洗って芯を除き、適当な大きさに切る。

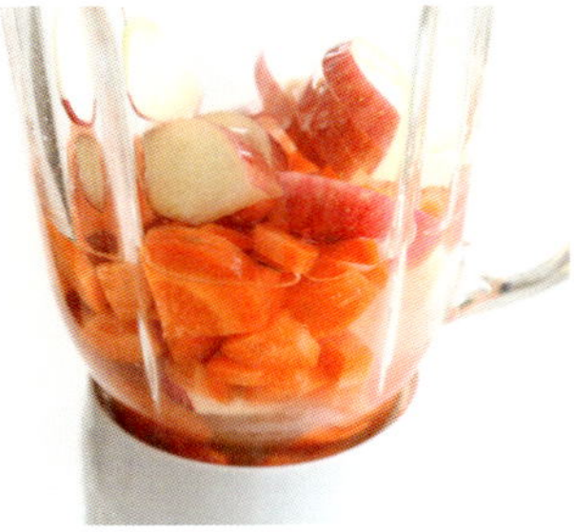

2 ミキサーに入れる

1と分量の水、残りの材料をいっしょにミキサーに入れる。

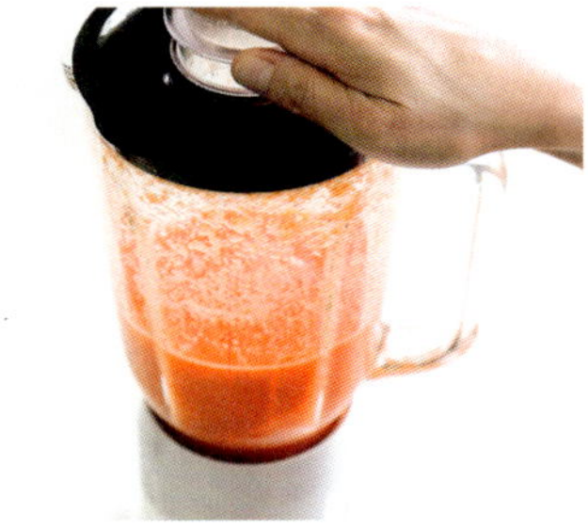

3 よくまぜる

30秒ほど回してよくまぜ、できあがり。時間をおくと酸化するので、すぐに飲む。

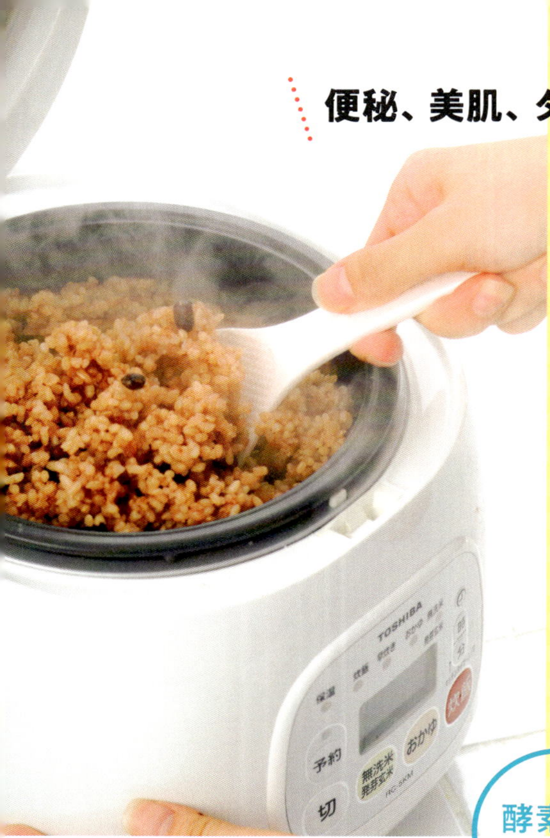

便秘、美肌、ダイエットに効果大！

応援レシピ 2

玄米を超えた！
酵素玄米

クセがある、消化が悪いといった玄米の欠点をカバーしたのが酵素玄米。炊飯器で簡単に作れて、味も健康効果も抜群です。
野菜たっぷりの脂肪燃焼ダイエットスープと組み合わせれば、ダイエット効果も高まります。

主食を白米から
酵素玄米にかえるだけで、
ダイエット効果が
高まります！

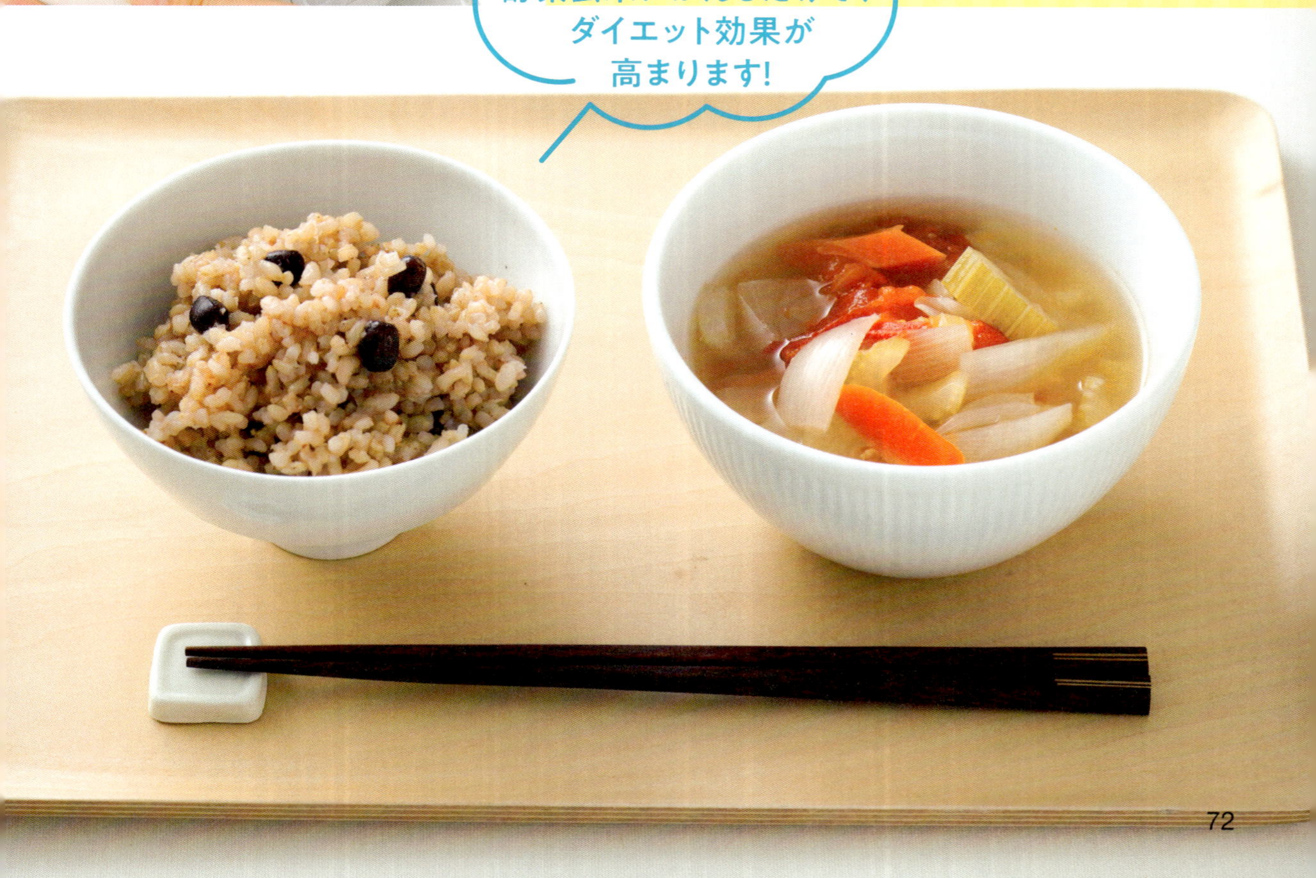

酵素玄米とは?

酵素玄米は炊いてから3日以上保温・熟成させた玄米

酵素玄米は、玄米に小豆を加えて炊き、保温したまま3日以上熟成させたものです。1日1回かきまぜさえすれば、酵素玄米は長期保存できます。70度前後の一定の温度で保温することで、炊飯器の中で熟成が進んで、独特のもちもちした食感を生み出し、味に深みが増していくのです。酵素玄米は、玄米はパサパサして食べにくいというイメージをくつがえす、画期的な食べ方です。

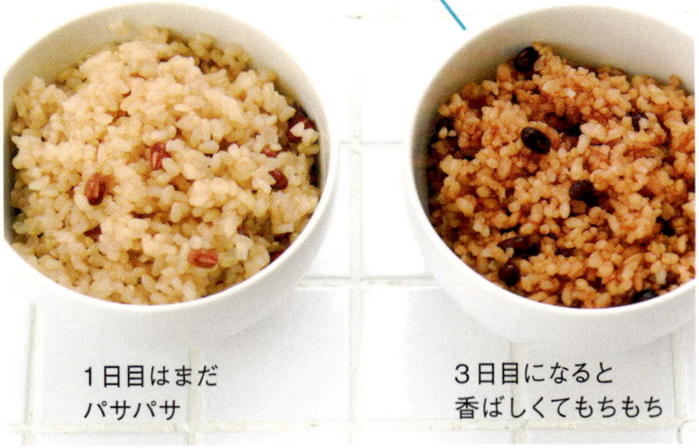
酵素玄米は
日がたつほどおいしい!

1日目はまだパサパサ

3日目になると香ばしくてもちもち

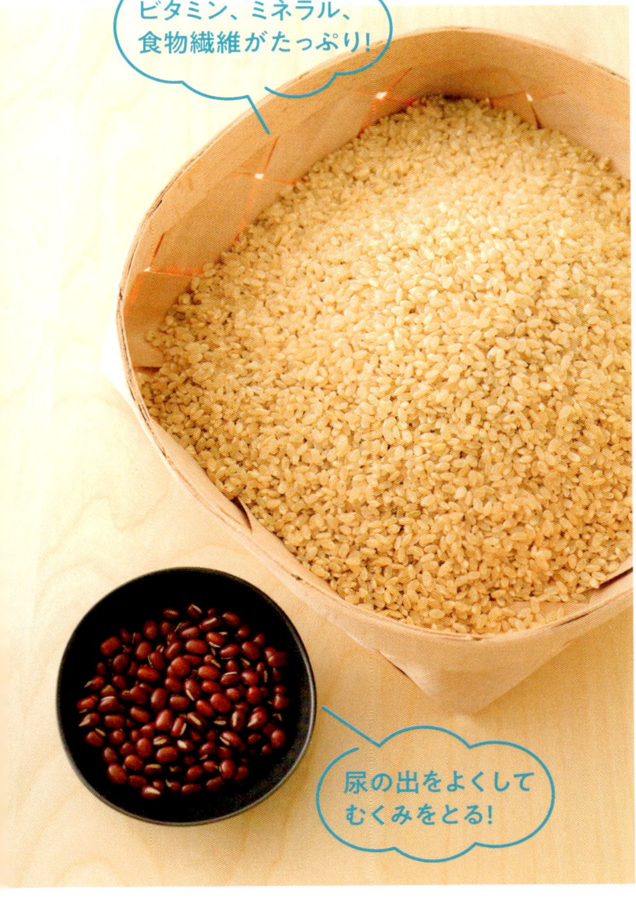
ビタミン、ミネラル、
食物繊維がたっぷり!
尿の出をよくして
むくみをとる!

玄米に加えた小豆の効果で栄養面もさらに充実

酵素玄米は玄米に小豆をとり合わせて作ります。玄米はビタミンB群やカリウムなどのビタミン、ミネラルをはじめ、フィチン酸といった抗酸化物質が含まれ、食物繊維も豊富な、いわば完全食品です。小豆は味が玄米と合ううえ、漢方でも、むくみとり、利尿といったすぐれた効能を持つとされている食材。玄米に組み合わせると、味わいも深まるうえ、胃腸の負担も軽くなるなど、相乗効果で健康効果も高まります。

豊富に含まれる食物繊維が排便を促し、腸がキレイに

酵素玄米は、満足感を得やすく、腹もちがいいのが特徴。毎日の食事の主食を酵素玄米にかえるだけで、体質そのものが改善され、自然と甘いものや油っこいものをほしいと思うこともなくなり、間食をしなくなるという効果もあります。

さらに、酵素玄米を食べ始めて2～3日もすると、便通がよくなることを実感できます。便をため込まず排出することで、腸がキレイになります。

炊飯器でおいしくできる!

酵素玄米の作り方

もちもちでおいしい酵素玄米。
家庭の炊飯器でも作ることができます。

●材料（作りやすい分量）

玄米…6合
小豆…$\frac{1}{3}$カップ
自然塩…小さじ2弱

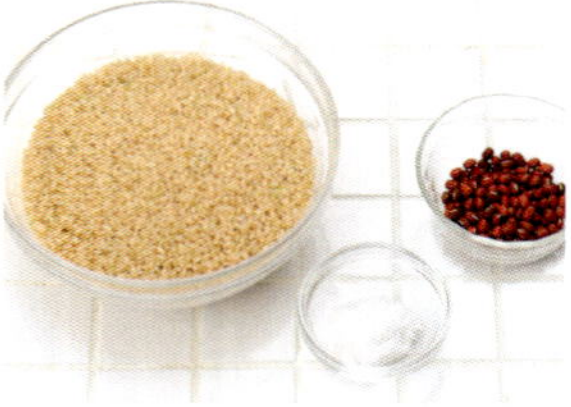

1 玄米を洗って、小豆と塩を加える

玄米は傷んだ粒があればとり除き、ボウルに入れて洗い、ざるに上げて水けをきる。再度ボウルに移し、小豆と塩を加え、計量した水から、米がひたる程度の量を注ぎ入れる。

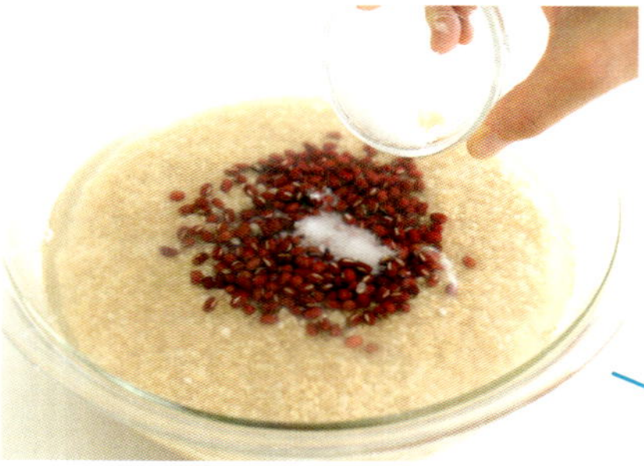

玄米は白米のようににごったとぎ汁が出ないので、2～3回すすぐだけで十分です。

2 右回りに3分まぜる

泡立て器を使って、1周につき、2秒ぐらいのペースで、ゆっくりと右回りに3分ほどかき回す。

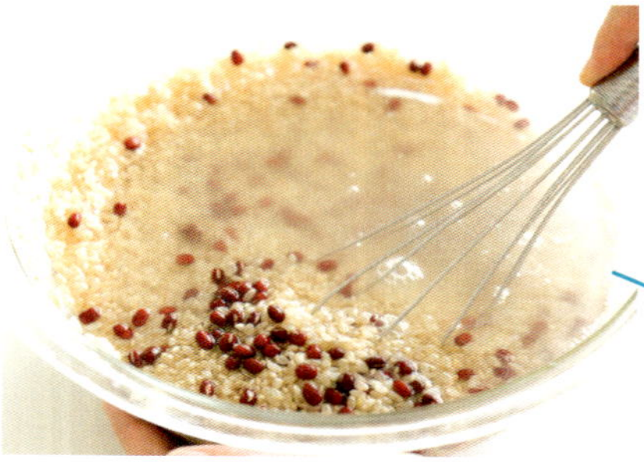

右に回すのは、東洋思想でエネルギーや気をとり入れやすいと考えられているためです。

3 炊飯&発酵スタート

2を炊飯器に入れ、玄米モードの6合の目盛りよりやや多めになるように水を加え、3時間以上おく。浸水させたら、玄米モードにしてスイッチオン！　ふつうに炊き上げる。炊き上がったら均一になるように全体をかきまぜ、15分ほど蒸らす。

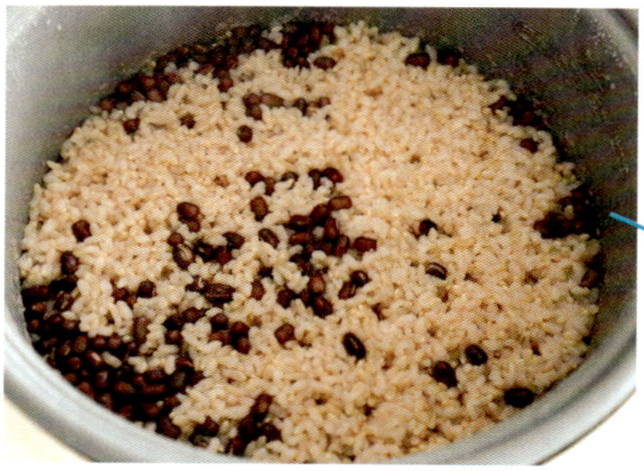

やわらかい玄米が好きなかたは3時間以上、6時間を目安に調整して、好みのやわらかさを見つけてください。

4 保温・熟成スタート

炊飯後はふたをして「保温」する。1日1回、上下を返すようにかきまぜ、3日後から、1日1～2膳食べる。

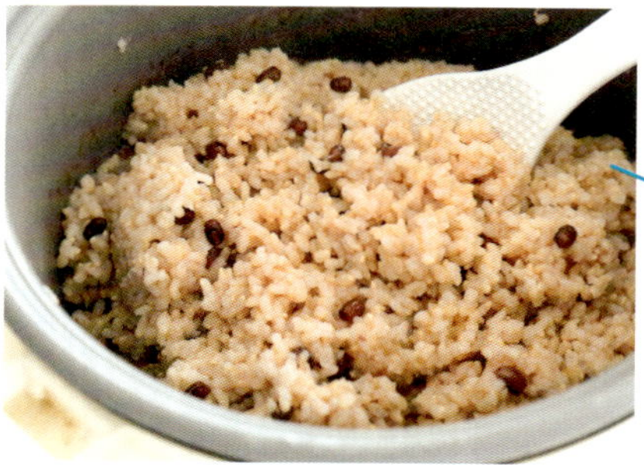

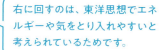

必ず1日に1回、水分でムラが出ないよう、上下を返すようにかきまぜます。

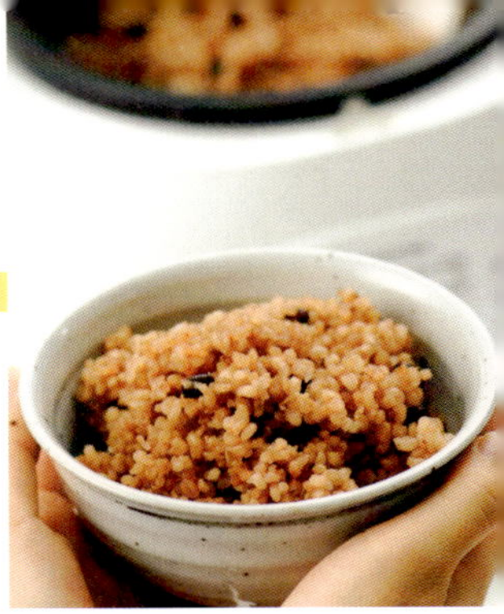

熟成するほどうまみが増していく!

酵素玄米はこうしてでき上がります!

酵素玄米は炊飯器で保温をつづけることで、うまみが増していきます。
炊き上がりの色も薄い色から褐色へとどんどん濃くなっていきます。
「炊飯器で5日間も保温するなんて、腐ってしまうのでは?」と
誰もが不安に思うことでしょう。でも、大丈夫。
驚くほどもちもちしておいしくなります。 その変化を見てみましょう!

1日目

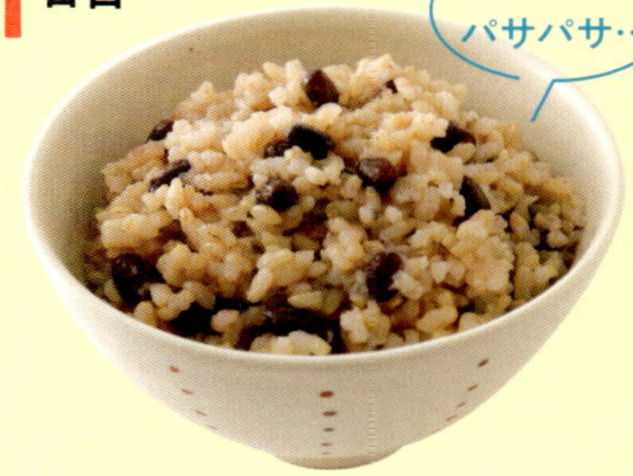
まだ、
パサパサ…

炊き上がりは熟成が進んでいないので、もちもち感はありませんが、このままでも玄米としておいしく食べられます。

食感 パサパサした感じ。米粒ひとつひとつの存在感があり、ブツブツしている。白米のような粘りけがないので、しゃもじですくってもすぐにポロポロ落ちる。小豆もややかたい。

味 塩けがあって、これはこれでおいしい。お米そのものは、いわゆる"玄米"の味。

香り かなり玄米の香りがする。白米を炊いたときとはまったく違うにおい。

2日目

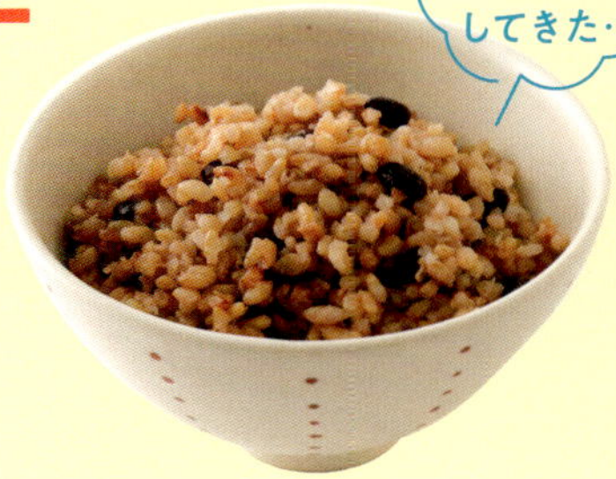

色がやや濃くなり、少しもちもちしてきて、コクも増します。このぐらいが好みという人も。

食感 まだ、ボソボソした感じはあるが、もちもちした部分がふえてくる。しゃもじですくってもすぐに落ちない。

味 香ばしくて甘みがあり、玄米特有の味が薄くなる。

香り 1日目より、玄米特有の香りがしない。香ばしくていいにおい。

3日目

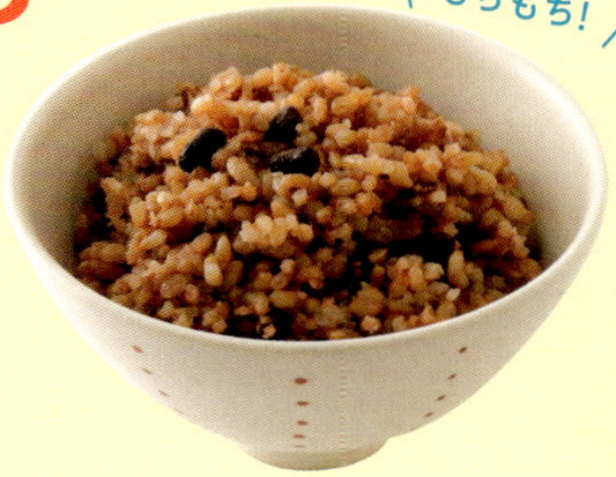

小豆の色が移ってきて、全体的にもちもちして香ばしく、甘みが増します。この日からが食べごろです。

食感 全体的にもちもちしている。ただ単にやわらかいというわけではなく、かみごたえがある。

味 香ばしくて甘みが増し、玄米っぽさがかなり薄れている。玄米というより、むしろ赤飯の味に近い。

香り 玄米くささはまったく感じない。香ばしくていいにおい。

熟成3~4日目が食べごろで、5日目に食べきるのがおいしく食べるコツです。

応援レシピ
3

脂肪燃焼ダイエットスープと合わせて

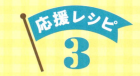

簡単でおいしい!
ストックレシピ

健康的にやせるためには、栄養バランスのよい食事をとることがたいせつ。
毎日の献立に脂肪燃焼スープをおかずの1品として習慣づけ、あえ物や酢の物などに
副菜、肉や魚介、大豆製品の主菜を組み合わせると栄養バランスのよい献立になります。
ここでは、まとめて作りおきしておくと献立作りに役立つ、
肉や魚介、野菜のおかずをご紹介します。上手に活用すればダイエット中の食卓が、
短時間で用意でき、経済的かつ栄養バランスも整います。

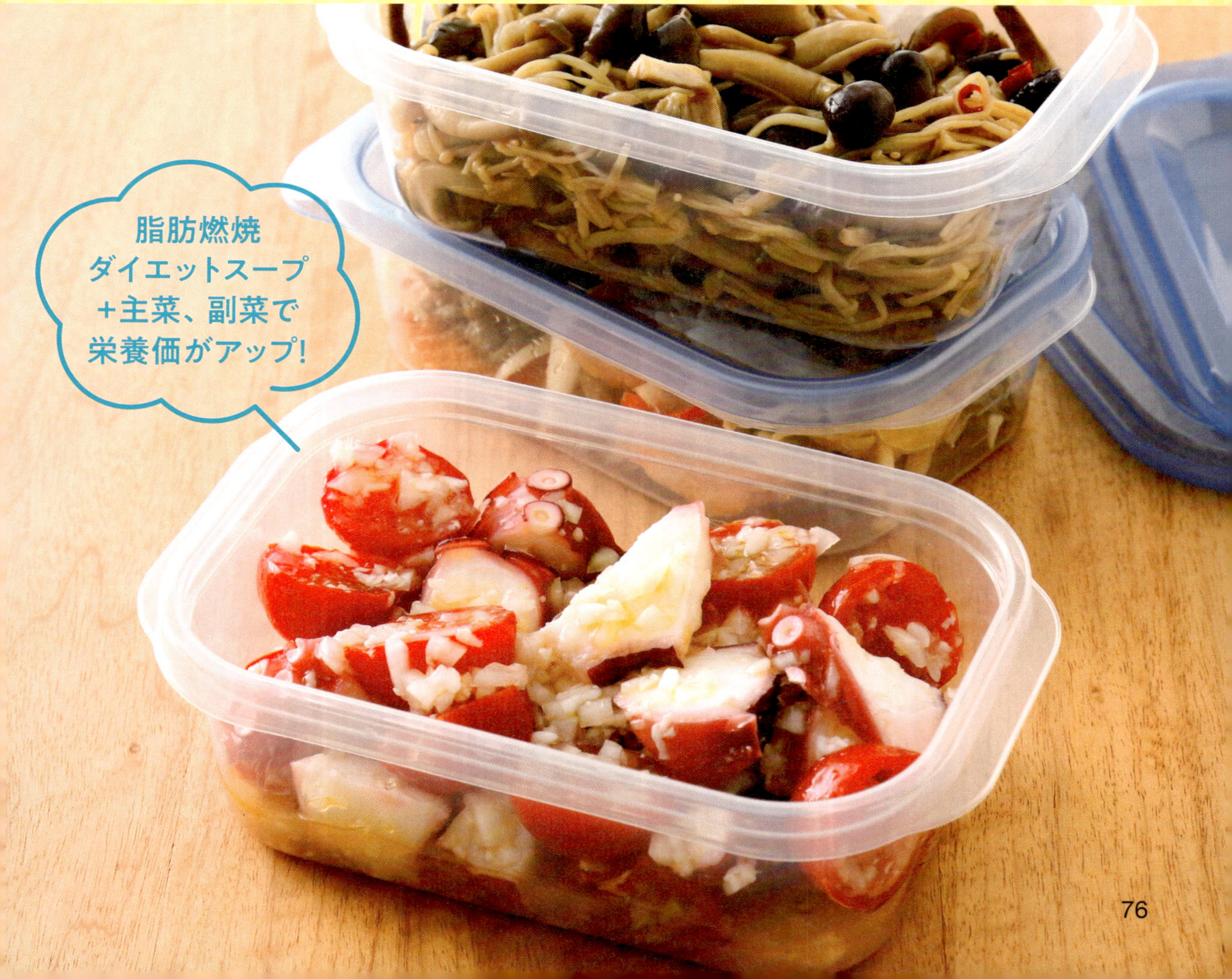
脂肪燃焼
ダイエットスープ
+主菜、副菜で
栄養価がアップ!

食材の賢い選び方と調理の工夫でプログラムに上手にとり入れましょう

脂肪燃焼ダイエットスープを1品として習慣づけ、肉や魚介の主菜を1品、あえ物や酢の物などの副菜を組み合わせて、栄養バランスのよい献立を心がけましょう。ダイエットにも禁物と思われている肉も、部位の選択や調理の工夫次第で食べてもかまいません。上手にとり入れましょう。

＊52～69ページで紹介しているプログラムでも、献立例としてストックおかずを組み合わせています。次ページからの作り方を参考にしてプログラムに活用してください。

魚　介

低脂肪・高たんぱくの白身魚、抗酸化作用の強いEPA（エイコサペンタエン酸）やDHA（ドコサヘキサエン酸）を含む青背の魚、タウリンが豊富ないかやたこ、鉄分の多い貝類などもとり入れて、献立にバリエーションをつけましょう。肉同様、蒸す、ゆでる、焼くなどしてカロリーを抑えます。

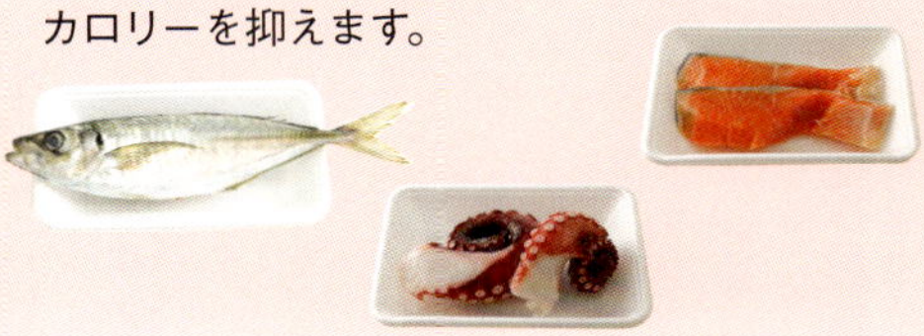

肉

ダイエット中は低脂肪・高たんぱくがキーワード。動物性の脂肪のとりすぎは動脈硬化を促進させるので、ヒレ肉やもも、赤身などを選び、量は控えめにします。調理法にもひと工夫。高カロリーの揚げ物は控えて、蒸す、ゆでる、煮るなどにしてカロリーを抑えます。

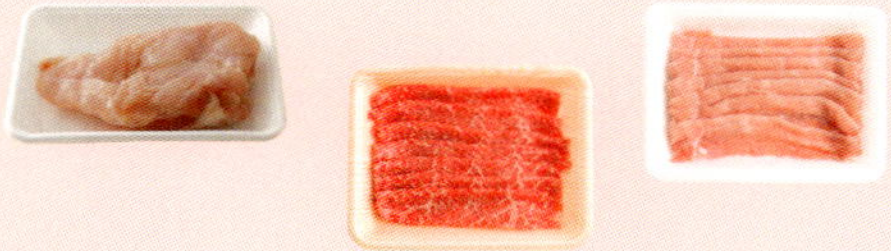

大豆・大豆製品・卵

良質なたんぱく質が豊富で栄養価の高い大豆・大豆製品。特有の成分、イソフラボンは、血液をサラサラにする、血栓を溶かすなど、その健康効果が高く評価されています。

卵はビタミンCと食物繊維以外の栄養素をすべて含む完全栄養食品。ダイエット中に不足しがちなたんぱく源としても、とり入れたい食品です。卵はゆでておくと重宝します。

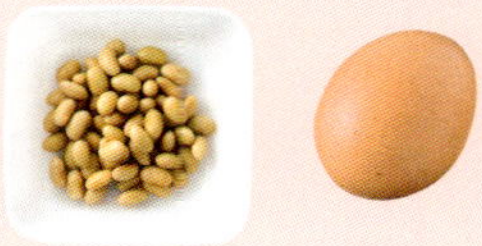

野菜・きのこ・海藻など

肥満や動脈硬化の予防、血糖値の安定などに欠かせない野菜。1日にとりたい量は、いろいろな野菜を合わせて350gが目安。脂肪燃焼ダイエットスープでとる野菜とは別に、青菜類を中心に常備菜を作っておくと栄養バランスがよくなります。また、低カロリーのきのこや海藻も、食物繊維を含んだおすすめ食材です。

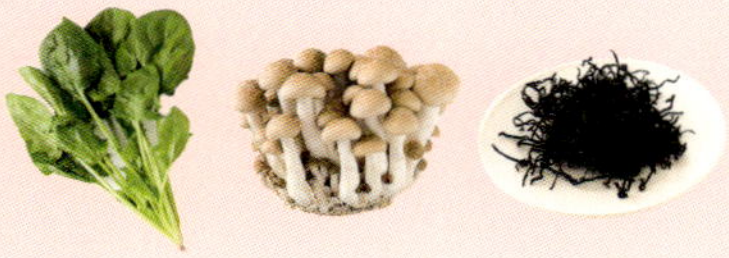

鶏ハム

鶏肉に塩をもみ込んでゆでます。
ゆで汁ごと冷ますとジューシーに仕上がります。

●材料（作りやすい分量）

鶏胸肉…３枚（800 ～ 900g）

A
- 酒…大さじ２～３
- 塩…大さじ1½～2
- はちみつ…大さじ1
- にんにく（すりおろし）…小さじ1
- こしょう…少々

●作り方

1 鶏肉は厚手のビニール袋に入れ、Aも加えてよくもみ込む。冷蔵庫に入れて半日から一晩おき、味をよくなじませる。

2 鍋に３ℓの湯を沸かして1を入れ、煮立ったらアクをとり除き、火を弱めて５分ほどゆでる。火を止め、そのままおいてあら熱をとる。

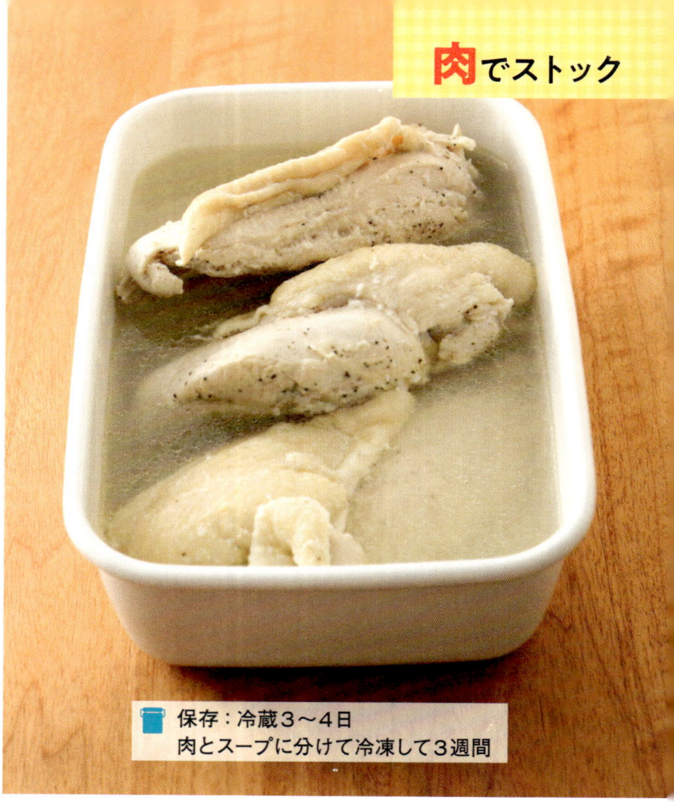

保存：冷蔵３～４日
肉とスープに分けて冷凍して３週間

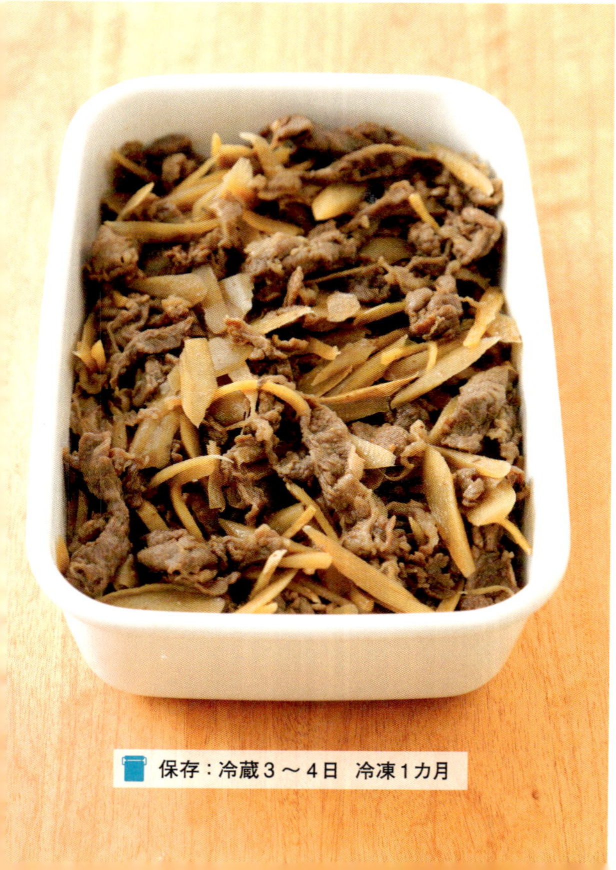

保存：冷蔵３～４日　冷凍１カ月

牛肉とごぼうのしぐれ煮

肉は煮汁を煮立てたところに加えると、
やわらかく煮上がります。
ごぼうとしょうがで風味のおいしさもアップ！

●材料（作りやすい分量）

牛こまぎれ肉…450g

ごぼう…１～２本

A
- はちみつ・水…各大さじ３
- しょうゆ・みりん…各大さじ２～３

B
- しょうが（細切り）…50ｇ
- 山椒のつくだ煮（またはみりん漬け）…小さじ２

●作り方

1 ごぼうは皮をこすり洗いし、ささがきにしてさっと下ゆでし、水けをきっておく。

2 鍋にAを合わせて火にかけ、煮立ったら1のごぼうを加えて少し煮る。

3 牛肉とBを加え、ほぼ汁けがなくなるまで煮る。バットに移してあら熱をとる。

煮豚

時間はかかりますが、作り方はいたって簡単。
オイスターソース風味で一味違うおいしさです。

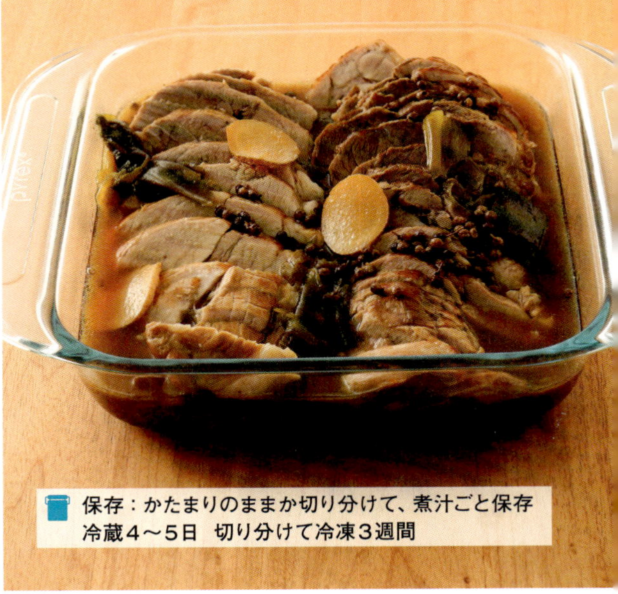

保存：かたまりのままか切り分けて、煮汁ごと保存
冷蔵4～5日　切り分けて冷凍3週間

●材料（作りやすい分量）

豚ももかたまり肉（煮豚用。または肩ロース）
…800 ～ 900g
サラダ油…少々

A
- 水…2カップ
- 酒…1カップ
- 長ねぎ（青い部分）…2本分
- しょうが（皮ごと薄切り）…5～6枚

B
- しょうゆ、はちみつ…各大さじ5
- オイスターソース…大さじ1
- 花椒《ホアジャオ》（あれば）…適量

●作り方

1 豚肉は全体をフォークで刺し、サラダ油を熱したフライパンに入れ、強火で全体を焼きつける。

2 鍋に移してAを加え、煮立ったらふたをし、アクをとりながら20分ほど弱火で煮る。Bを加えてさらに20分ほど煮て、火を止める。

3 肉はとり出し、煮汁は強火にかけて少し煮詰める。肉を戻し入れて煮からめ、そのままおいてあら熱をとる。

豚肉のしょうが焼き

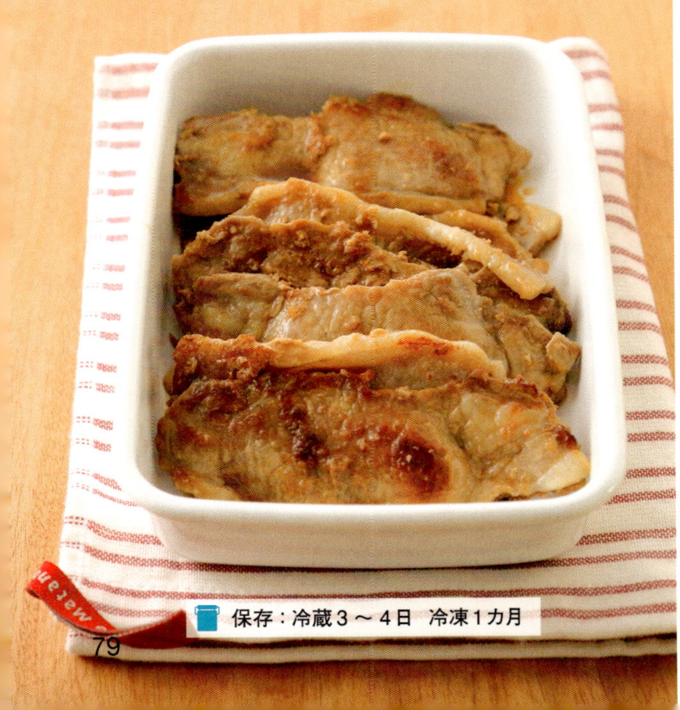

保存：冷蔵3～4日　冷凍1カ月

余分な脂をふきとりながら炒めると
カロリーオフになるうえ、保存性も高まります。

●材料（作りやすい分量）

豚もも薄切り肉…300g
ごま油…少々

A
- しょうが（すりおろし）…1かけ分
- しょうゆ…大さじ1
- みりん…大さじ2
- はちみつ…大さじ1

●作り方

1 フライパンにごま油を熱し、中火～弱火で豚肉を炒める。余分な脂はキッチンペーパーでふきとる。

2 肉の色が変わって火が通ったら、まぜたAを加え、肉にからませる。バットに移してあら熱をとる。

●冷蔵・冷凍保存のポイント
冷蔵する場合は、密閉容器か保存袋に入れて保存。
冷凍する場合は冷凍保存袋に入れて保存します。

焼き鮭の南蛮漬け

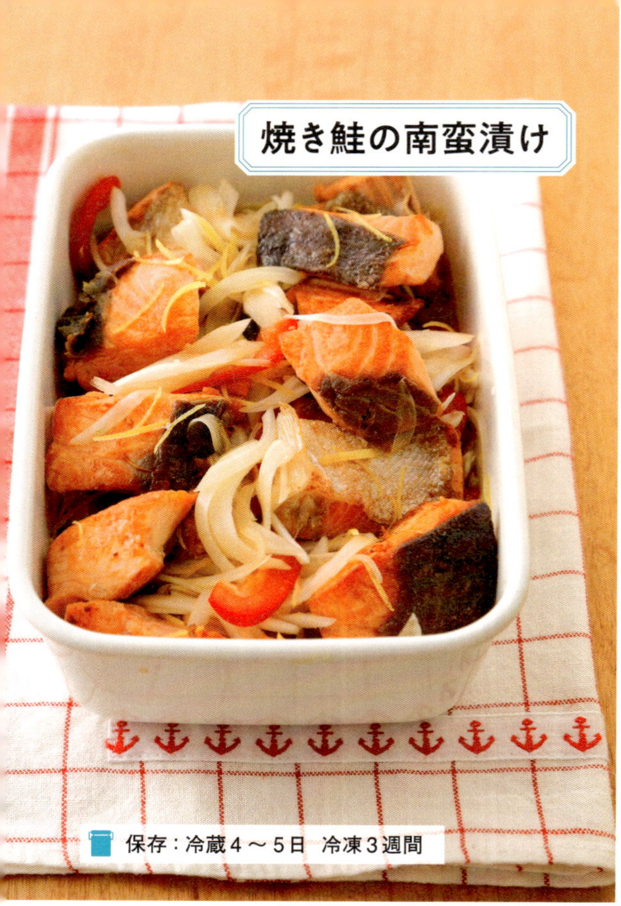

保存：冷蔵4～5日　冷凍3週間

揚げずに焼いて作るのでカロリーオフ。
漬け汁に酢が入っているので、保存性も高まります。

●材料（作りやすい分量）

生鮭…6切れ
塩…適量
玉ねぎ…1個
パプリカ（赤）…½個
A
- だし…1カップ
- 酒・みりん…各大さじ1½
- しょうゆ…大さじ3½
- 赤唐辛子（種を除く）…2本
- ゆず皮（細切り）…½個分

サラダ油…少々

●作り方

1 鮭に塩を振り、1切れを2～3等分に切り分ける。
2 玉ねぎは薄切り、パプリカは細切りにし、Aとバットに合わせておく。
3 フライパンにサラダ油を熱し、鮭を両面焼いて火を通す。2に加えて30分以上漬け込み、味をなじませる。

金目鯛の煮つけ

とろ～りとした甘辛味の魚の煮つけ。
旬の新鮮な魚で作っておくと重宝します。

●材料（作りやすい分量）

金目鯛（またはかれい、鯛）…4切れ
A
- 水…½カップ
- 酒…¼カップ
- しょうゆ…大さじ2½
- みりん…大さじ2½
- 黒砂糖（粉）…大さじ1弱
- しょうが（薄切り）…1かけ分

●作り方

1 金目鯛は皮に十文字の切り目を入れる。
2 鍋にAを入れて火にかけ、煮立ったら1の金目鯛を入れ、ときどき煮汁をかけながら15分ほど煮る。そのままおいてあら熱をとる。

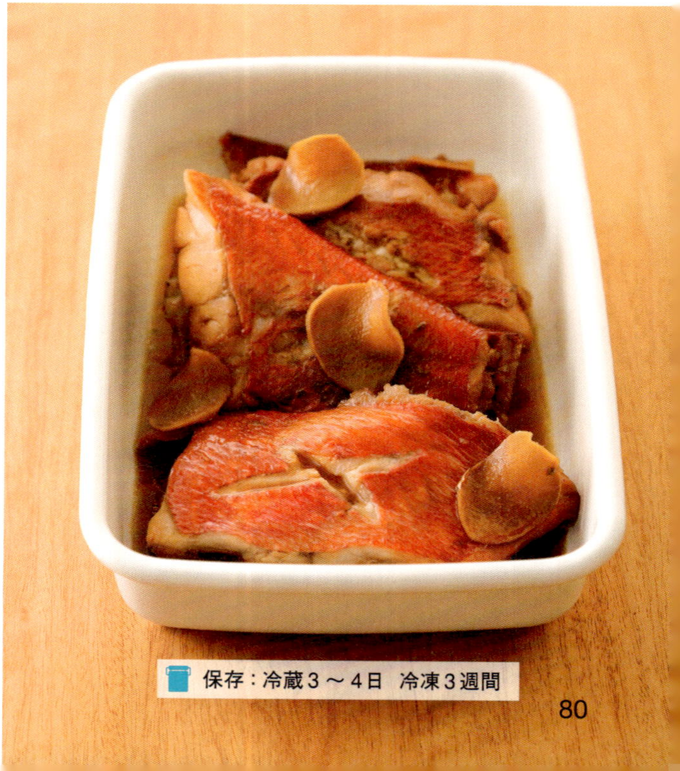

保存：冷蔵3～4日　冷凍3週間

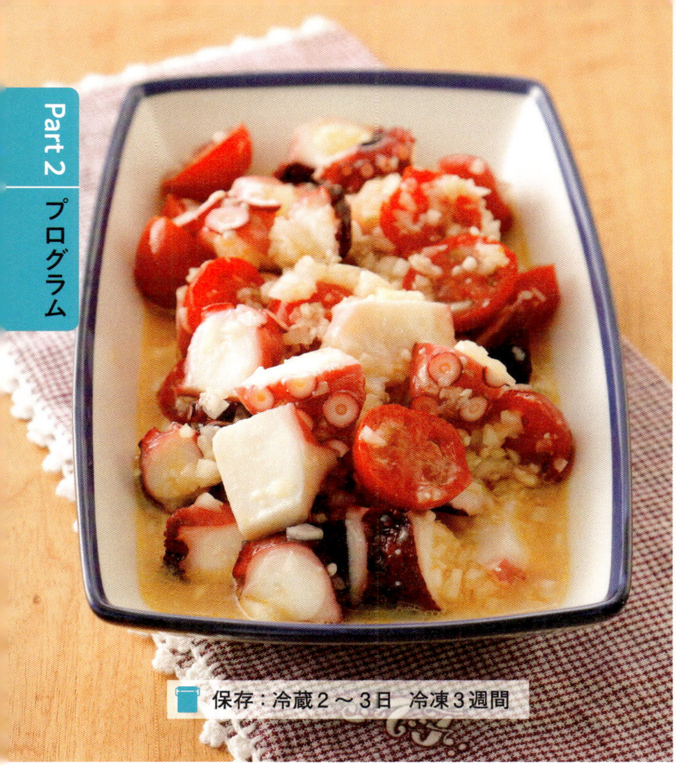

保存：冷蔵2〜3日　冷凍3週間

たこの塩麹マリネ

マリネ液に塩麹を加えることで、
たこのうまみが倍増！

●材料（作りやすい分量）

ゆでだこ（足）…100g
ミニトマト…10個
A
- 玉ねぎ（みじん切り）…½個分
- 酢…大さじ2
- 塩麹…大さじ2
- オリーブ油…大さじ2

●作り方

1 たこは一口大のぶつ切りにし、ミニトマトは半分に切る。
2 ボウルにAを合わせ、1を加えてまぜ、30分以上つけ込み、味をなじませる。

大豆とカリフラワーのピクルス

抗菌作用のある酢で保存性が高い、ピクルス。
大豆にお好みの野菜を組み合わせて作りましょう。

●材料（作りやすい分量）

ゆで大豆（水煮缶）…100g
カリフラワー…1個
パプリカ（黄）…1個
A
- 酢・水…各1カップ
- はちみつ…大さじ3〜4
- あら塩（自然塩）…小さじ1
- 赤唐辛子（ちぎる）…1本
- 粒こしょう…6〜8粒
- ローリエ（好みで）…1枚

●作り方

1 カリフラワーは小房に分け、かためにゆでる。パプリカはカリフラワーの大きさに合わせて角切りにする。
2 1と水けをきった大豆を保存瓶に詰め、Aのピクルス液を煮立ててから注ぎ入れる。

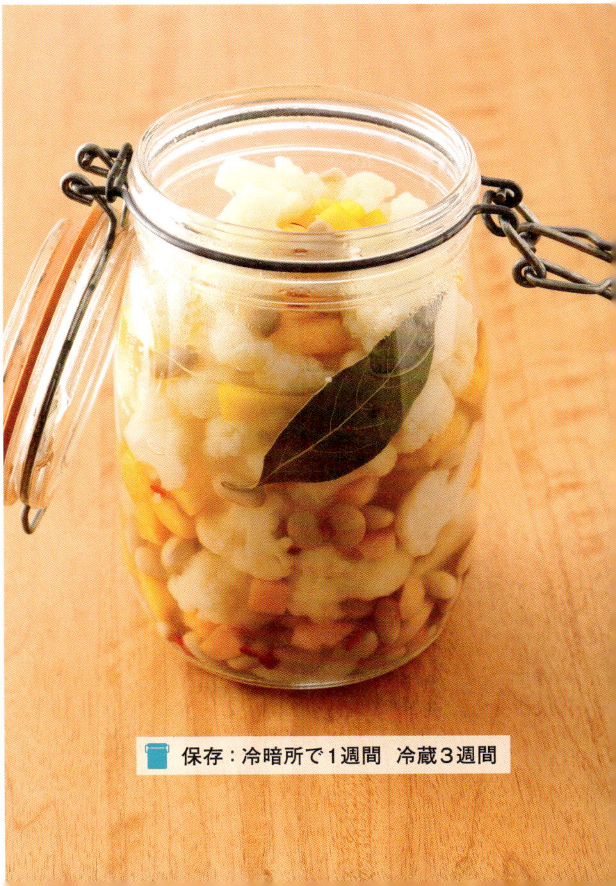

保存：冷暗所で1週間　冷蔵3週間

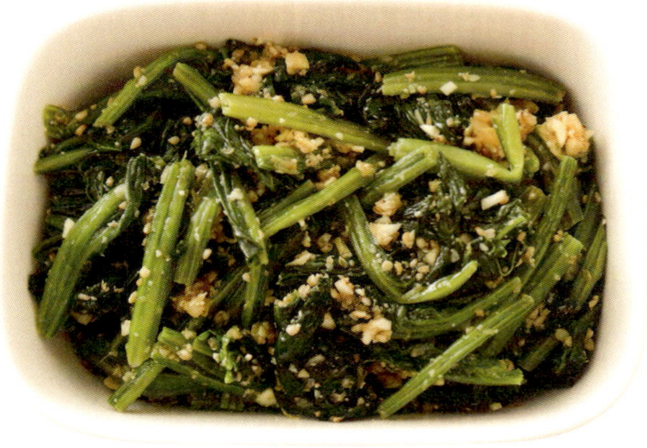

ほうれんそうのナムル

●**材料（作りやすい分量）と作り方**

1 ほうれんそう1束はさっとゆでて水にとり、水けをしっかりとしぼり、食べやすく切る。ねぎ10㎝とにんにく小1かけはみじん切りにする。

2 ボウルにしょうゆ小さじ1、塩小さじ¼、ごま油大さじ1、すり白ごま大さじ1½を合わせ、1を加えてあえる。

保存：冷蔵３～４日　冷凍３週間

チンゲンサイのナッツあえ

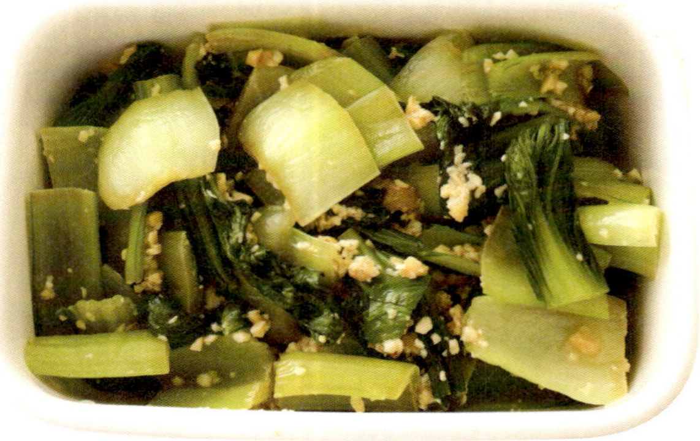

●**材料（作りやすい分量）と作り方**

1 チンゲンサイ２株は１枚ずつはがし、さっとゆでて水にとり、水けをしっかりとしぼる。茎と葉に分け、茎は縦半分に切ってから半分に、葉も食べやすい長さに切る。

2 ボウルにピーナッツのあらみじん大さじ2、しょうゆ小さじ1強、みりん小さじ1、しょうがのみじん切り½かけ分、塩小さじ⅓を合わせ、1を加えてあえる。

保存：冷蔵３～４日　冷凍３週間

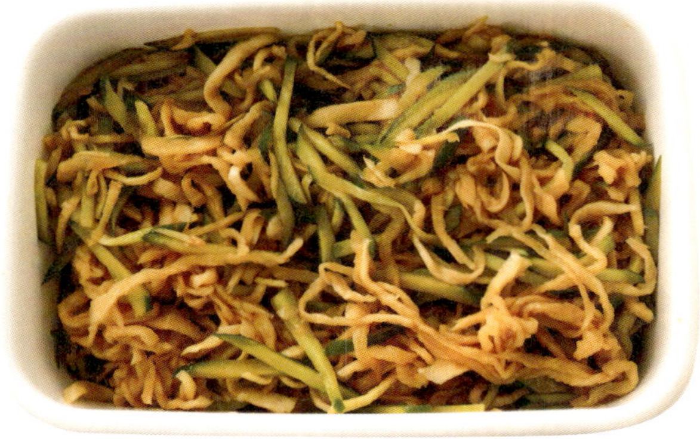

切り干し大根の黒酢しょうが漬け

●**材料（作りやすい分量）と作り方**

1 切り干し大根50gは水でもどし、水けをきって食べやすい長さに切る。きゅうり1本は細切りにし、軽く塩を振ってしんなりさせる。

2 保存容器に切り干し大根のもどし汁¼カップ、黒酢½カップ、黒砂糖（粉、またははちみつ）大さじ３～4、しょうゆ大さじ２～3、しょうが（皮ごとせん切り）20gを合わせ、1を加えて漬け込む。翌日から食べられる。

保存：冷蔵２週間

ひじきとにんじんの煮物

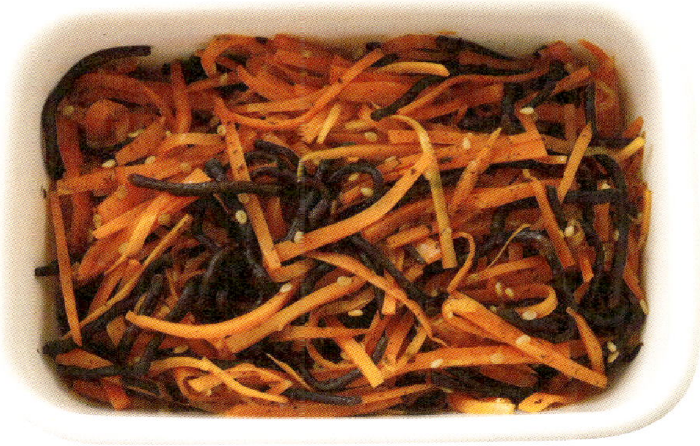

●**材料（作りやすい分量）と作り方**

1 ひじき10gは水でもどし、食べやすい長さに切る。にんじん1本（200g）は5～6㎝長さの細切りにする。

2 鍋に**1**と水¼カップ、みりん大さじ2、ごま油小さじ½～1、薄口しょうゆ小さじ2を入れてふたをし、火にかける。煮立ったら火を弱め、5分ほど煮る。

3 ふたをとって汁けをとばすようにいりつけ、いり白ごま適量を振って仕上げる。そのままおいてあら熱をとる。

保存：冷蔵3～4日

かぼちゃの甘煮

●**材料（作りやすい分量）と作り方**

1 かぼちゃ½個は種をとり除き、皮をところどころむき、2㎝角ぐらいに切る。

2 鍋にかぼちゃとだし1¼～2カップを加え、火にかける。煮立ったら火を弱め、酒大さじ1、しょうゆ小さじ2を加え、10～12分ゆっくりと煮含める。そのままおいてあら熱をとる。

保存：冷蔵3～4日　冷凍3週間

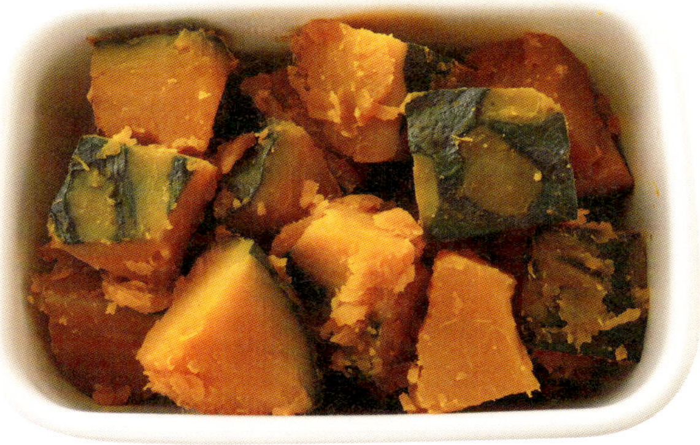

きのこのつくだ煮

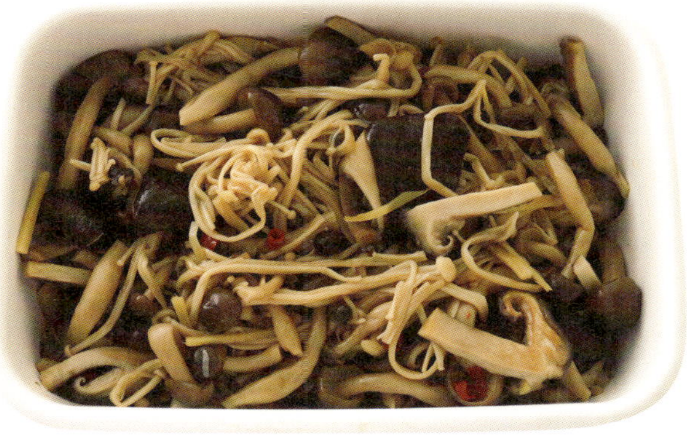

●**材料（作りやすい分量）と作り方**

1 しいたけ4～5個は軸ごと4等分し、しめじ2パックは小房に分ける。えのきだけ2袋は2～3等分に切る。

2 鍋にだし2カップ、酒・しょうゆ各大さじ2、はちみつ小さじ4、しょうがのせん切り20g、赤唐辛子の輪切り2本分を入れて火にかけ、煮立ったらきのこを加える。途中まぜながら、煮汁がなくなるまで煮含める。そのままおいてあら熱をとる。

保存：冷蔵4～5日　冷凍3週間

ダイエット中でもがまんしないでOK!

応援レシピ 4

おやつ&間食の賢いとり方

ダイエット中でも、ついついほしくなってしまうおやつ。
市販のお菓子は糖分、脂肪分ともに多いのでNG。
間食&おやつにおすすめの食品を
賢くとるポイントを押さえておきましょう。

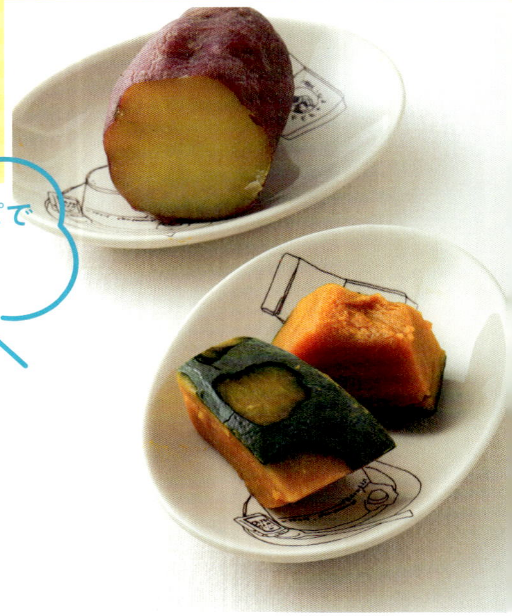

お手軽レシピで
おいしく
ストック!

Point 1
野菜をゆでてストック

ゆでたブロッコリー、オクラ、さやいんげんなどは、小腹がすいたときに食べるのに最適。青菜類などといっしょにゆでてストックし、上手に活用しましょう。

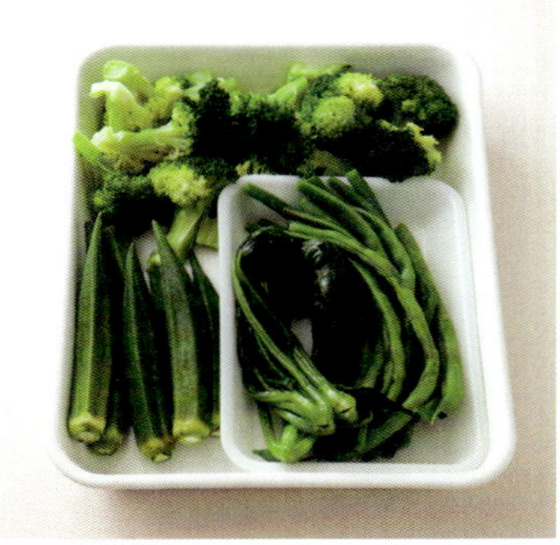

Point 2
かぼちゃの自然な甘みを利用

お菓子のかわりに、さつまいもやかぼちゃを食べるのもおすすめ。自然な甘みがあり、蒸したり、ゆでたりするだけで満足感が得られます。ただし、糖質が多いので、量は控えめにしましょう。

Point 3
小腹がすいたら冷凍枝豆を

枝豆は大豆と緑黄色野菜の両方の栄養がとれる、すぐれた食品。ゆでて冷凍しておくか、冷凍枝豆をストックしましょう。小腹がすいたとき、解凍してすぐに食べられます。

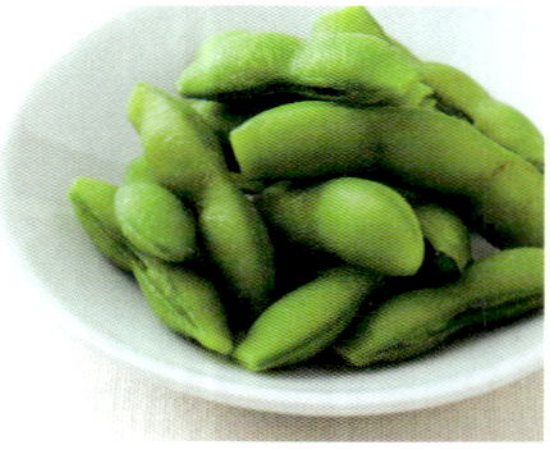

Point 4
バナナ以外の果物なら適量OK

果物はビタミンや食物繊維に富み、目と舌を楽しませてくれます。ただ、果物に含まれる果糖は糖分、カロリーともに高いので、とりすぎは禁物。糖質が多いバナナは避け、りんごやキウイなどを、1日100kcal程度を目安にとるのがおすすめです。

Point 5
ドライフルーツは少量に

果物の栄養を凝縮したドライフルーツ。ビタミンや食物繊維も豊富。おやつにもおすすめですが、カロリーが高いので、少量を上手にとり入れるのがコツです。

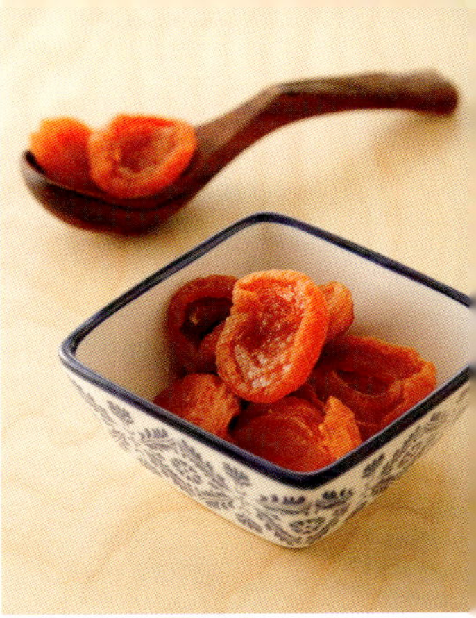

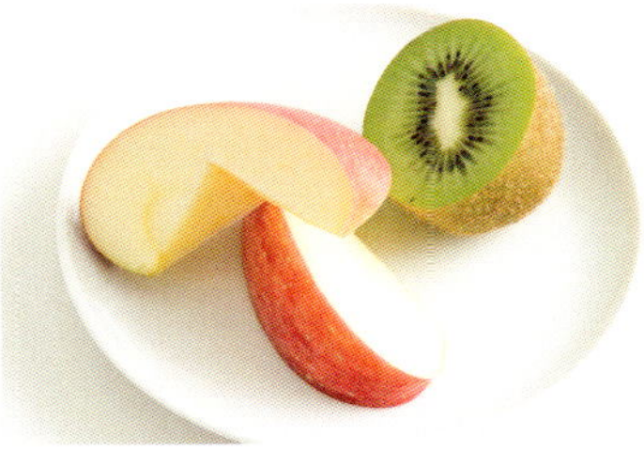

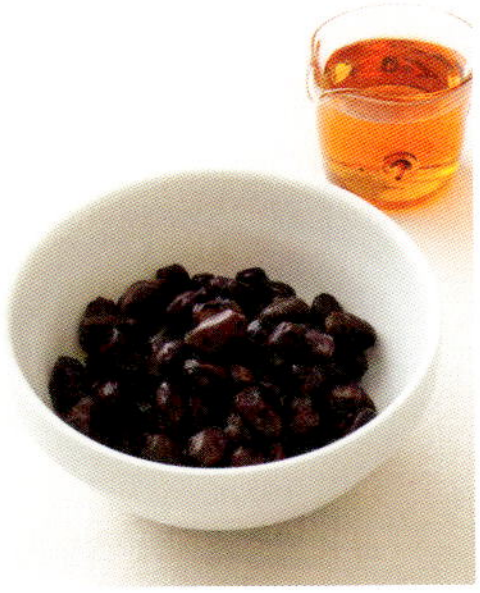

Point 6
ゆで小豆をメープルシロップで

水分の代謝を助ける作用が小豆。ゆでた小豆が市販されているので活用して、おやつに。おすすめはメープルシロップをかけて食べる方法。あっさりしたやさしい甘みのおやつになります。

Point 7
噛みごたえのあるナッツを

くるみやアーモンドなどのナッツ類は、抗酸化物質のビタミンEが豊富。美肌や老化防止にも効果を発揮してくれます。噛みごたえもあり、おやつにおすすめの食品です。ただし、油分も含まれているので、砂糖、食塩不使用のものを選び、食べすぎには注意しましょう。

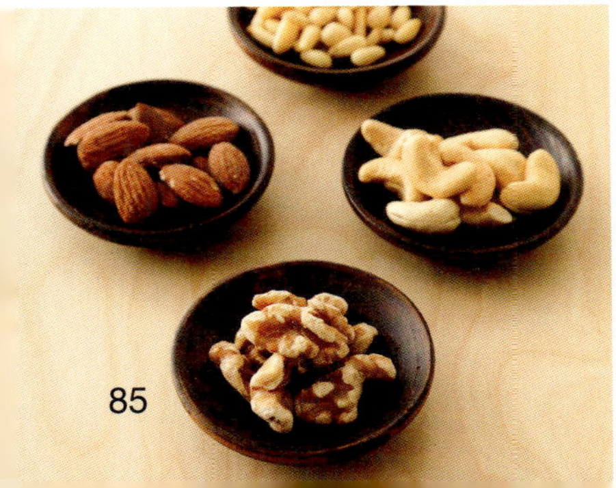

Point 8
お腹がすいたら寒天!

超低カロリーで食物繊維が豊富な寒天は、ダイエット中の食べすぎ防止に効果的です。市販のところてんに酢じょうゆをかけて食べる定番の食べ方のほか、はちみつをかけてスイーツとして食べてもOK。上手に活用すれば、お腹がすいたときのお助け食品になります。

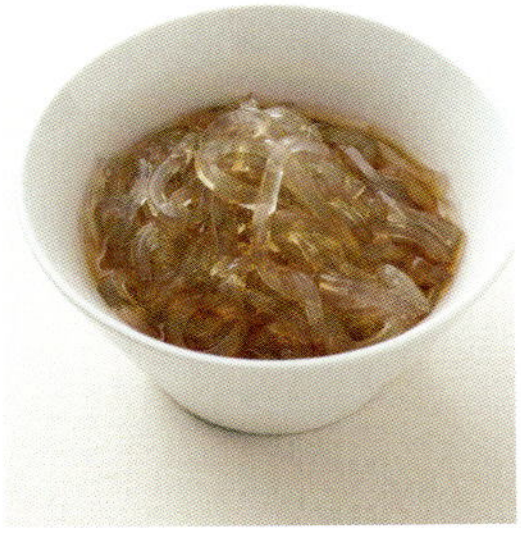

脂肪燃焼スープのチカラを検証!

ダイエット成功!の声が続々届いています!

脂肪燃焼スープダイエットを実行したら、無理なくやせた!という声がたくさん寄せられました。そのいくつかをご紹介します。

＊年齢は取材当時のものです。

1カ月で
−2.3kg
Diet!

夕食の最初にスープを1杯! それだけで無理なくつづけられました

神奈川県在住　30代女性

出産前は43kgだった体重も、気がつけば59kgに。そんな自分の写真の横に、雑誌から切り抜いたスタイル抜群のモデルの水着写真を貼って、「必ずこんなふうになれる!」とイメージしながら始めたら、スープ作りも楽しいものでした。

私は塩味＋しょうがのシンプルな味が好みでしたが、家族にはケチャップ、みそ、キムチ、カレー風味にと、味つけを変えて夕食の1品にしました。「今日のスープは何味かな〜」と、子どもたちも楽しみにしてくれました。さらに、おかずを食べる前にスープを食べることを日課に。たっぷりの野菜を先に食べることで満足感が得られ、早食いもなくなりました。それに、驚いたのは味覚が敏感になったこと。自然に、大好きだったジャンクフードやお菓子を食べたいと思わなくなり、子どもたちもあまりおやつを食べなくなったのです。

友人や職場で「肌がキレイになったね〜」と言われ、体の中からキレイになれていることを実感しています。

ダイエットの経過をブログで公開して 20年繰り返したリバウンドに決別!

千葉県在住　40代女性

1カ月で
−3.4kg
Diet!

脂肪燃焼ダイエットスープを食べ始める際、自身のブログ「クローバー日記」で、体重を公開することを決めました。人生最後のダイエットにしたい!という強い気持ちから、読者の方々に見守ってもらおうという作戦でした。

なにせ、20年もリバウンドを繰り返していましたので、気がついたら、身長156cmで体重53kg。「まるでおばさん!」。ショックを受けてダイエットを決意したのが、今年の正月。それから7カ月。チベット体操などで48kgまで落とすことができましたが、油断は禁物と、脂肪燃焼ダイエットスープを作り始めました。始めて1カ月で、マイナス3.4kgのダイエットに成功しました。

脂肪燃焼ダイエットスープは野菜たっぷりでボリュームも満点。薄味でもおいしく食べられましたが、味を変えて3種類常備して、飽きないようにしましたので、毎日欠かすことなくつづけることができました。正月からトータルでマイナス8kg。くびれも出て、女性らしいシルエットに。劇的に身体のラインが変わり、人生のターニングポイントとなりました。心から感謝の気持ちでいっぱいです。

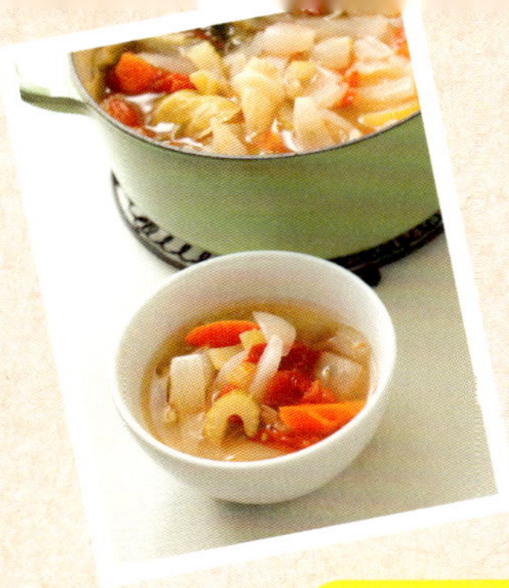

1カ月で
−1.7kg
Diet！

いくら食べてもいい！から空腹をがまんするストレスなし！

長野県在住　30代女性

長年のダイエット経験から、空腹をがまんすると、ストレスからドカ食いしてしまうのは目に見えていました。脂肪燃焼スープならいくら食べてもいいので、空腹を感じたら、即スープを食べていました。そのために、スープ用の弁当箱を何個か買い求め、職場や出先でも食べるように心がけました。辛いもの好きなので、輪切り唐辛子を加えたり、七味をかけたり、お気に入りは豆乳＋キムチです。野菜嫌いの父にも「1日1杯は食べてね」とすすめて、いっしょにつづけました。満腹感があるので食事量も減り、父の体型はすっきり。私はおつき合いで外食が多く、思うように体重は減りませんでした。それでも、胃が軽くなってお通じもよくなり、肌にハリも出て……。なにより、自分の体と向き合うことができて、有意義な時間でした。

1カ月で
−0.9kg
Diet！

すっきりしたお腹まわりに満足しています

愛知県在住　30代女性

もともと私は変にがまん強く、今までいくつかのダイエットに成功してきました。ですが、やせるものの、体調をくずすばかり。健康的にやせたいという思いで、脂肪燃焼ダイエットスープを作り始めました。味はつけずにだしで煮て、毎回入れる野菜を替えてみたりと、飽きない工夫を心がけました。最初のうちこそ空腹感で辛いと感じたものの、そのうち食べる量も調整できるように。その結果、快腸で肌トラブルもなく、精神的ストレスも少なく、うまくダイエット生活が送れたのではないかと思っています。今まで体重は言えてもお腹は見せられないと思っていましたが、だいぶへこんできたお腹に満足しています。

1カ月で
−4.9kg
Diet！

昼食はいつもどおりでも1カ月で大幅なダイエットに成功

大阪府在住　40代男性

昼食は、ごはんを主食に肉や魚の主菜、野菜の副菜といった弁当がほとんどで、たまに外食といつもどおり。あとは、アルコールを週1〜2回にとどめ、ふだんはノンアルコールビールかお茶にしました。脂肪燃焼ダイエットスープの味つけはコンソメやカレー粉など、ときどき変えていました。具材に、セロリやキャベツ、鶏肉、豚肉、ソーセージなどを入れることもありました。家内は、おかずを考える必要もなく、おいしく食べてダイエット効果があるのならと、協力的でした。

脂肪燃焼ダイエットスープは満腹感も感じられ、体重も減るので、体も軽く感じられています。セルフケアで体をゆるめ、食でさらに燃焼されと、楽しんでやせることができました。

1カ月で
−1.5kg
Diet！

体重の変化は少しでも お腹まわりに変化が……

静岡県在住　40代女性

脂肪燃焼スープは食事の1品として毎日食卓に。たまに鶏肉を入れたりしましたが、基本はシンプルな味つけが食べやすく、主人と長男がおかわりをするので、私の分が足りないほどでした。脂肪燃焼ジュースは豆乳と小松菜。レモンを多めにすると飲みやすく、今ではお気に入りレシピです。

ダイエットの結果は、体重1.5kg減。ダイエットを始めた季節は真夏。終盤、生まれて初めての夏バテを経験して、食欲がなくてスープを飲めない日があったのが残念です。ただ、体重の変化は少しでしたが、お腹まわりの脂肪が減っていった実感があり、久しぶりに骨盤の骨を感じます！　初めてつづけられるダイエットに出会えました。

1カ月で
−4kg
Diet！

外食もあり！のマイペースで らくらく4kgのダイエット

埼玉県在住　40代女性

脂肪燃焼スープダイエットを始めるにあたって、心がけたのはあまりガツガツやらないこと。外食のお誘いにも気兼ねなく出かけ、ときには甘いものがほしくなってお菓子を食べることも。甘いものを食べると口の中が妙に甘くなり、次第に食べる回数や量も減っていきます。

さらに、スープはいろいろ変えて飽きない工夫をしてつづけたら、化学調味料を使った料理に敏感になりました。野菜本来の味を引き出すシンプルな調理法に舌が慣れたのでしょう。

スープに加え、朝に脂肪燃焼ジュースを飲むようになってから肌の調子もよくなりました。途中、暑さのせいか、体調をくずしてしまいましたが、今後は運動をとり入れながら、ピカピカの女性をめざします。

1カ月でウエスト
−7cm
Diet！

体の中からキレイに やせているという実感が……

埼玉県在住　40代女性

自宅でネットショップ運営のため、一日座り作業。40歳を過ぎてから急に太りだし、リバウンドを繰り返した結果、5年間で10kg近くも増えていました。

脂肪燃焼スープはお腹いっぱい食べていいので、私にとってはストレスフリーのダイエット。スープは多めに作って味つけをせずに保存し、食べる分ずつ好きな味つけをして食べました。始めてから2週間たっても減らない体重に気落ちして、スープを作らない日も。その結果、体重の変化はなしと残念な結果に。ただ、おへそまわりが7cmも細くなりました。

脂肪燃焼スープをつづけたことで濃い味つけを好まなくなり、甘いものも食べなくなりました。体の中がやせてきていると、自分では実感しています。

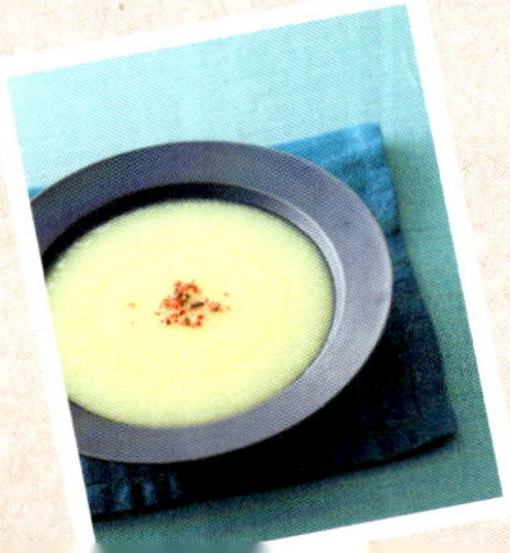

Part 3
応用編

＼スープで体をいたわる!／

体にやさしい薬膳スープ&美腸ドリンクレシピ

脂肪燃焼ダイエットスープに慣れたら
豆や肉、魚でたんぱく質をプラスしたり、
クコやなつめなどの漢方食材を
とり入れたりしてみましょう。
食材の相乗効果で体にやさしい薬効も加わります。

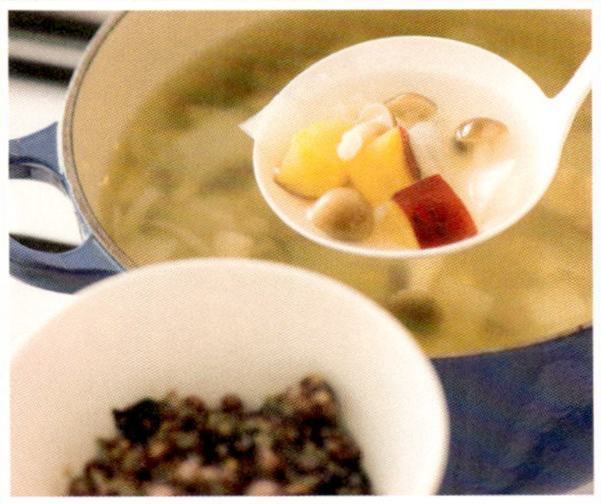

漢方食材で体をととのえる!

薬膳スープ

薬膳はスーパーで手に入る材料で作る、思うより気軽なもの。毎日の食事で口にしている野菜や肉、魚などもすべて効能があります。 ここでは、いつもの食材にクコの実やなつめなど、漢方食材を使ったスープを紹介します。

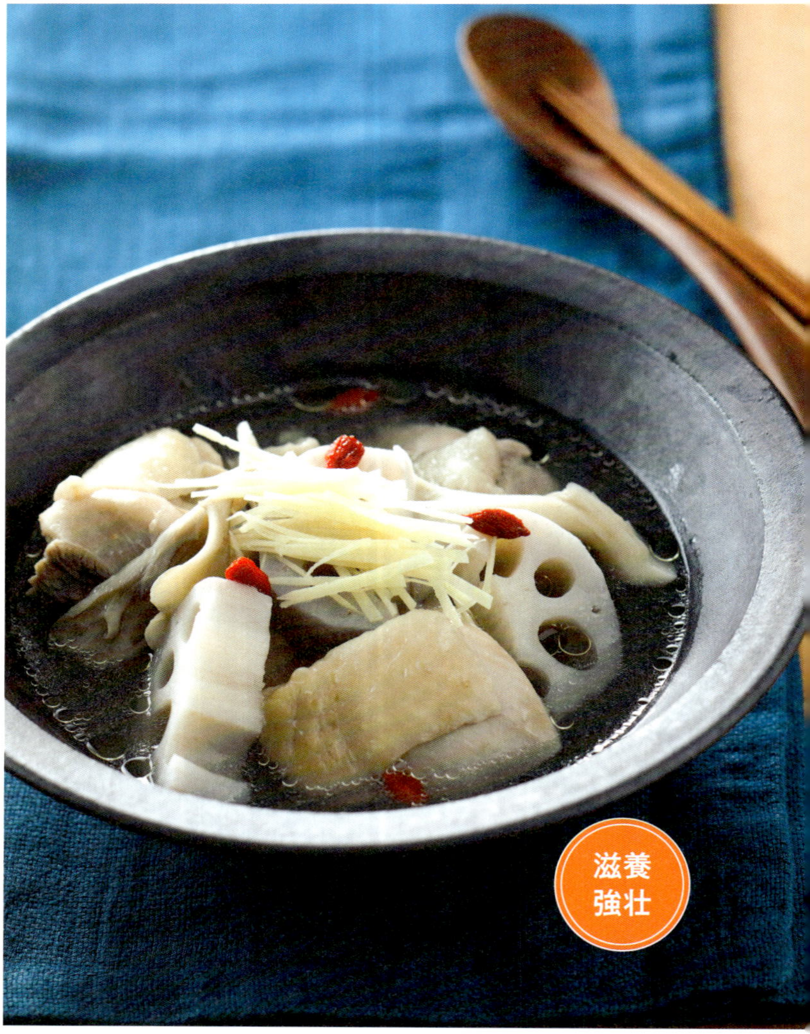

鶏肉とれんこん、クコの実の薬膳スープ

クコの実は水分代謝を活発にする作用があり、むくみ解消にも効果があります。鶏肉とれんこんで滋養もたっぷり！

●材料（2～3人分）

鶏もも肉…1枚（300g）
塩…少々
れんこん…100g
まいたけ…50g
クコの実…小さじ1（10g）
A
- 水…2カップ
- 酒…大さじ1
- しょうが（せん切り）…大1かけ分

●作り方

1 鶏肉は大きめの一口大に切り、分量の塩をまぶす。れんこんは皮をむいて2㎝厚さの半月切りにし、まいたけは小分けにする。クコの実はさっと洗う。

2 鍋にAと、まいたけ以外の**1**を入れて火にかけ、煮立ったらアクをとり、火を弱めて10分ほど煮る。

3 鶏肉に火が通ったらまいたけを加え、さらに2～3分煮る。

食材MEMO

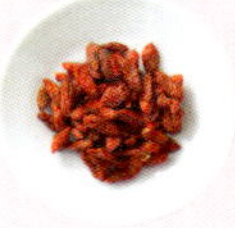

クコの実

肝と腎の機能を高め、潤い不足やふらつき、老化防止に有効とされる食材。滋養強壮、疲れ目にもおすすめ。

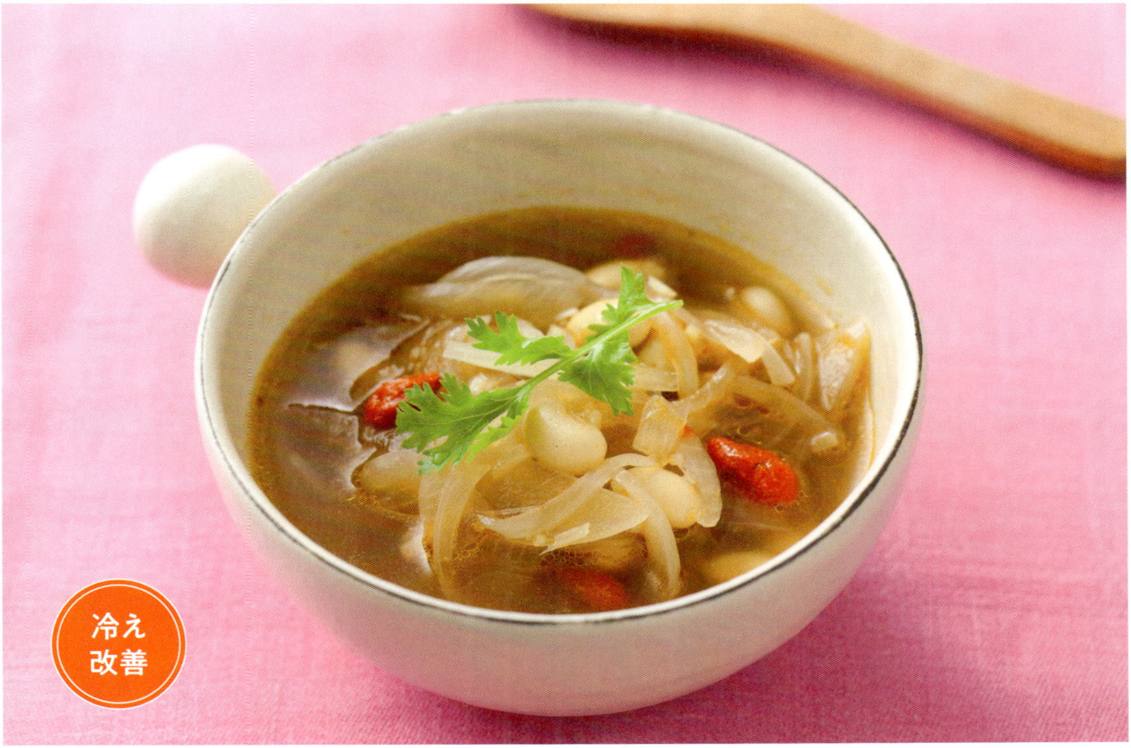

大豆と玉ねぎのスパイススープ

脂肪燃焼効果が高い4種のスパイスを使うのがポイント。
スパイスの辛みで体が温まり、冷え性を改善します。

●材料(2～3人分)

大豆(ゆで)…50g
玉ねぎ…1個
しょうが…1かけ
にんにく…1かけ
クコの実…小さじ1(10g)
オリーブ油…大さじ1

A
- 水…2カップ
- 鶏がらスープの素…小さじ1/3

B
- カルダモン、コリアンダー(粉末)…各小さじ1/2
- クミン、カイエンヌペッパー…各少々
- しょうゆ…小さじ1

香菜…適宜

●作り方

1 玉ねぎは薄切りにし、にんにくとしょうがはみじん切りにする。クコの実はさっと洗う。

2 鍋にオリーブ油と、クコの実以外の**1**を入れ、弱火で炒める。玉ねぎがしんなりしてきたらAを加え、大豆、クコの実も加えて中火にし、10分ほど煮る。

3 Bを加えて味をととのえ、ひと煮する。あれば、香菜を飾る。

食材MEMO

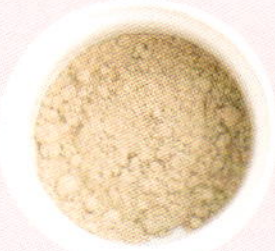

カルダモン

ピリッとしたさわやかな香りが特徴。消化を促して胃腸の調子を整える効果があり、体を温めて血行を促進する作用など、健康効果が高い。

クミン

カレーに欠かせないスパイスの一つ。消化を助け、胃腸の弱りを解消する。肝機能の向上も期待できる。

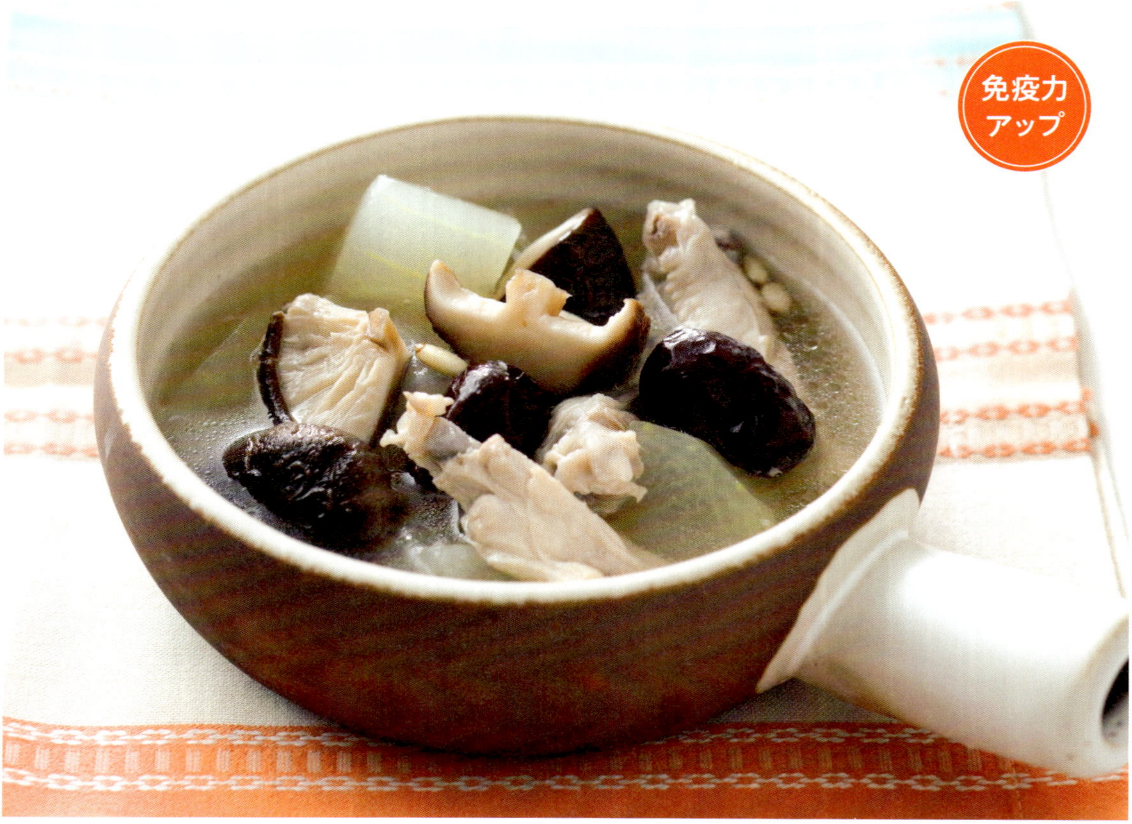

鶏肉と冬瓜、なつめの薬膳スープ

鶏肉となつめは相性がよく、滋養強壮におすすめ。
コラーゲンもたっぷりで美肌効果も大。

●材料（2 ～ 3人分）

鶏手羽中（または鶏手羽元）…200g
冬瓜…¼個
干ししいたけ…3個
なつめ…2 ～ 3個
A ┌ 松の実…大さじ2
　 └ 昆布…5㎝角1枚
塩…小さじ1

●作り方

1 鶏肉は塩小さじ½を振り、1時間以上おく。ゆでこぼしてさっと洗う。

2 干ししいたけは水3カップでもどし、軸をとって四つ割りにする。なつめはさっと洗う。冬瓜は皮をむいて一口大に切る。

3 鍋に**1**と**2**、しいたけのもどし汁とAを入れて火にかけ、煮立ったらアクをとり、塩小さじ½で調味する。火を弱めて20 ～ 30分、じっくりと煮る。

食材MEMO

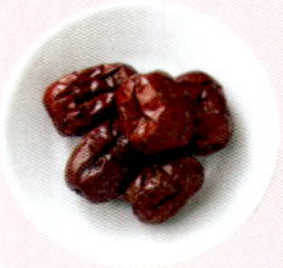

なつめ

免疫力を高め、体質改善にも効果的な果実。貧血や冷えの改善、美肌効果もある。

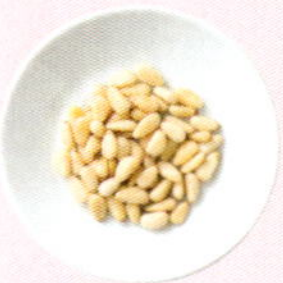

松の実

体の中を潤す作用があり、からせきや便秘を緩和。美肌効果もある。

鶏ひき肉とレタス、はるさめのスープ

きくらげのコリッとした食感がアクセントのスープ。
きくらげは血を補う食材として、漢方ではよく使われます。

●材料（2 ～ 3人分）

鶏ひき肉…100g
レタス…½個
はるさめ（緑豆・乾燥）…50g
きくらげ（黒・乾燥）…5 ～ 6枚
しょうが…50g
酒…¼カップ
塩…小さじ1

●作り方

1 レタスは細切りにし、しょうがはせん切りにする。はるさめは湯でもどして2 ～ 3等分に切り、きくらげは水でもどして細く切る。

2 鍋にひき肉と酒、塩を入れて火にかけ、ひき肉をほぐしながらいりつける。そぼろ状になったら、水2½カップを加え、しょうがときくらげも加えて3 ～4分煮る。

3 はるさめとレタスを加え、ひと煮する。

食材MEMO

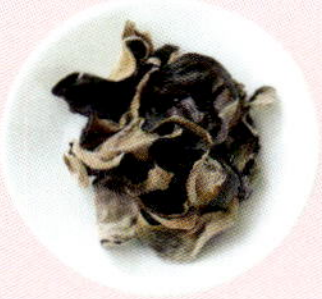

きくらげ（黒）

血液をサラサラにし、血行を高める。高血圧や動脈硬化の予防にも有効。

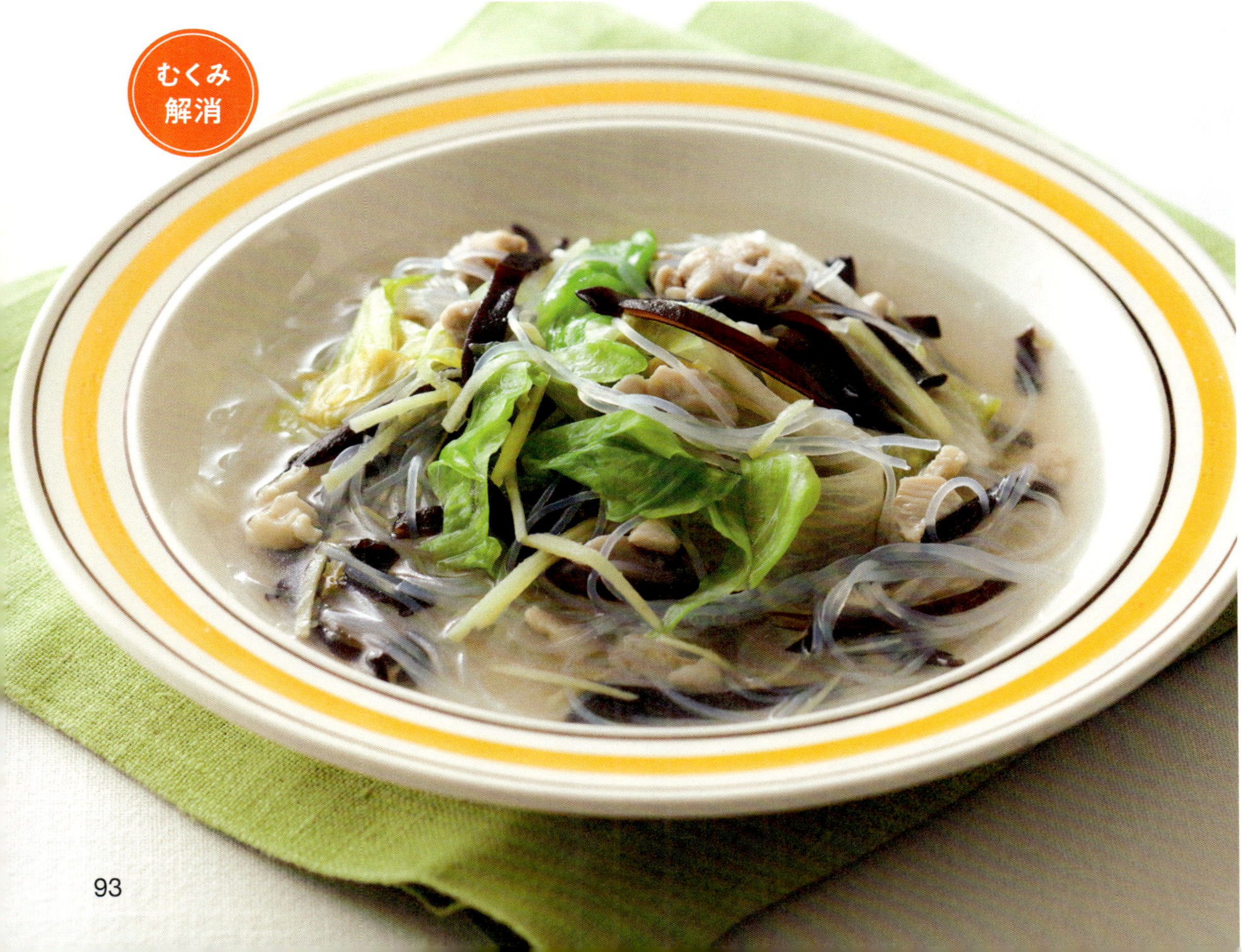

野菜×雑穀&豆でデトックス！

美腸&美肌スープ

野菜に押し麦や粟などの雑穀、
大豆やレンズ豆などの豆類を加えると、
食べごたえも十分に。
食物繊維量もふえ、
デトックス効果が高まります。

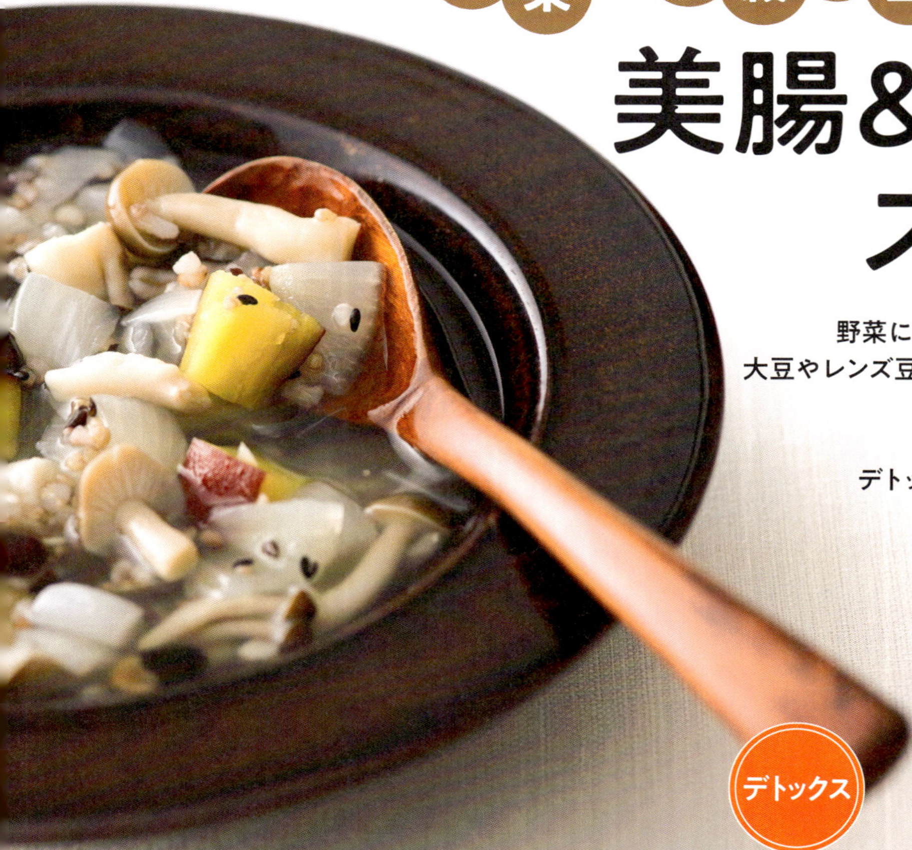

デトックス

雑穀とさつまいもの黒の美腸スープ

雑穀や小豆の〝黒〟い色素は抗酸化力が強く、
野菜との相乗効果でデトックス力も高まります。

●材料（作りやすい分量）

雑穀ミックス（＊）…1カップ
さつまいも…150g
玉ねぎ…1個
しめじ…100g
だし…1.2ℓ
鶏がらスープの素…小さじ½

＊本書では雑穀に黒豆、小豆、黒米など、16種合わせた市販品を使用。

●作り方

1 鍋に雑穀とたっぷりの水を入れ、煮立ったらアクをとり、ときどきかきまぜながらゆで、目の細かいざるにあける。
2 さつまいもは皮ごと1.5㎝角に、玉ねぎも1.5㎝角に切る。しめじはほぐす。
3 大きめの鍋にだしを煮立てて2を加え、アクをとり、中火で煮る。さつまいもがやわらかくなったら、鶏がらスープの素で調味する。
4 器にゆでた1を1食分（7～8等分した量）入れ、熱々の3を注ぎ、ざっとまぜる。

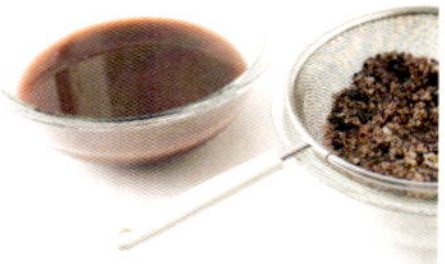

雑穀のゆで汁には栄養が溶け出ているので、捨てずにとり分けておく（ゆで汁のことは135ページ参照）。

食材MEMO

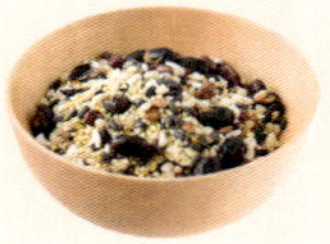

雑穀

粟、大麦、きび、ひえといった雑穀に黒米、黒豆、小豆などを多種類合わせたもの。食物繊維やビタミンB群、カルシウムやマグネシウムなども豊富。

レンズ豆とベーコンのスープ

レンズ豆の独特な食感が新鮮。
ベーコンでうまみも十分です。

貧血予防

●**材料**(2人分)

レンズ豆(乾燥) …50g
ベーコン(ブロック) …50g
玉ねぎ…½個
にんにく(みじん切り) …1かけ分
オリーブ油…少々
A ┌ 水…1カップ
　│ 白ワイン…¼カップ
　└ 塩…小さじ½
こしょう、粒マスタード…各適宜

●**作り方**

1 レンズ豆は軽く洗い、豆の約3倍量の水で10～20分、やわらかくゆでる。
2 ベーコンと玉ねぎは1.5㎝角に切る。
3 鍋ににんにく、オリーブ油を入れて弱火にかけ、香りが立ったら**1**と**2**、Aを入れてふたをし、中火にかける。煮立ったら火を弱め、10分ほど煮る。
4 こしょうで味をととのえ、器に盛り、好みで粒マスタードを添える。

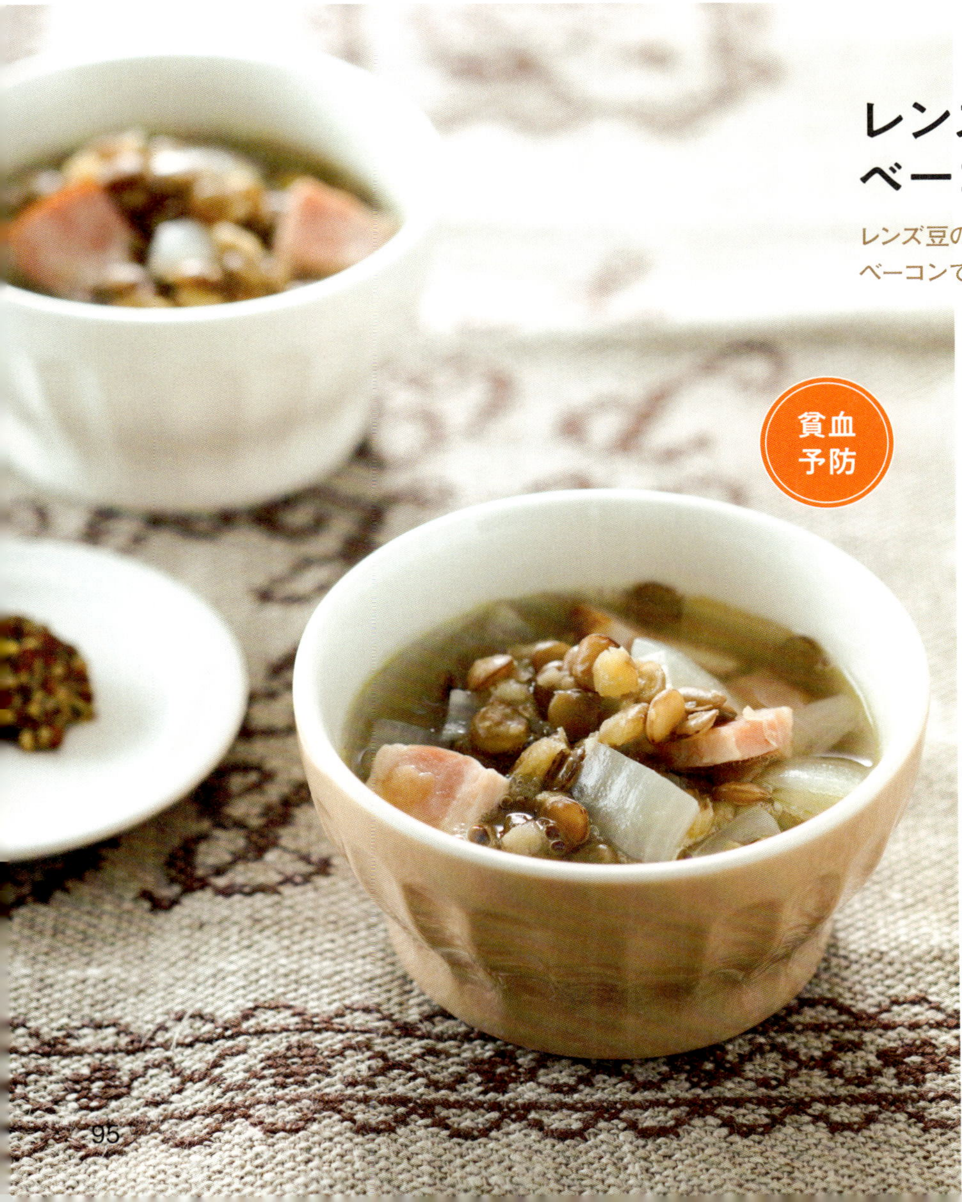

食材MEMO

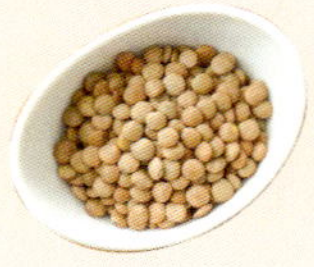

レンズ豆

皮が緑色のものと、皮をむくとオレンジ色の品種があり、独特の風味とコクがある。鉄分や銅などのミネラルが豊富で、貧血予防に効果がある。

押し麦と長いもの白の美肌スープ

"白"い食材を組み合わせました。腸内環境を整え、美肌効果が高いやさしい味わいのスープです。

●材料（作りやすい分量）

押し麦…大さじ４
長いも…200 ～ 250g
玉ねぎ…1個
えのきだけ…200g
だし…1.2ℓ
鶏がらスープの素…小さじ½

●作り方

1 長いもは皮をむいて1.5㎝角に、玉ねぎも1.5㎝角に切る。えのきだけは２～３㎝長さに切る。

2 大きめの鍋にだしを入れ、押し麦を洗わずにそのまま加えて火にかけ、沸騰したら中火にし、10分ほど煮る。

3 **2**に**1**を加え、煮立ったらアクをとり、10分ほど煮る。途中、スープのかさが減ってきたら、適宜水を足す。最後に鶏がらスープの素で味をととのえる。

食材MEMO

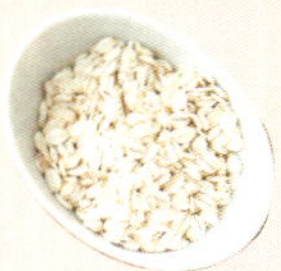

押し麦・はと麦

麦類は体内の余分な水分を排出し、美肌効果を高めてくれる食材。胃腸の働きを助け、消化を促す。食物繊維、ビタミンB群、ミネラルも豊富に含む。

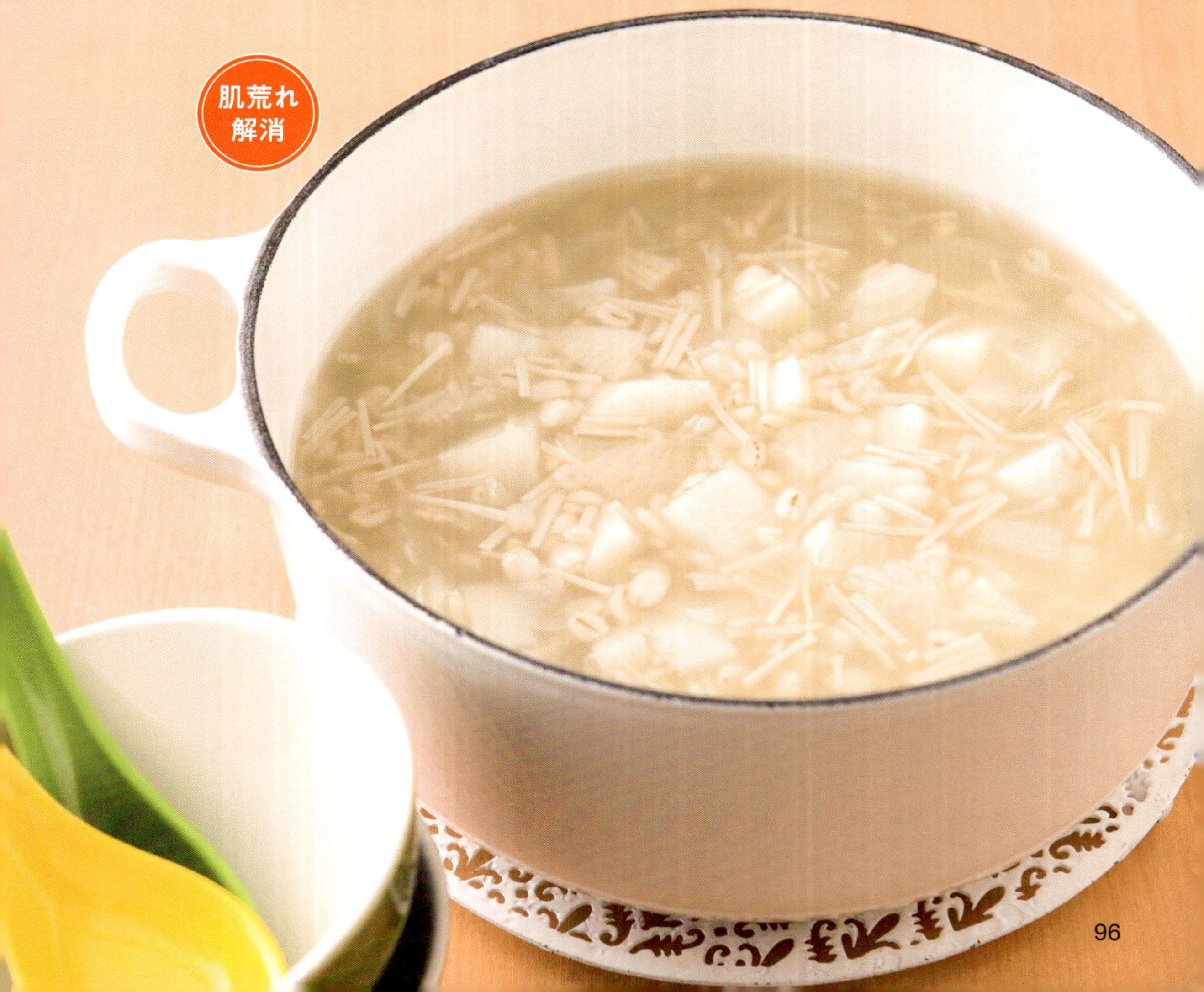

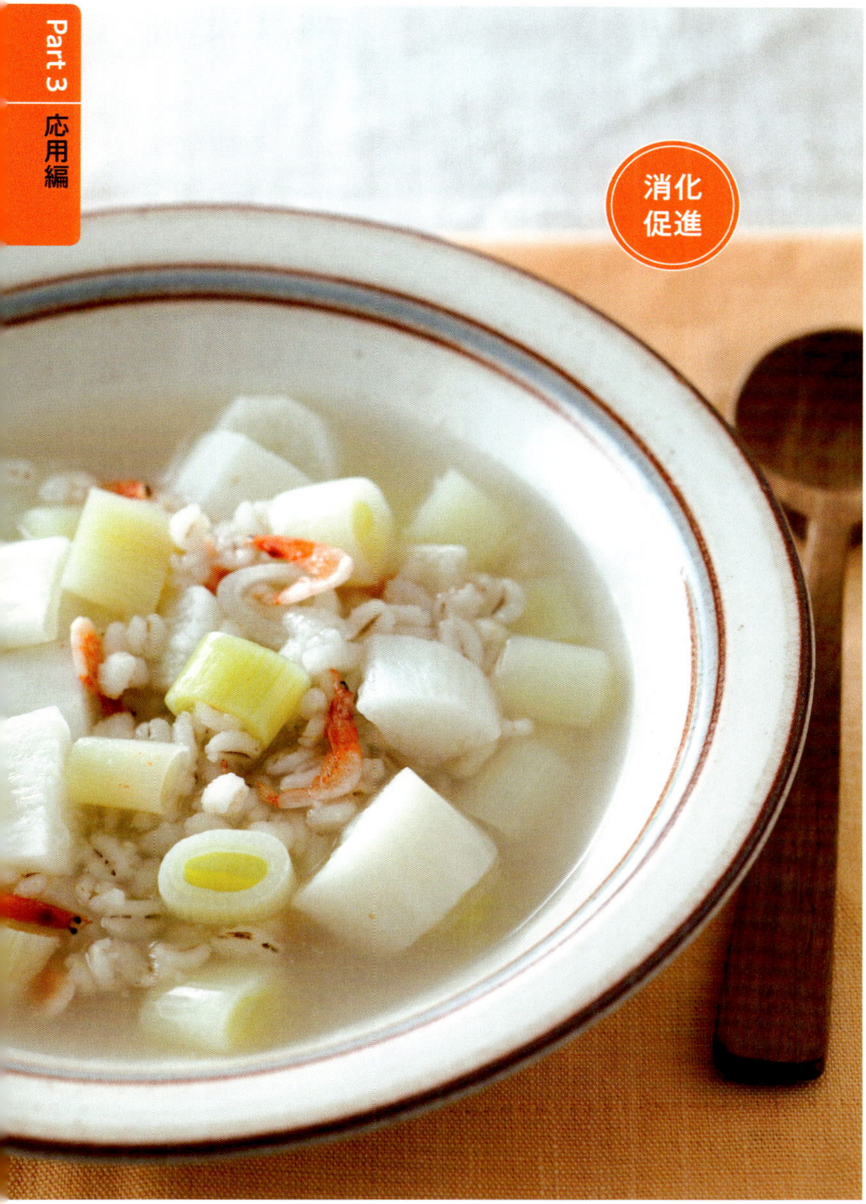

消化
促進

●材料（2 ～ 3 人分）

押し麦…大さじ 3
長いも…100g
長ねぎ（白い部分）…100g
桜えび…2g
塩…少々

●作り方

1 長いもは皮をむいて1.5㎝角に切り、ねぎも1.5㎝長さに切る。

2 鍋に水２カップを入れ、押し麦を洗わずにそのまま加えて火にかける。煮立ったら中火にし、やわらかくなるまで10分ほど煮る。

3 2に1と桜えび、塩を加え、煮立ったらアクをとり、10分ほど煮る。味をみて塩少々（分量外）で味をととのえる。

押し麦とねぎ、桜えびのスープ

桜えびを加えることで、少量の塩だけの味つけでも、うまみが出て深い味わいに仕上がります。

食材MEMO

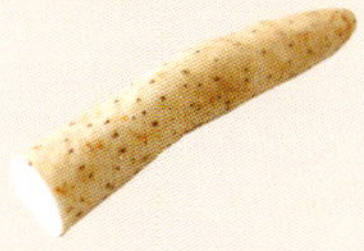

長いも

粘り成分のムチンはたんぱく質の消化を助け、疲労回復や虚弱体質の改善に有効。

野菜×肉&魚介でうまみアップ!

ごちそうスープ

野菜だけでもおいしいスープができますが、
魚介や肉を加えるとボリュームが出て
1皿で大満足のごちそうスープに。

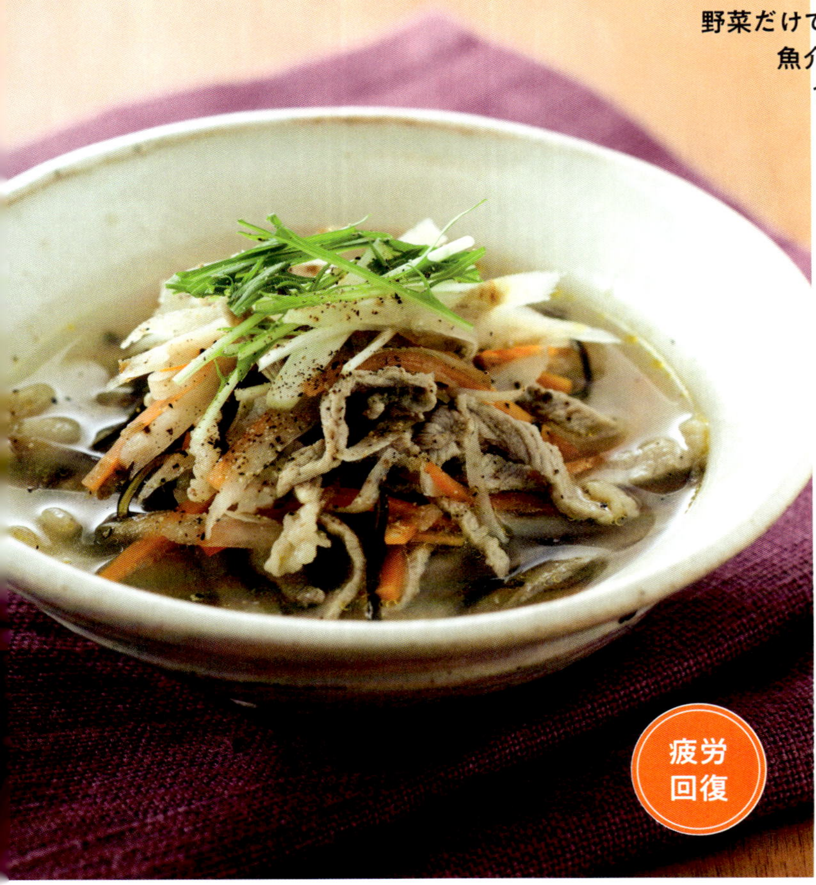

疲労回復

白みその沢煮椀スープ

材料を細く切りそろえて作る「沢煮椀」を白みそ仕立てに。
黒こしょうが味のアクセント。

食材MEMO

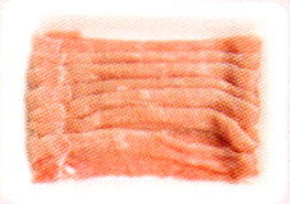

豚肉

良質のたんぱく源。炭水化物の代謝を促すビタミンB_1が多く、疲労回復に効果がある。

●材料（作りやすい分量）

豚ロース薄切り肉…50g
ごぼう…50g
にんじん…50g
サラダ油…少々
A ┌ 昆布（細切り）…5㎝角1枚分
　│ 水…2カップ
　└ 甘酒（あれば）…大さじ2
塩…小さじ½
白みそ…大さじ1
あらびき黒こしょう…適量
水菜…適宜

●作り方

1 豚肉は細切りにする。ごぼうは皮をこそげとってささがきに、にんじんは5㎝長さの細切りにする。

2 鍋にサラダ油を熱して**1**を炒め、肉の色が変わったらAを加える。煮立ったらアクをとり、塩を加えて味をととのえる。

3 全体に火が通ったらみそを溶き入れ、器に盛り、黒こしょうをたっぷり振り、あれば水菜を添える。

牛肉とごぼう、梅干しの滋養スープ

牛肉とごぼうのうまみ、梅干しの酸味がマッチ！
滋養たっぷりのスープです。

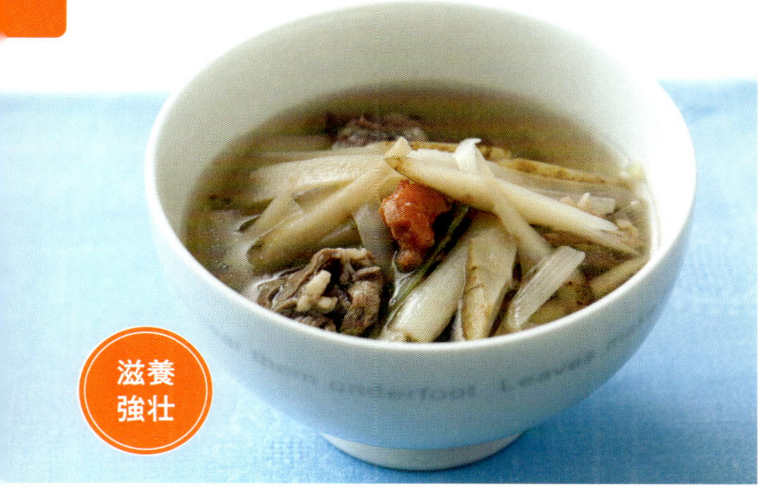

●材料（作りやすい分量）

牛もも薄切り肉…100g
ごぼう…1本
ねぎ…1本
梅干し（種をとる）…1個
A ┌ だし…3カップ
　│ 酒…大さじ2
　└ しょうゆ…小さじ1

●作り方

1 牛肉は一口大に切る。ごぼうは皮をこそげて太めのささがきにし、ねぎは5～6㎝長さの四つ割りにする。
2 鍋にAを煮立て、牛肉をくぐらせてさっと火を通し、引き上げる。あとの鍋にごぼうを加え、アクをとりながら中火で煮る。
3 ごぼうに火が通ったらねぎと梅干しを加えて肉も戻し入れ、軽く煮る。

キャベツとウインナのレモンスープ

仕上げに加えるレモン汁でさわやかな味わいに。胃腸にやさしいスープです。

●材料（作りやすい分量）

ウインナソーセージ（小）…4本
キャベツ…4枚
カリフラワー…100g
A ┌ 固形コンソメ…½個
　└ 水…3カップ
塩、黒こしょう…各少々
レモン（くし形）…1～2切れ

●作り方

1 ソーセージは小口切りにし、キャベツは細切りにする。カリフラワーは小房に分ける。
2 鍋にAのスープを入れて煮立て、**1**を加え、ふたをして4～5分煮る。塩で味をととのえ、黒こしょうを振る。
3 器に盛り、レモンをしぼる。

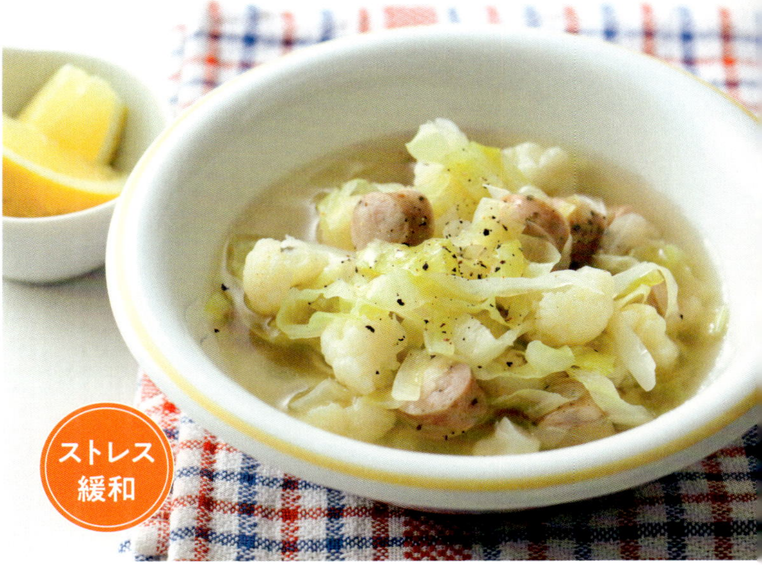

たらとじゃがいものスープ

白身魚にはじゃがいもを合わせてボリュームをプラス！
にんにくの風味で味に深みが出ます。

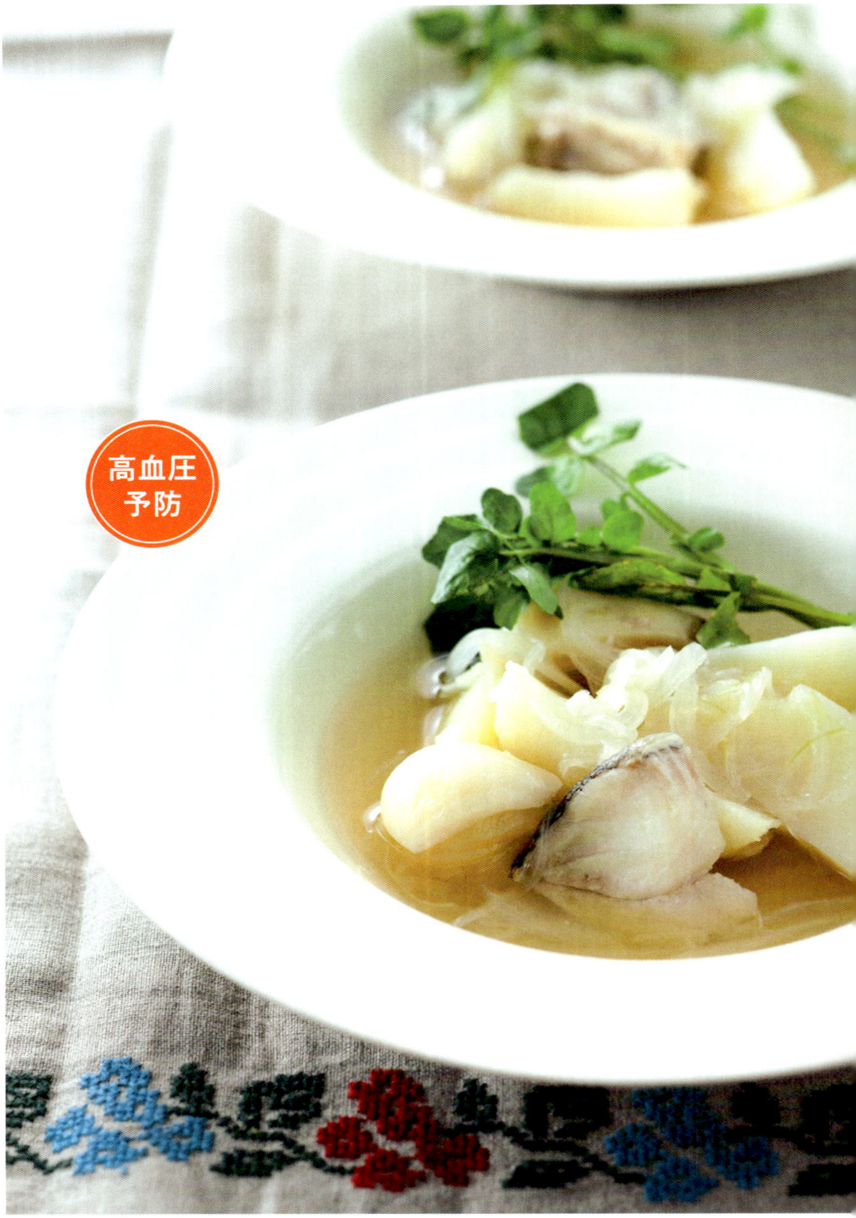

高血圧
予防

●材料（２人分）

生たら…２切れ
じゃがいも…２個
玉ねぎ…¼個
A ┌ 顆粒コンソメ…小さじ½〜1
  │ 水…２カップ
  └ にんにく（つぶす）…1個
塩、こしょう…各少々
クレソン…適宜

●作り方

1 たらは４等分にして塩少々を振り、しばらくおいて、水けをふきとる。じゃがいもは1㎝厚さに切り、玉ねぎは薄切りにする。

2 鍋に**1**とAを入れ、煮立ったら弱火にしてふたをし、10分ほど煮る。

3 じゃがいもがやわらかく煮えたら、塩、こしょう各少々で味をととのえる。器に盛り、あればクレソンを添える。

食材MEMO

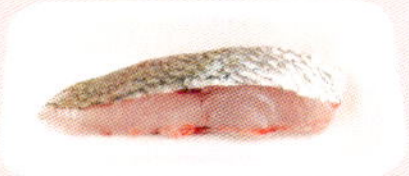

たら

高たんぱく・低脂肪・低カロリーで、ダイエット向きの食材。カリウムが豊富で血圧上昇を抑える。

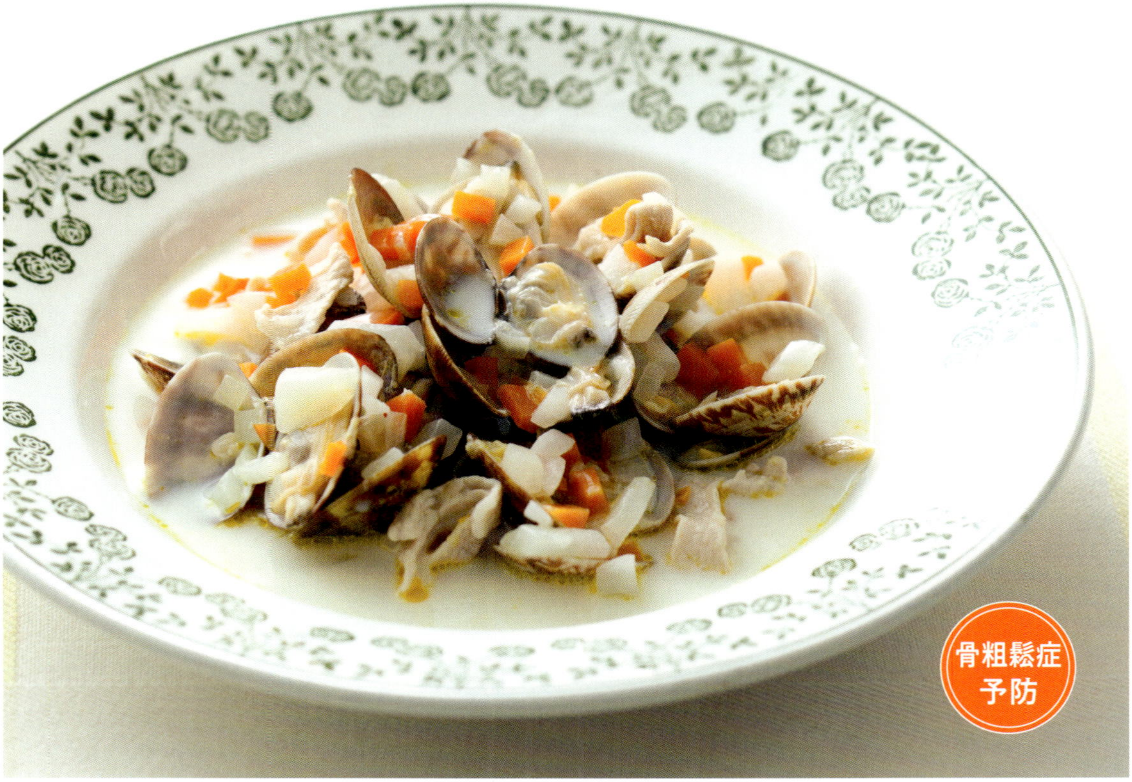

あさりのクラムチャウダー

豚肉を加えることでうまみが増し、
糖質の代謝を促すビタミンB_1の量も、栄養もアップ！

●材料（2 ～ 3人分）

あさり（殻つき・塩抜きしたもの）
…250 ～ 300g
豚ロース薄切り肉…100g
玉ねぎ…1個
にんじん…1本
オリーブ油…大さじ1
A［顆粒コンソメ…小さじ1
　牛乳、水…各1カップ
塩、あらびき黒こしょう…各適量

●作り方

1 あさりは洗って水けをきる。豚肉は細く切り、玉ねぎとにんじんはあらいみじん切りにする。

2 鍋にオリーブ油を入れて中火にかけ、**1**の肉と野菜を炒める。玉ねぎがしんなりしたら塩少々を振り、あさりを加えてふたをし、3～4分煮る。

3 あさりの口があいたらAを加え、軽く煮る。仕上げに黒こしょうを振る。

食材MEMO

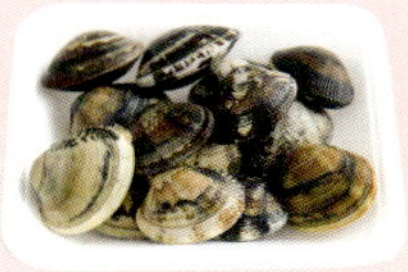

あさり

鉄分、カルシウム、マグネシウムなどが多く含まれる。貧血や骨粗鬆症の予防に最適な食材。

野菜×野菜で抗酸化力アップ!

カラフル野菜スープ

赤、黄色、緑……。 野菜の鮮やかな色には
強い抗酸化作用があります。 野菜の色を意識すれば、
カラフルで体の内側から元気になるスープが
手軽にできあがります。

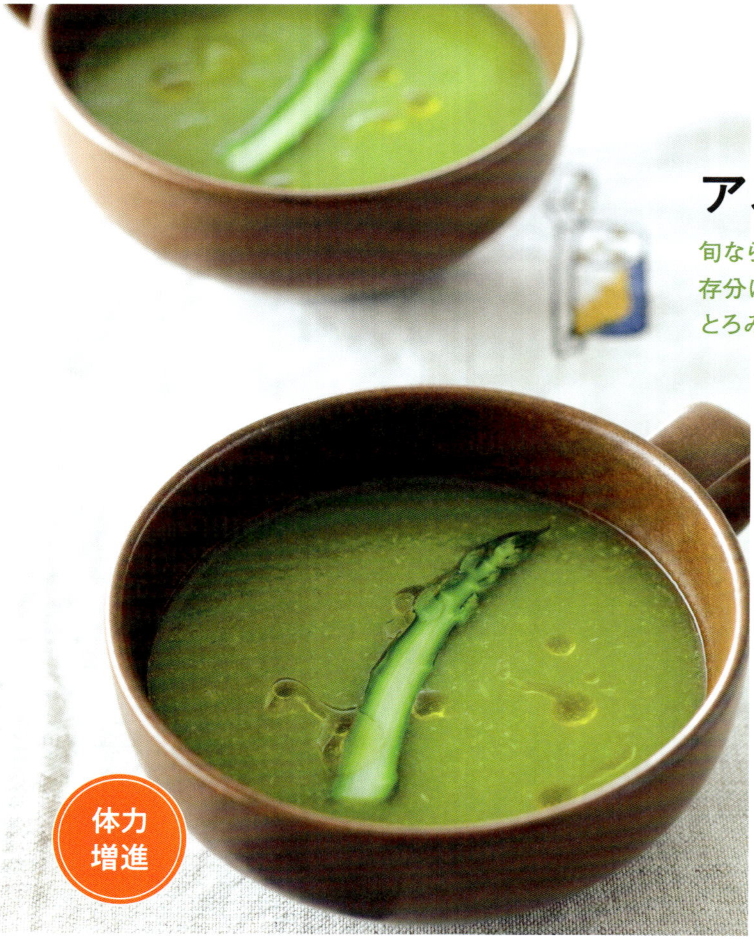

アスパラのポタージュ

旬ならではのアスパラの香りが
存分に味わえる1品。じゃがいもで
とろみをつけるのがポイント。

●材料(2人分)

グリーンアスパラガス…4本(100g)
(＊飾り用にあれば1本)
じゃがいも…½個
キャベツ…1枚
塩、こしょう…各少々
オリーブ油…少々

●作り方

1 アスパラガスは根元のかたい部分は皮をむき、3㎝長さに切る。じゃがいもはいちょう切りにし、キャベツはざく切りにする。

2 鍋に**1**と水2カップ、塩少々を入れ、ふたをして火にかける。煮立ったら火を弱め、7〜8分煮る。

3 **2**のあら熱をとってミキサーにかけ、なめらかになるまで攪拌する。

4 鍋に戻して弱火で温め、塩、こしょうで味をととのえる。器に盛り、オリーブ油を足らす。好みでゆでたアスパラを飾る。

食材MEMO

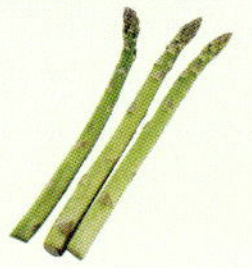

グリーンアスパラガス

アミノ酸の一種、アスパラギン酸が豊富で、疲労回復、体力増進などに役立つ。

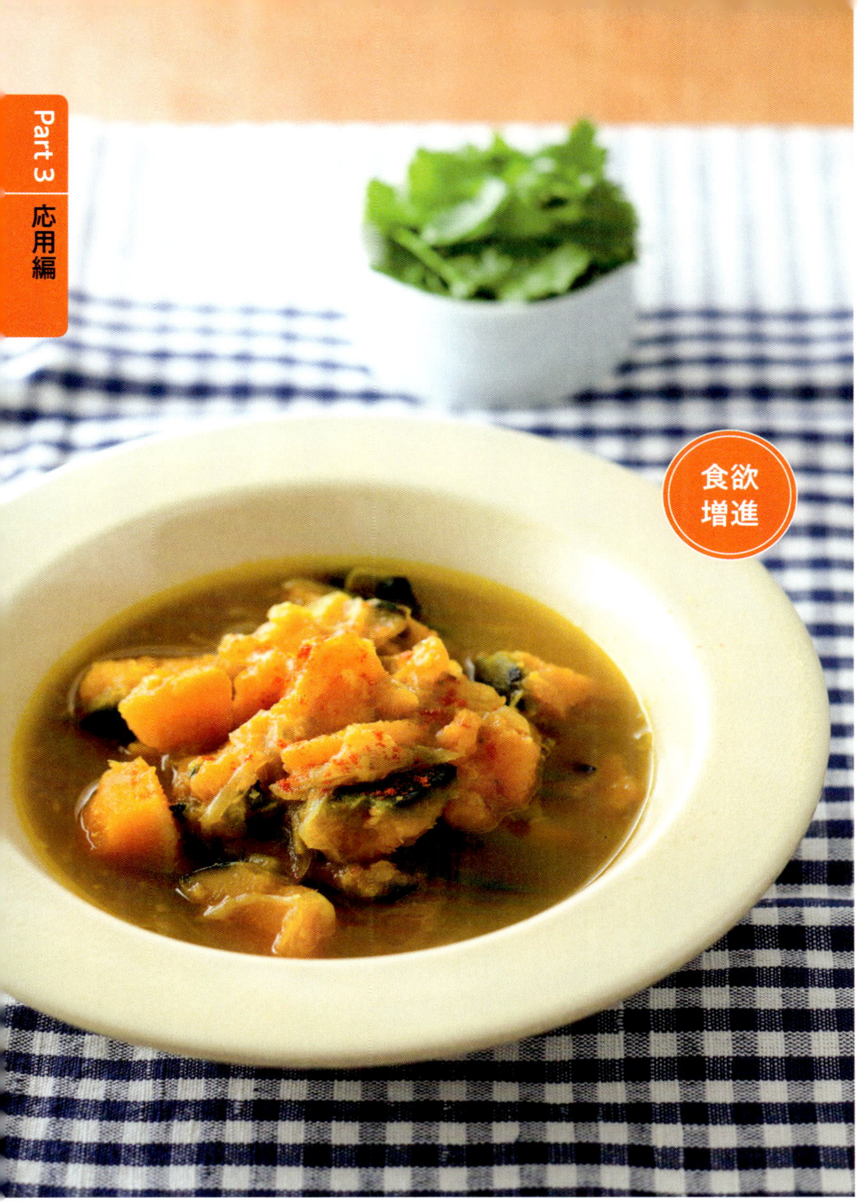

●材料(2人分)

かぼちゃ…⅙個(正味250g)
玉ねぎ…¼個
しょうが…½かけ
カレー粉…小さじ1
バター…10g
A ┌ 顆粒コンソメ…少々
　 └ 水…2½カップ
塩、こしょう…各少々
ハーブ(イタリアンパセリなど
　好みで) …適宜

●作り方

1 かぼちゃは皮を薄くむいて種とわたをとり、2㎝角に切る。玉ねぎは薄切りにし、しょうがはすりおろす。

2 鍋にバターを溶かし、**1**を入れて中火で炒め、全体に油が回ったらカレー粉を振り入れる。軽く炒めてAを加え、ふたをして10分ほど煮る。

3 かぼちゃがやわらかくなったら、フォークなどで軽くつぶし、塩、こしょうで味をととのえる。

4 器に盛り、好みでカレー粉少々を振り、イタリアンパセリを添える。

かぼちゃのカレースープ

甘みのあるかぼちゃはカレー粉を加えると
味が締まり、おいしいスープに。
カレー粉としょうがで食欲増進!

食材MEMO

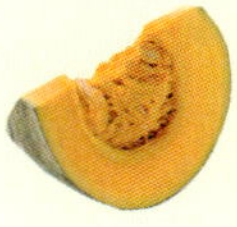

かぼちゃ

抗酸化作用があるβ-カロテンが豊富で、ビタミンEも野菜の中ではトップクラス。

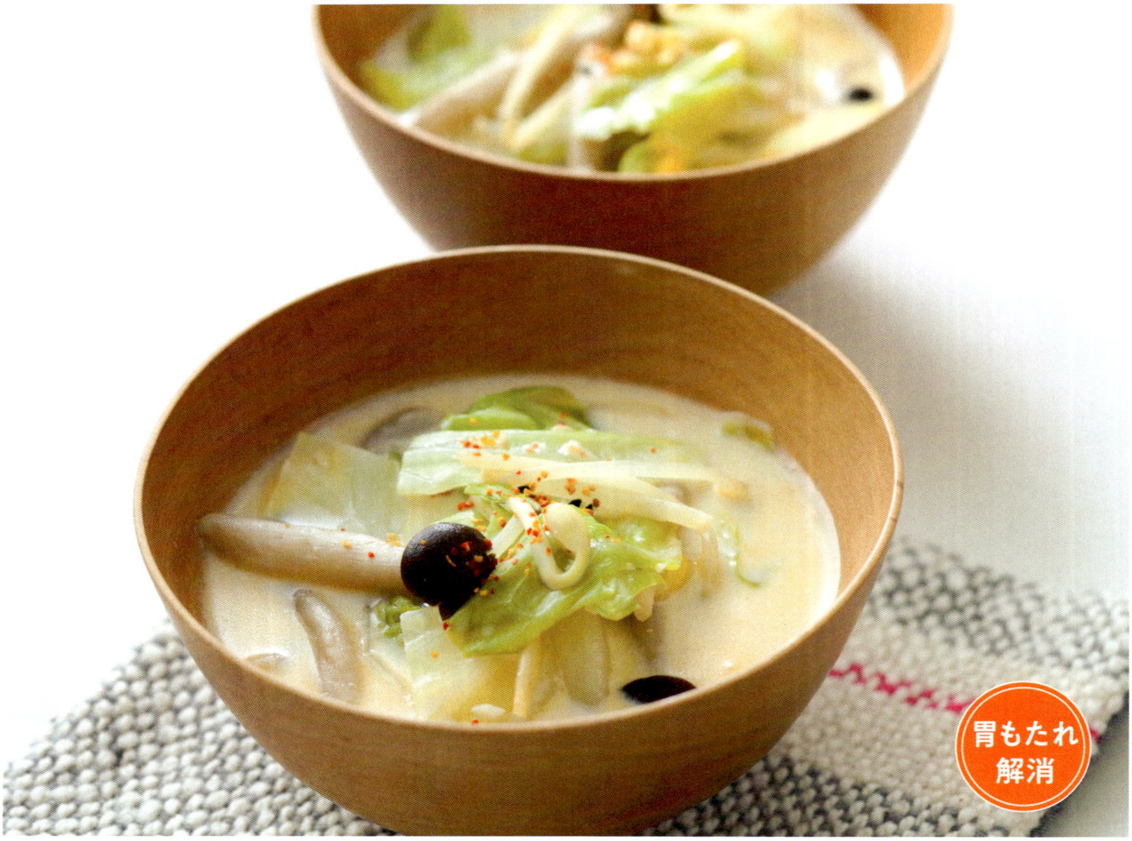

野菜のごま豆乳豆板醤スープ

ごまと豆乳で担担麺風の濃厚なスープ。
豆板醤の辛みで脂肪燃焼効果も高まります。

●材料（2～3人分）

キャベツ…2枚
しめじ…50g
もやし…100g
にんにく（みじん切り）…1かけ分
ごま油…少々

A
- 鶏がらスープの素…少々
- 水…1カップ

B
- 豆乳…1カップ
- ねり白ごま…大さじ1
- みそ…大さじ½
- 豆板醤…少々

一味唐辛子…適宜

●作り方

1 キャベツはざく切りにし、しめじはほぐす。
2 鍋にごま油とにんにくを入れて弱火にかけ、香りが立ったら**1**ともやし、Aを加えて中火で煮る。
3 野菜がやわらかくなったらBをまぜて加え、軽く煮る。器に盛り、好みで一味唐辛子を振る。

食材MEMO

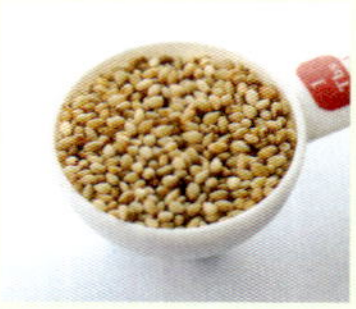

ごま

脂質、たんぱく質、炭水化物、ビタミン、食物繊維を多く含む、栄養価の高い食材。強い抗酸化作用を持つ、ゴマリグナンも含む。

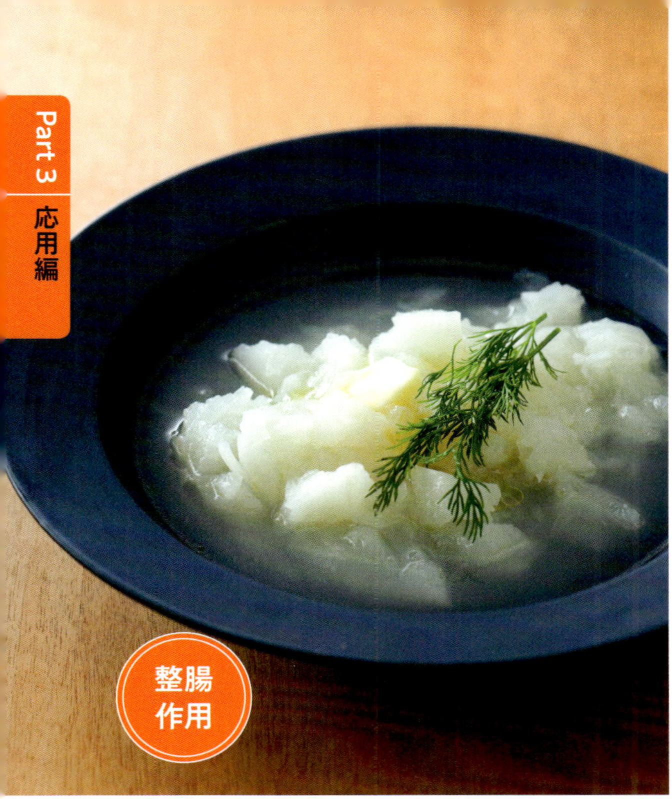

かぶのバタースープ

消化がよく、やさしい味わい。
胃腸が弱っているときにおすすめ。

●材料(2人分)

かぶ…2個

A
- だし…2カップ
- 酒…大さじ1
- バター…10g
- 塩、こしょう…各少々

ディル、バター、塩…各適宜

●作り方

1 かぶは皮をむいて6等分のくし形に切り、Aとともに鍋に入れる。煮立ったらアクをとり、ふたをして弱火で煮る。

2 やわらかくなったらフォークであらくくずし、味が足りなければ塩少々で味をととのえる。

3 器に盛ってディルを飾り、好みでバターを落とす。

かぶと豆乳の和ポタージュ

和風の白だしで味つけします。
豆乳とよくマッチして濃厚な味に。

●材料(2人分)

かぶ…3個

塩…小さじ1/3〜1/2

A
- 豆乳…1/2カップ
- 白だし…30 〜 40mℓ

塩昆布、あさつき(小口切り) …各適量

●作り方

1 かぶは皮をむいていちょう切りにし、鍋に入れる。かぶるぐらいの水と塩を加え、ふたをして弱火で4〜5分煮る。

2 **1**のあら熱をとってミキサーにかけ、攪拌する。

3 鍋に戻してAを加え、弱火で温める。器に盛り、塩昆布とあさつきをのせる。好みでクルトンや小さなパンを添えてもよい。

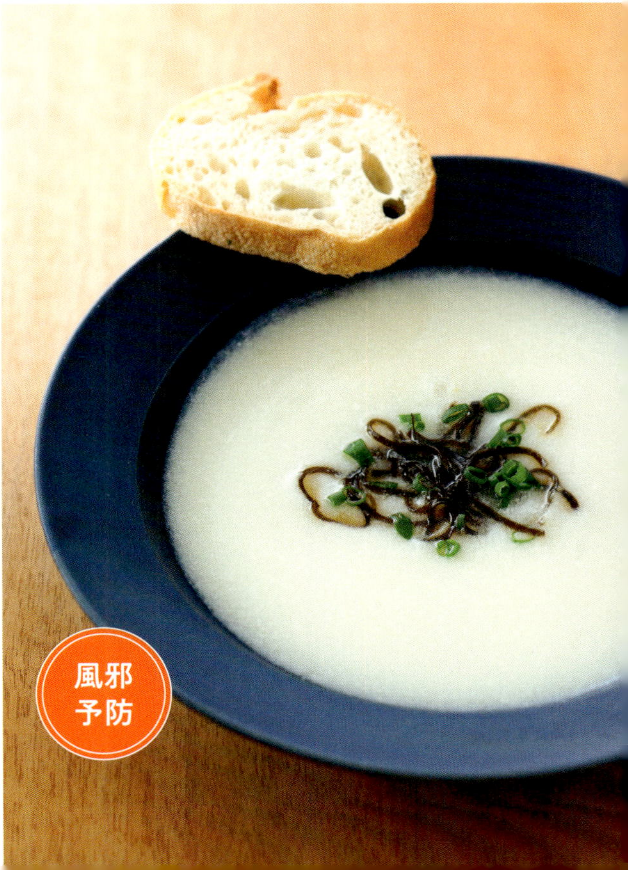

●**材料**(2人分)

ブラウンマッシュルーム…150g
にんにく…1かけ
玉ねぎ…¼個
塩…適量
オリーブ油(またはバター)…大さじ1
牛乳…⅔〜1カップ
黒こしょう…少々
アンチョビー…適宜

●**作り方**

1 マッシュルーム、にんにく、玉ねぎは薄切りにする。
2 鍋にオリーブ油を入れて火にかけ、1と塩少々を加えて水分がなくなるまで炒める。
3 2のあら熱をとり、牛乳とともにミキサーにかけ、なめらかに攪拌する。
4 鍋に戻し入れて弱火で温め、塩、こしょう各少々で味をととのえる。器に盛り、好みでアンチョビーを添える。

マッシュルームのポタージュ

きのこのうまみをぎゅっと凝縮した濃厚な味が楽しめるスープです。

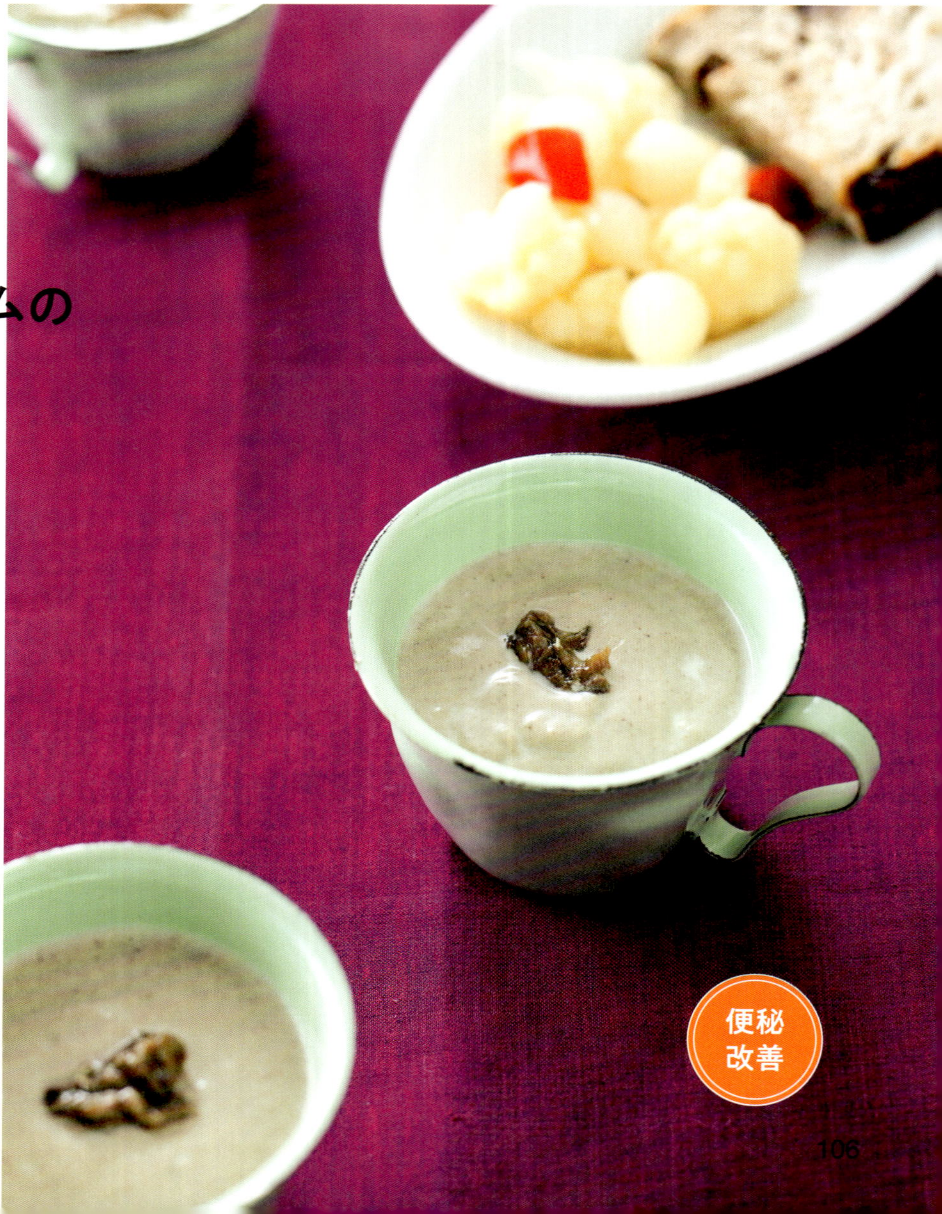

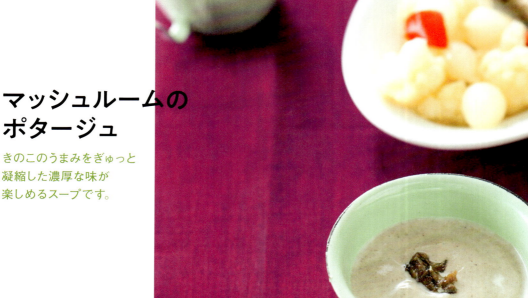

食材MEMO

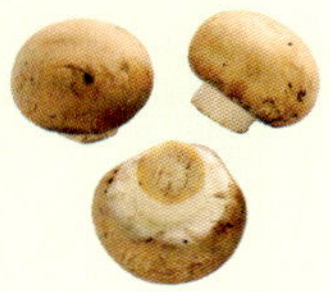

マッシュルーム

ほかのきのこ同様、低カロリーでビタミンB群や食物繊維が豊富。

便秘改善

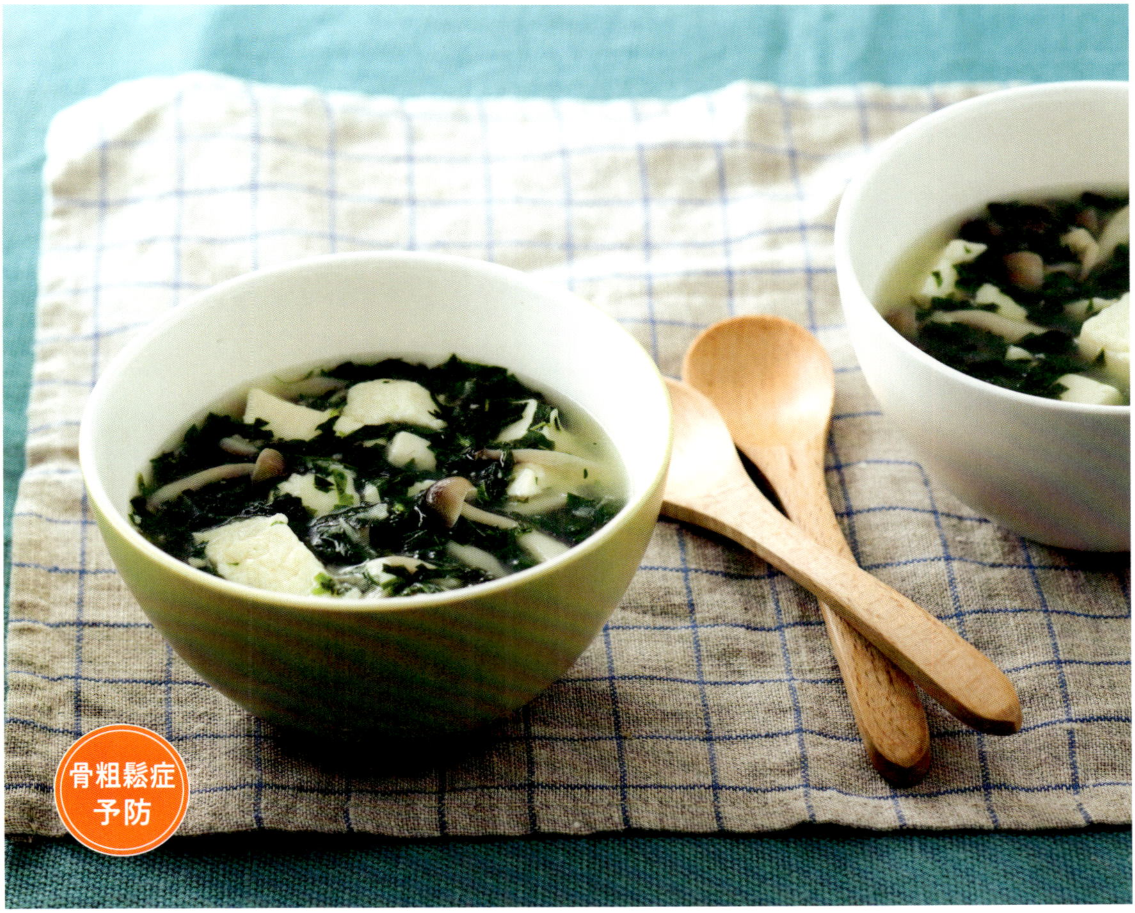

モロヘイヤとしめじの中華風スープ

栄養価の高いモロヘイヤで作る一品。
モロヘイヤのとろみで胃にもやさしいスープに。

●材料（2人分）

モロヘイヤ…50g
絹ごし豆腐…⅓丁（100g）
しめじ…50g
にんにく（すりおろし）…1かけ分
A［水…1½カップ、鶏がらスープの素…少々］
B［酒…大さじ¼、塩…小さじ½、こしょう…少々］
オリーブ油…小さじ½

●作り方

1 モロヘイヤは葉を摘んで細かく刻み、しめじはほぐす。豆腐はあらくくずす。
2 鍋にオリーブ油とにんにくを入れて弱火にかけ、香りが立ったらAのスープを注ぐ。
3 煮立ったらBを加えて味をととのえ、しめじ、モロヘイヤ、豆腐の順に加えて軽く煮る。

食材MEMO

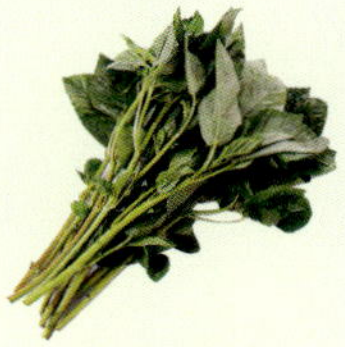

モロヘイヤ

粘り成分のムチンが豊富。カルシウムやβ-カロテンの含有量もトップクラスで栄養価の高い野菜。

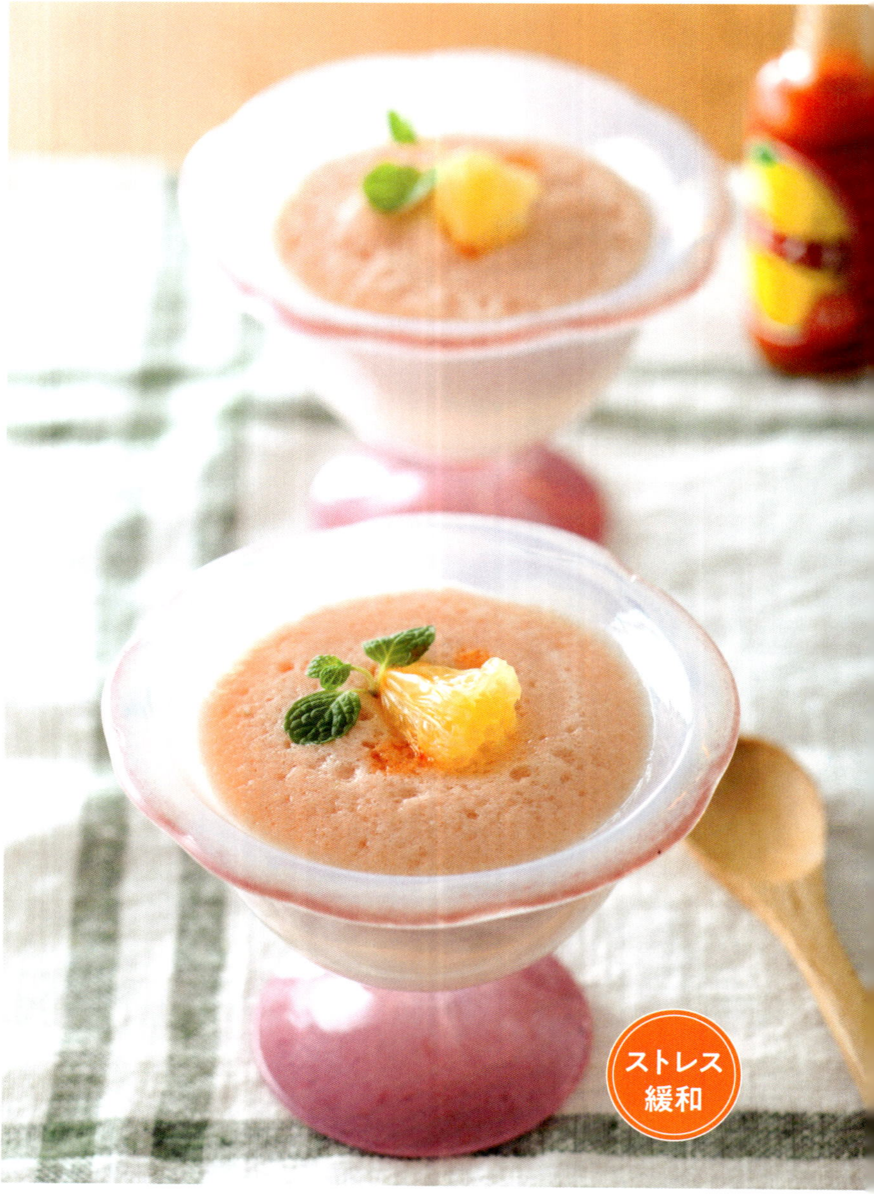

トマトとセロリの冷製スープ

冷たいスープに仕立てた、夏向きのスープ。
トッピングした柑橘類の酸味がアクセントに。

●材料（2～3人分）

トマト…2個
セロリ…$\frac{1}{2}$本
A 水…180～200mℓ
　レモン汁…大さじ$\frac{1}{2}$
　塩…小さじ$\frac{1}{3}$～$\frac{1}{2}$
柑橘類（グレープフルーツなど好みで）…適量
ミント、タバスコ…各適宜

●作り方

1 トマトは皮を湯むきして種をとり除き、ざく切りにする。セロリは筋をとって小口切りにする。
2 グレープフルーツは袋から実をとり出し、細かくする。
3 **1**とAをミキサーにかけ、なめらかに撹拌する。器に盛って**2**を飾り、あればミントを添え、好みでタバスコをかける。

食材MEMO

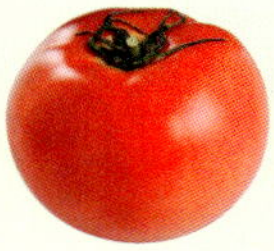

トマト
赤い色素リコピンは強い抗酸化作用があり、ビタミンCも多く含む。

アボカドのヨーグルトスープ

栄養価が高いアボカド。相性のよいヨーグルトとスープに。
冷やしても、温めても楽しめる味です。

●材料(2～3人分)

アボカド…1個
玉ねぎ…¼個
にんにく…½かけ分
オリーブ油…大さじ1
A
- プレーンヨーグルト…大さじ3
- 水…1カップ
- 塩…小さじ⅓～½
- レモン汁…大さじ1

アーモンド(刻む)、くし形レモン…各適量
芽ねぎ…適宜

●作り方

1 アボカドは種をとり、皮をむいて適当な大きさに切る。玉ねぎとにんにくはみじん切りにする。
2 鍋にオリーブ油とにんにくを入れて弱火にかけ、香りが立ったら玉ねぎを加えて炒める。
3 2のあら熱をとり、アボカド、Aとともにミキサーにかけて攪拌する。好みでそのまま食べても、冷蔵庫で冷やしてもよい。
4 器に盛り、アーモンドをのせ、レモンを添える。あれば芽ねぎを添える。

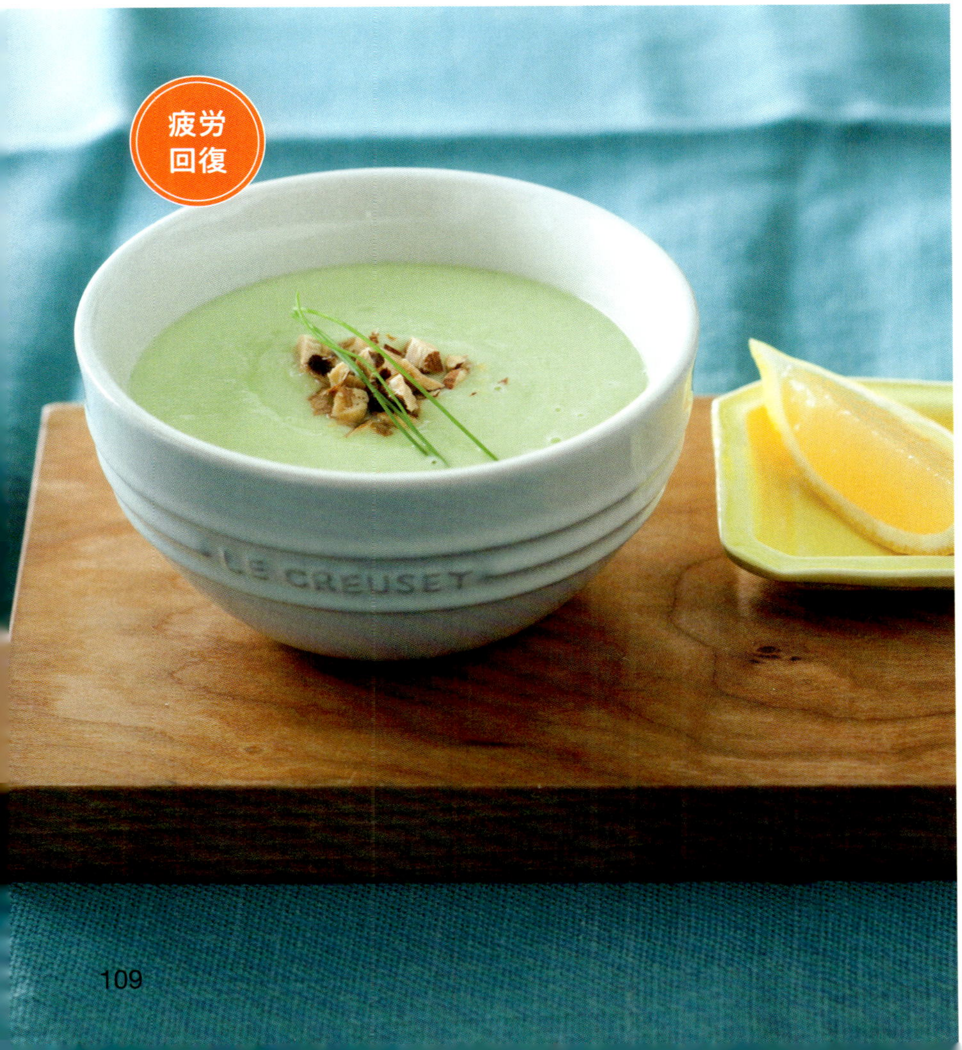

食材MEMO

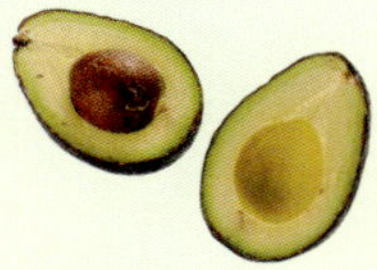

アボカド
若返りのビタミンといわれるビタミンEが豊富。血行を促進、疲労回復にも有効。

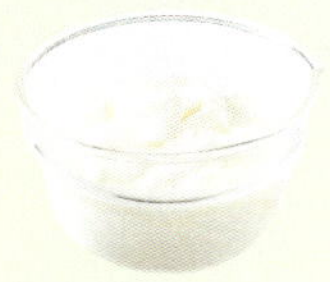

ヨーグルト
含まれる乳酸菌が腸内の善玉菌をふやし、免疫力が強化される。

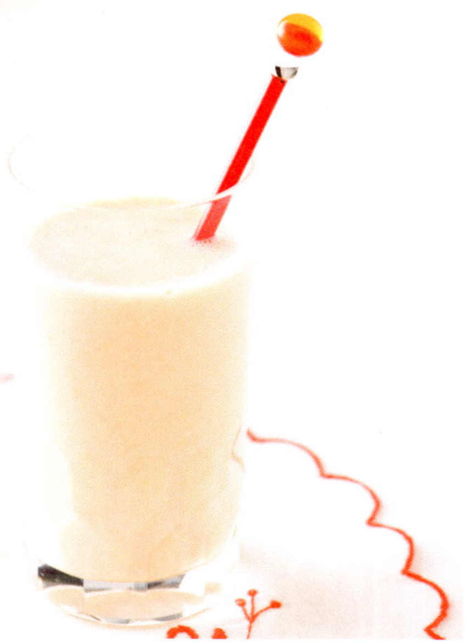

スープと合わせて
毒出し効果大！

美腸ドリンク

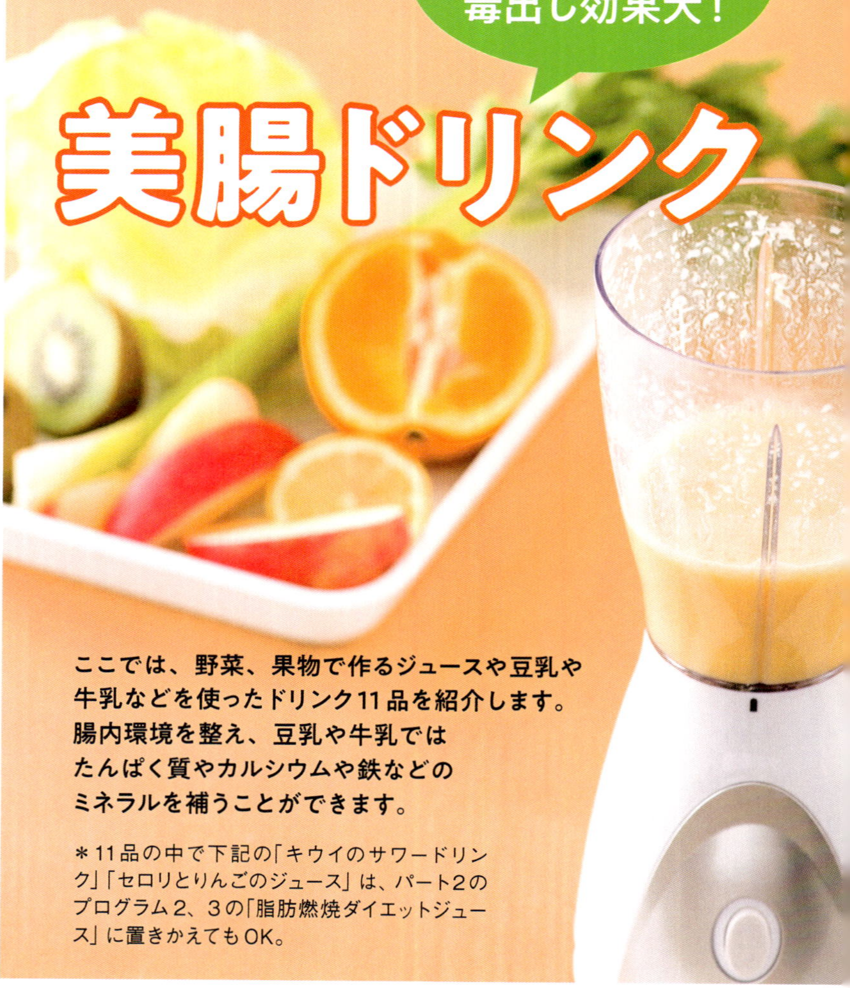

ここでは、野菜、果物で作るジュースや豆乳や牛乳などを使ったドリンク11品を紹介します。腸内環境を整え、豆乳や牛乳ではたんぱく質やカルシウムや鉄などのミネラルを補うことができます。

＊11品の中で下記の「キウイのサワードリンク」「セロリとりんごのジュース」は、パート2のプログラム2、3の「脂肪燃焼ダイエットジュース」に置きかえてもOK。

ビタミン、ミネラルが豊富な1杯

セロリとりんご、レモンのジュース

●材料（1人分）と作り方

1 セロリ¼本はざく切りにし、りんご½個は芯をとり除き、皮ごと適当な大きさに切る。レモン½個は果汁をしぼる。

2 **1**と水1カップ、粉寒天2g、好みではちみつ適量をミキサーに入れ、撹拌する。

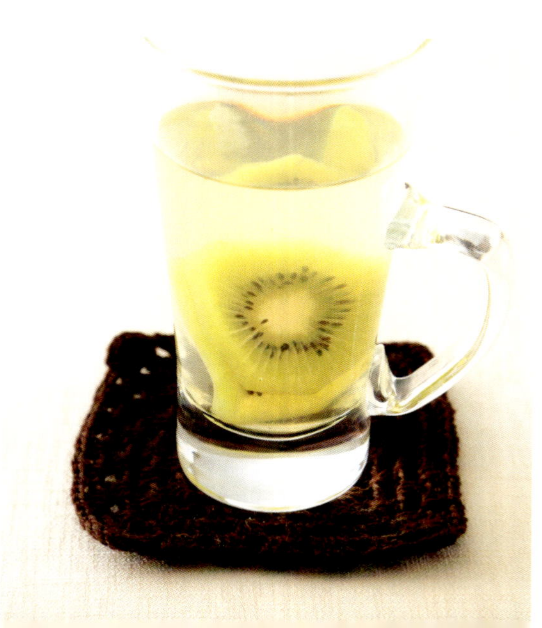

キウイを酢に漬け込んで活用

キウイのサワードリンク

●材料（作りやすい分量）と作り方

1 キウイ酢を作る。キウイ2～3個は皮をむいて適当な大きさに切り、保存瓶に移す。りんご酢250mℓを注ぎ、好みでレモン汁とはちみつを各適量加え、冷蔵庫で保存する（約1カ月保存可能）。

2 耐熱グラスなどにキウイ酢を大さじ1～2、漬け込んだキウイ適量を入れ、湯100mℓを注いでまぜる。

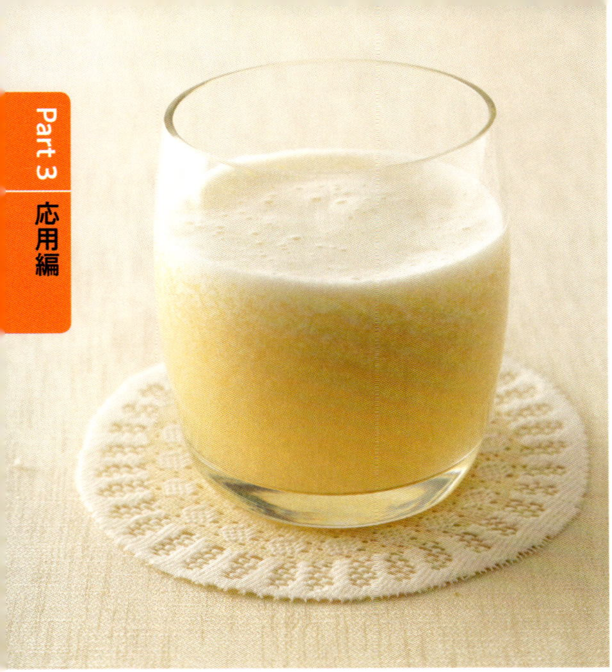

ビタミンCがたっぷりとれます！

グレープフルーツとしょうがのジュース

●材料（1人分）と作り方

1 グレープフルーツ1個は皮と種をとり除く。

2 1と水1カップ、レモン汁½個分、しょうがの薄切り1かけ分、好みではちみつ適量をミキサーに入れ、攪拌する。

たった1杯で滋養たっぷり

長いもと黒ごまのジュース

●材料（1人分）と作り方

1 長いも80gは皮をむき、適当な大きさに切る。

2 1と牛乳1カップ、すり黒ごま10g、はちみつ適量をミキサーに入れ、攪拌する。

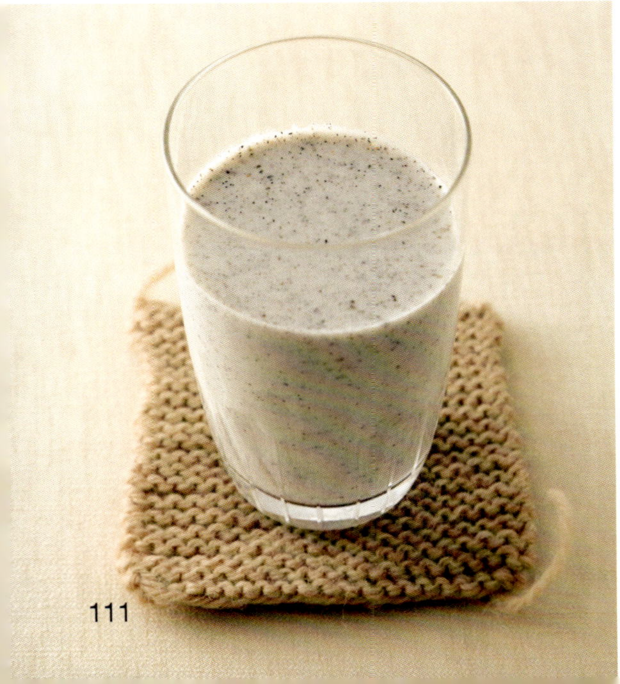

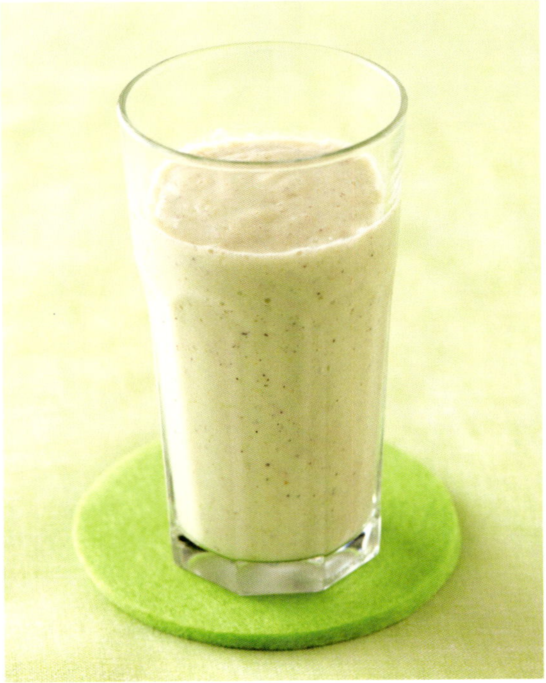

胃腸の調子を整えるのにおすすめ

キウイとキャベツの豆乳ジュース

●材料（1人分）と作り方

1 キウイ1個は皮をむいて適量な大きさに切り、キャベツ1～2枚はざく切りにする。

2 1と豆乳1カップ、粉寒天2g、好みではちみつ適量をミキサーに入れ、攪拌する。

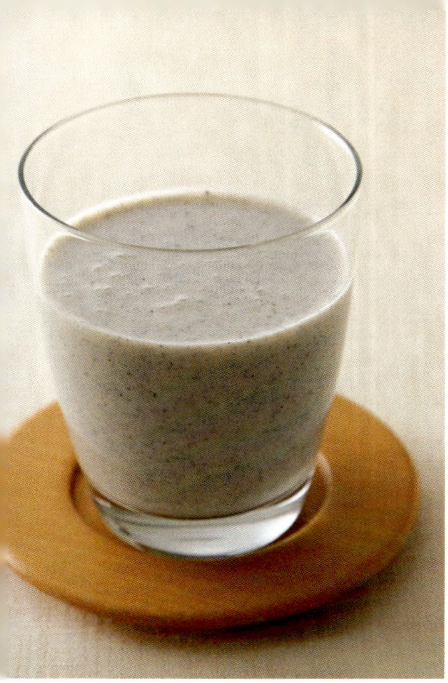

黒ごまで抗酸化力がアップ

黒ごまバナナドリンク

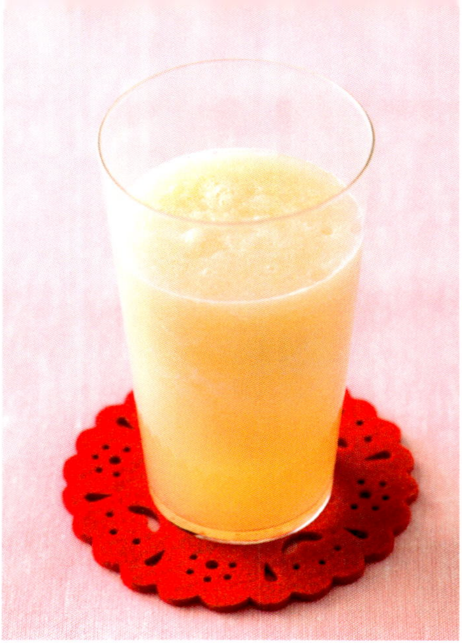

食物繊維、乳酸菌で便秘解消！

バナナオレンジ入りヨーグルトドリンク

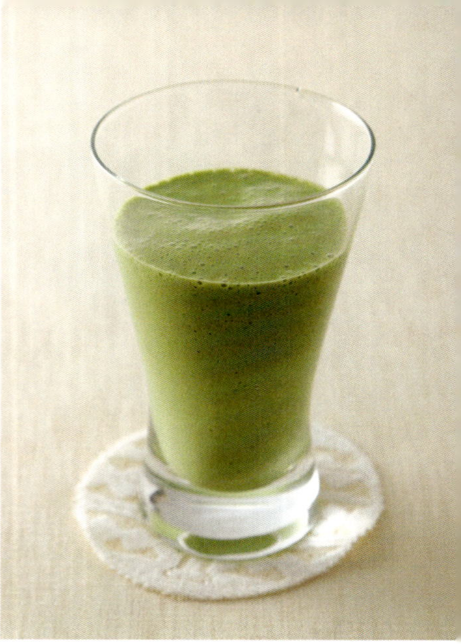

きな粉で風味も味もアップ！

小松菜ときな粉の豆乳ドリンク

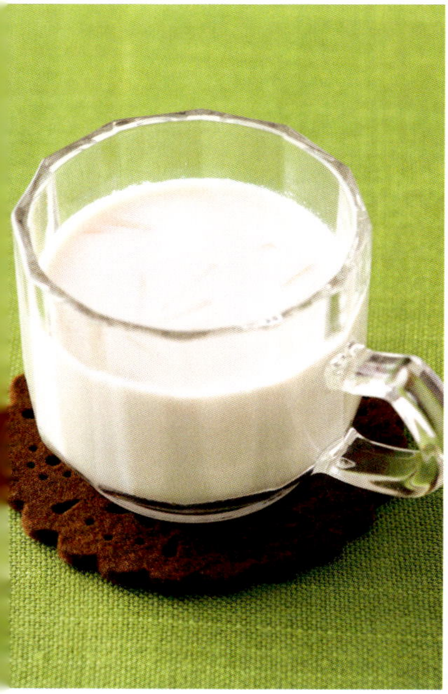

体を温めて血行を促す１杯

しょうが酒かすミルク

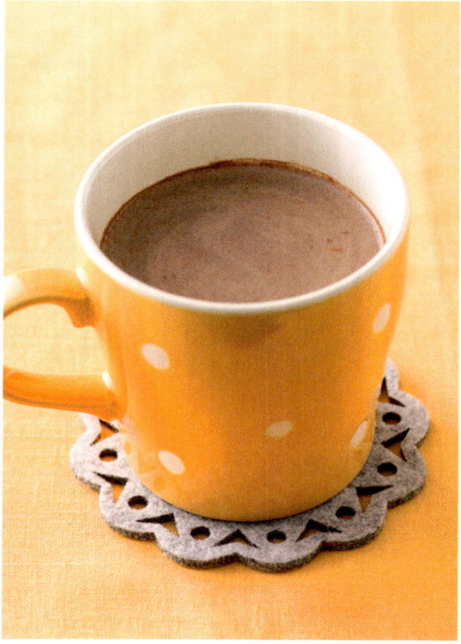

きな粉と牛乳でカルシウム豊富

きな粉とココア入りホットミルク

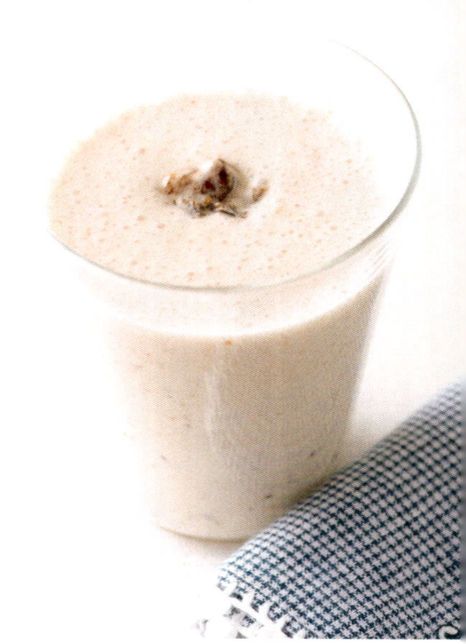

整腸作用の高いプルーンで

プルーンヨーグルト

黒ごまバナナドリンク

●材料（1人分）と作り方

1 バナナ½本は皮をむき、一口大に切る。

2 **1**と牛乳1カップ、すり黒ごま10g、好みではちみつ適量をミキサーに入れ、攪拌する。

バナナオレンジ入りヨーグルトドリンク

●材料（1人分）と作り方

1 バナナ½本は皮をむいて一口大に切り、オレンジ1個は皮と種を除き、一口大に切るか袋から実をとり出す。

2 **1**とプレーンヨーグルト200mℓ、はちみつ少々をミキサーに入れ、攪拌する。

小松菜ときな粉の豆乳ドリンク

●材料（1人分）と作り方

1 小松菜1/4束はよく洗い、適当な長さに切る。

2 **1**と豆乳1～1½カップ、きな粉大さじ1、レモン汁少々、はちみつ少々をミキサーに入れ、攪拌する。

しょうが酒かすミルク

●材料（1人分）と作り方

1 しょうが1かけは細切りにするか、すりおろす。

2 小鍋に牛乳150mℓを入れて弱火で温め、酒かす大さじ1、**1**のしょうが、黒砂糖（粉末）小さじ1を加えて、よくかきまぜながら溶かす。

きな粉とココア入りホットミルク

●材料（1人分）と作り方

1 小鍋に牛乳150mℓを入れ、弱火で温める。

2 **1**にきな粉大さじ1、ココア大さじ1、はちみつ少々を入れ、よくかきまぜながら溶かす。

プルーンヨーグルト

●材料（1人分）と作り方

1 プルーン（種なし）3～4個は細かく刻む。

2 **1**とプレーンヨーグルト200mℓを合わせてよくまぜ、冷蔵庫に一晩おく。

美腸ドリンクをよりおいしく作るために、ココも☑

☑ ミキサーで作ると食物繊維が効率よくとれる

ジューサーは透明感のある仕上がりになりますが、食物繊維を捨ててしまうことになります。その点、ミキサーは食物繊維をしっかりとることができます。

☑ 朝にとると消化がよくデトックス効果が高まる

体のサイクルでいうと、朝はデトックスしやすい時間。消化のよい食物酵素たっぷりの野菜や果物の美腸ドリンクをとることでデトックス効果が高まります。

☑ ミキサーで作ると満腹感もアップ

ミキサーを使うと濃度の濃いジュースに仕上がり、満足感が得られます。牛乳やヨーグルト、豆乳などを加えれば、満腹感もアップ。結果、美腸ドリンク1杯でも朝食がわりになります。

☑ 旬の新鮮な野菜や果物で作ると栄養価も高い

美腸ドリンクの材料はどれも、おなじみのものばかり。安価な点も魅力です。新鮮な旬の野菜や果物で手作りすれば、市販のジュースより栄養価が高く、おいしく、味わいも格別です。

甘い清涼飲料水やジュースに要注意！

野菜ジュースはヘルシーだから飲んでも大丈夫!と、1日に何杯も飲んだりしていませんか？ 市販のジュースなどの清涼飲料水には、驚くほどの糖分が含まれています。そういう意味合いからも、ジュースは手作りするのが安心。

甘い清涼飲料水に含まれる果糖とは？

果物には果糖が含まれていますが、ビタミンやミネラル、食物繊維の供給源です。吸収するにも時間がかかることから、よほど食べるのでなければ問題はないのですが、それでもカロリーが高いのでとりすぎは禁物です（84ページ「おやつ&間食の賢いとり方」参照）。

果糖が食品に含まれている場合、多くは異性化液糖（＊1）の形で使用されます。代表格が清涼飲料水やアイスクリーム。その大きな理由は、果糖が低温で甘みを増すこと。加えて砂糖よりもカロリーが低いためです。異性化液糖が含まれる清涼飲料水は、液体のため体内の吸収もよく、一度に過剰摂取してしまいがちです。

最近は糖質を抑えた飲み物も多く市販されていますが、甘い清涼飲料水は避け、ウーロン茶やミネラルウォーターを飲み、紅茶やコーヒーは砂糖なしで飲むのが賢明です。

＊1）「異性化液糖」とは？
食品の商品ラベルに、「ブドウ糖果糖液糖」の名前を目にすることがあります。これが、果糖入りの液体甘味料で「異性化液糖」と呼ばれるものです。異性化液糖は砂糖よりもカロリーが低く、安価で製造が可能ということもあって、現在では調味料や加工食品などに多く含まれています。飲み物を選ぶときは、商品ラベルの栄養表示で果糖の有無をチェックしましょう。

●そのほかの飲み物は……

（＊一般的なもので一部の食品例です）

飲み物	角砂糖の量
野菜ジュース（紙パック）、トマトジュースなど	3個
缶コーヒー（小）、にんじんジュース	6個
乳酸菌飲料（乳製品・100mℓ）	8個
温州みかん濃縮還元ジュース、缶コーヒー（大）	9個
炭酸飲料類（サイダー）	10個
ヨーグルトドリンクタイプ	12個

●市販の飲料1杯分（200mℓ）に含まれる糖質の量を角砂糖に換算すると……

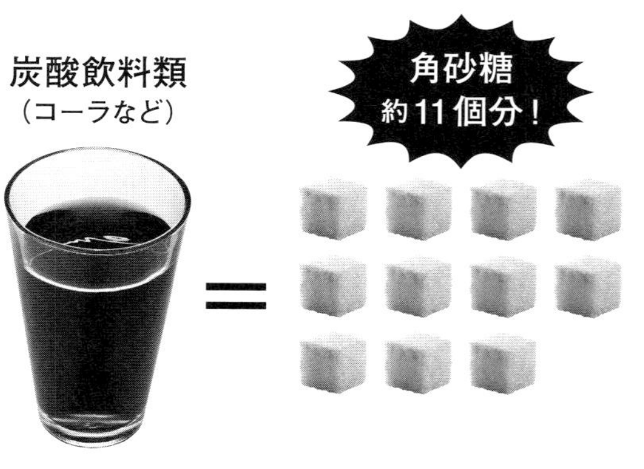

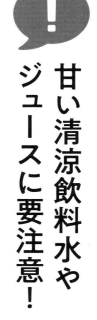

Part 4 知識編

知って得する

ダイエット役立ち情報とQ&A

脂肪燃焼ダイエットスープに関する素朴な疑問や、
知っておくと役立つ野菜の栄養など、
ダイエットに役立つ情報をまとめました。
なんとなく心配という人も、このパートを読んで
しっかりとおさらいをしましょう。

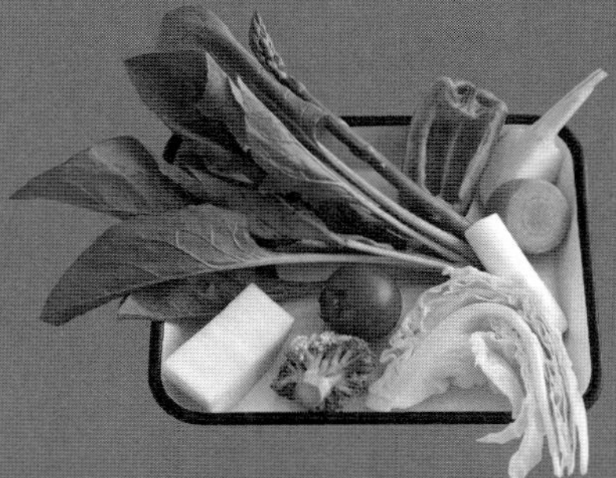

ためないカラダをつくる ポイントは腸にあり!

腸の機能と働き

知っ得1

便秘は食物繊維をとることで解消されることが多く、
便秘によるぽっこりお腹も同時に改善することができます。
腸の機能と働きについて理解しておきましょう。

体の老廃物は便や尿として排泄される

腸は消化、吸収、排泄をつかさどる器官です。食べ物を消化して栄養として吸収し、老廃物を便として排泄します。

体内の代謝で生じた老廃物は、汗からおよそ3％、尿から20％、便から75％の割合で排泄されます。便秘になるということは、老廃物が腸内に停滞していること。便秘がつづくと、肌荒れや頭痛、胸やけ、むくみなどの原因にもなります。

逆に快便なら代謝がよくなることで肌はきれいに生まれ変わり、肥満や冷え性も解消します。

免疫細胞の60％が腸に集中! 腸の健康＝体の健康

腸は、免疫力の活性化、ビタミンや酵素の合成、解毒など、体にとって重要な働きも担っています。免疫の要となるリンパ球（抗体をつくるB細胞や、感染した細胞を攻撃するナチュラルキラー細胞などの総称）は、全体の60％が腸に集まっています。腸が健康になると免疫力が高まり、体全体の健康につながるのです。

リラックスしていないと腸が動かない!?

腸は、食べ物を撹拌する「分節運動」と、撹拌された食べ物を腸内でスムーズに運ぶための「ぜん動運動」を行います。このぜん動運動をコントロールしているのは、自律神経。腸は、脳からの指令がなくても、みずから「セロトニン」という神経伝達物質を放出して動いています。「第二の脳」と呼ばれるほど、脳と似た神経ネットワークをもっていて、自律的に臓器を動かしているのです。

自律神経には交感神経と副交感神経があり、両方がバランスよく働き、副交感神経が優位になることで腸の動きもよくなります。しかし、環境の変化などでストレスや疲労が蓄積すると、副交感神経の働きが弱くなり、腸の動きも悪くなってしまいます。つまり腸は、リラックスした状態でこそよく働き、スムーズな排便ができるのです。

＼ 腸はリラックスしている ときに動きます! ／

スムーズな排便のメカニズム

1回の食事は4時間ほどかけて消化・吸収

食事をすると、食べ物は胃で消化されやすいようにドロドロにされ、十二指腸で消化され、小腸へ。小腸で消化が進み、栄養素が吸収される。

大腸がぜん動運動をスタート

小腸で消化されなかった食べ物のカスは大腸に送られ、大腸のぜん動運動が始まる。

信号が脳に送られて便意が起こる

カスや老廃物など便のもとはぜん動運動で18時間以上かけて移動しながら水分を吸収され、直腸に到達。直腸の壁から反射信号が脳に送られ、排便スイッチが入る。

肛門の括約筋《かつやくきん》がゆるみ、排便

便意が起こると肛門の筋肉「括約筋」がゆるむ。

快便で腸がスッキリ!

本来、直腸には便がたまっていない。排便がスムーズに行われると空になり、スッキリとする。

＼ 排便こそ最大の デトックスです! ／

食べ物の消化・吸収のしくみ

腸は十二指腸、空腸、回腸からなる小腸と、盲腸、上行結腸、横行結腸、下行結腸、S状結腸、直腸からなる大腸に分けられる。十二指腸から肛門までは7～9メートルもあり、最大の消化器官。

食べたものは……

食道

胃

十二指腸

小腸

と通っていき大腸まで運ばれる。その間、唾液、胃液、胆汁、膵液などにより消化され、小腸で吸収されて肝臓に運ばれ、代謝されてエネルギーとなる。

大腸

消化しきれなかった食べ物のカスや代謝で生じた老廃物は、大腸で水分を吸収して便として排泄される。

老廃物のほとんどが便!

老廃物の75%は便。便秘になるということは、毒素を体内にため込むということ。

100兆個の腸内細菌が鍵！「腸内フローラ」とは？

健康や美容のキーワードとして注目の「腸内フローラ」。腸内フローラとは何？　健康な体とのかかわりを探ってみましょう。

種類ごとに群生する腸内細菌

「腸内フローラ」とは、腸内細菌の群れのことです。腸内細菌叢《そう》（叢は草むらのこと）ともいいます。腸内細菌は、私たちの体を構成する細胞よりはるかに多く、１００兆個もすみついているといわれています。

　これらの腸内細菌が腸の壁面に種類ごとに集まった様子をお花畑に見立て「腸内フローラ」と呼ばれるようになりました。「フローラ」とは、ギリシャ語でお花畑を意味します。

腸内細菌は大きく3種類に分けられる

　腸内細菌は、小腸や大腸の内壁に付着していて、大きく3つに分類できます。おなじみの乳酸菌などの善玉菌、大腸菌などの悪玉菌、この2つの数の多いほうに加担する日和見《ひよりみ》菌です。

　その数の健康な比率は2対1対7が理想とされています。善玉菌が多いことは大切ですが、悪玉菌がゼロでは、体内にとり込まれた病原菌を抑え込む力を発揮できません。この3つの菌がバランスよく機能して、私たちの健康が保たれているのです。

腸内細菌の総数をふやし、悪玉菌をふやさない食事

　腸内細菌のバランスは、食事や運動、睡眠時間などで毎日のように変化します。

　バランスのとれた腸内フローラにするためには、まず、食事で腸内細菌の総数をふやすことが肝心。総数がふえることで、腸内細菌が理想のバランスに近づくと考えられているからです。

　毎食、さまざまな食品をバランスよくとるように心がけましょう。悪玉菌はたんぱく質が好物ですから、肉ばかり食べるような偏食をしていると、悪玉菌が増加します。整腸作用が高く善玉菌のエサとなる食物繊維、善玉菌の働きを活性化する発酵食品など、善玉菌がふえやすい食品を積極的にとりましょう。毎日、少しずつとるのがよい方法です。

腸内フローラをつくる！

3つの腸内細菌の理想バランス

腸内フローラをつくっている3つの菌のバランスは、善玉菌2：日和見菌7：悪玉菌1が理想です。
（＊成人で健康な人の腸内細菌バランス）

20%　70%　10%

善玉菌グループ
（乳酸菌、ビフィズス菌など）

食べ物の消化・吸収を促進して腸のぜん動運動を促し、腸内環境を整える。また、腸内を弱酸性にして腸内の病原菌を抑える。免疫力を高め、悪玉菌の繁殖を抑える。

日和見菌グループ
（バクテロイテス、ユウバクテリウム、嫌気性連鎖球菌など）

腸内の状況によって善玉菌か悪玉菌、優勢なほうに味方する。通常は害はないが、便秘や下痢などの不調が起こると悪玉菌に変化する。

悪玉菌グループ
（大腸菌、ブドウ球菌、ウェルシュ菌など）

肉の食べすぎ、過度のストレス、食物繊維などが原因で増加。腸内環境を悪くして便秘や下痢などを引き起こす。また腸内をアルカリ性にして免疫力を低下させる。そのため、病気を引き起こす原因に。

腸内環境を整える！

食物繊維と発酵食品

どちらも腸内環境を整えるのに欠かせない食品成分と食品です。

食物繊維

食物繊維とは、人の消化酵素では分解できない食べ物に含まれている成分の総称。水に溶ける「水溶性食物繊維」と、水に溶けない「不溶性食物繊維」の２種類がある。水溶性はブドウ糖の吸収をゆるやかにする作用があり、血糖値の急上昇を抑える。また、発酵して腸内細菌のエサになる。一方、不溶性は胃や腸で水分を吸着してふくらむことにより便のかさをふやし、便秘を予防。同時に有害物質も吸着してその排出にも役立つ。

発酵食品

発酵食品とは、体によい作用をする微生物の力によって、もとの食材の成分を変化させた食品のこと。善玉菌を活性化するために、欠かせない食品。腸内細菌の善玉菌は、酸性の環境を好み、悪玉菌はアルカリ性の環境を好む。発酵食品は腸内を酸性に保つので、善玉菌が育ちやすく、悪玉菌がふえない環境をつくる。
主な発酵食品は、みそやしょうゆ、醸造酢、納豆、塩麹、キムチ、ぬか漬け、チーズ、ヨーグルトなど。

漢方の体質別アドバイス

知っ得②

漢方の体質別お助け食材をプラスしてやせパワーを強化

ここでは、脂肪燃焼ダイエットスープといっしょにとると、
デトックス、やせ効果を強化する食材を漢方の体質別にご紹介します。
ダイエットのサポートとしてお役立てください。

未病は「気」「血」「水」のバランスの乱れ

「疲れが抜けない」「眠れない」「頭が重い」「食欲がない」など、病院に行くほどではないけれど、なんとなく調子が悪い日がつづいてしまう……。それは、「未病」といわれるもので、女性に多い症状です。

　未病は心と体全体のバランスがくずれている体からのシグナル。漢方でいう、「気《き》」「血《けつ》」「水《すい》」のバランスの乱れが原因です。「気」は生命エネルギー。「血」とは全身にエネルギーを送る血液とその働き、「水」は体内の血液以外の体液のことで、全身にうるおいを与えます。

　この3つは互いに助け合い、コントロールし合い、密接に関係しながら全身をめぐっています。過不足なくめぐりが良好な状態が健康で、めぐりが滞ると不調が生じます。たとえば、ストレスによって気のめぐりが悪くなると、「血」や「水」のめぐりも悪くなり、月経不順や胃の痛みなどの症状となってあらわれることもあります。

漢方による体質を知ってデトックス効果を高める

「気」「血」「水」の要素は、その人の症状や体質を見きわめる判断材料にもなります。体質がわかれば、体調を整えることができるうえ、やせやすい体質になり、効率よくダイエットできるのです。

　漢方による体質は症状から判定できますので、まず、あなたの体質を次のページでチェックしましょう。

　123ページからは体質別に積極的にとりたい食材を紹介しています。ダイエット中はもちろん、毎日の食事に脂肪燃焼スープとうまく組み合わせれば、より健康的に、キレイにやせることができます。

＊漢方といっても、国によって呼び名も特徴もさまざま。中国の中医学、日本の漢方医学、韓国の韓方医学。本書でご紹介する体質別チェックは中医学をもとにしています。

あなたのタイプは?

気になる症状を各体質ごとに☑を入れてください。
それをもとに、次ページからの診断結果へ進みましょう。

「気《き》」のめぐり度チェック

① 不安や憂鬱になる、または イライラ怒りっぽい	6点	□
② 片頭痛がよく起こる	4点	□
③ のどにものが詰まったような不快感がある	4点	□
④ お腹が張り、ゲップやガスが多い	5点	□
⑤ 便秘と下痢を交互に繰り返す	4点	□
⑥ 生理の周期が不順、または 生理前に乳房や腹部が張る	5点	□
⑦ 眠れない、夢をよく見る	4点	□
⑧ 舌は両端が赤い、苔がある	4点	□

合計 □点

「血《けつ》」のめぐり度チェック

① 顔や唇の色が暗い	5点	□
② シミ、ソバカスが多い	3点	□
③ 慢性的な肩こりや頭痛がある	4点	□
④ 不整脈がよく起こる、または胸が苦しい	4点	□
⑤ 慢性的な関節痛	4点	□
⑥ 生理痛がひどい、経血にレバーのような 血塊がまじる	5点	□
⑦ 下肢静脈瘤がある	5点	□
⑧ 舌は色が紫っぽく、黒いシミのような 斑点がある、または舌下静脈が太い	6点	□

合計 □点

「水《すい》」のめぐり度チェック

① 脂性肌、または吹き出物ができやすい	3点	□
② 肥満、または水太り	5点	□
③ 血中コレステロール値、中性脂肪値が高い	5点	□
④ 体が重だるい	5点	□
⑤ めまいと吐きけがよく起こる	3点	□
⑥ 痰が多い	5点	□
⑦ むくみやすい	5点	□
⑧ 舌に厚くてべとべとした苔が多い	5点	□

合計 □点

「気《き》」の充実度チェック

① 疲れやすい	5点	□
② 風邪をひきやすい	5点	□
③ よく息切れをする	5点	□
④ 冷え性	4点	□
⑤ 胃もたれしやすい	4点	□
⑥ 軟便、下痢しやすい	4点	□
⑦ 頻尿、夜間尿	4点	□
⑧ 舌は色が淡くて大きく、はれて、 縁に歯の形がついている	5点	□

合計 □点

「血《けつ》」の充実度チェック

① 顔色が白く、肌につやがない	5点	□
② めまいや立ちくらみがする	5点	□
③ 動悸がする	4点	□
④ 抜け毛や白髪が多い	4点	□
⑤ かすみ目、疲れ目	4点	□
⑥ 皮膚がカサカサする	4点	□
⑦ 手足がしびれる、または こむら返りが起こりやすい	5点	□
⑧ 舌は色が淡く、小さい	5点	□

合計 □点

「水《すい》」の充実度チェック

① のぼせる、ほてる	5点	□
② からせきがつづく	4点	□
③ 目が乾きやすい	4点	□
④ 口やのどが渇く、冷たいものをよくとる	4点	□
⑤ 耳鳴りがする	5点	□
⑥ 便がかたい、またはコロコロして出にくい	4点	□
⑦ 寝汗をよくかく	5点	□
⑧ 舌は色が赤くて表面に裂け目が多い、 苔がほとんどない	5点	□

合計 □点

診断　各項目の合計をレーダーチャートに

今のあなたの体質を判定しましょう!

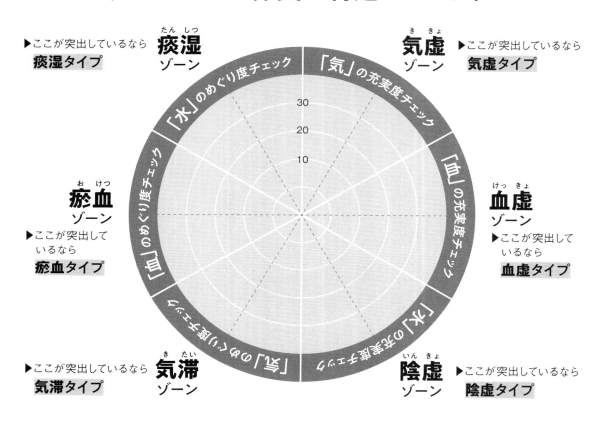

▶ここが突出しているなら
痰湿タイプ

痰湿《たんしつ》
ゾーン

気虚《ききょ》
ゾーン

▶ここが突出しているなら
気虚タイプ

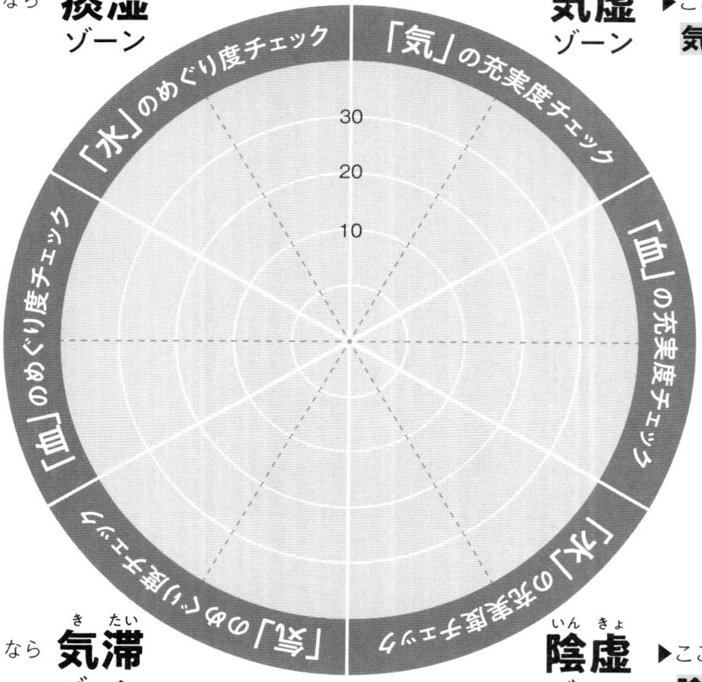

瘀血《おけつ》
ゾーン

▶ここが突出しているなら
瘀血タイプ

血虚《けっきょ》
ゾーン

▶ここが突出しているなら
血虚タイプ

▶ここが突出しているなら
気滞タイプ

気滞《きたい》
ゾーン

陰虚《いんきょ》
ゾーン

▶ここが突出しているなら
陰虚タイプ

各項目の合計点	アドバイス
5〜9点	その体質の要因はあるが、注意していれば大丈夫。食生活の改善や運動をとり入れて。
10〜19点	ほうっておくと、その体質の症状が進む。食事や生活の改善、運動などを始めること。
20〜29点	ズバリ該当する項の体質。食事や生活を見直すとともに、中医学のチェックを受けることもおすすめ。
30点以上	体の不調が出ているはず。食事や生活の改善のほか、中医学や西洋医学の診断を受けるのがおすすめ。

121ページのチェック表の合計点を出して、上のレーダーチャートに書き込んでみましょう。チェックした項目の合計点数が高いほどチャートでは突出していて、そのタイプの体質を強く持っていると言えます。

体質は1つのタイプとは限りません。人によっては複合タイプもあります。その場合は、いちばん突出した体質を中心に、ほかのタイプも併せ持つと判断します。該当するすべてのタイプの対策をとり入れ、体質改善をめざしましょう。

エネルギーが不足

気《き》虚《きょ》タイプ

気虚とは、不規則な生活習慣、過労、睡眠不足、ストレスなどによって、「気」＝エネルギーが不足した状態。胃腸が弱く、食べ物を消化吸収できないため、食欲不振や胃もたれ、下痢などを起こしやすくなります。免疫力も低下しているため、疲れやすく、体力も低下しています。睡眠を十分にとるなどして休息をとることが大切。食事では、「気」を補う食材、胃腸の働きを助ける食材をとって「気」の充足を心がけましょう。

あなたに合った ＋お助け食材

胃腸にやさしく、気を補う食材がおすすめ。
体を温める食べ物をとり、
冷やす食べ物は避けましょう。

野菜 かぼちゃ、さつまいも、長いも、じゃがいも、とうもろこし、ブロッコリー、キャベツ、さやいんげん、しいたけ、まいたけ

肉・魚介 鶏肉、牛肉、ハム、ぶり、鯛、金目鯛、たら、すずき、かつお、あじ、鮭、いわし、うなぎ

果物・その他 桃、さくらんぼ、いちじく、くるみ、栗、米、もち米、雑穀、はちみつ

血が足りない

血《けっ》虚《きょ》タイプ

血虚は、体全体に栄養を運ぶ「血」の量が不足しているだけでなく、「血」をつくり出すエネルギーも不足しています。そのため、消化・吸収力も低下しています。顔色が悪くなったり、立ちくらみや貧血、月経不順、冷え、肌荒れなど、女性特有の不調を起こしやすくなっています。睡眠不足や不摂生による栄養不足に注意して、「血」を補う食材を積極的に食べるように心がけましょう。

あなたに合った ＋お助け食材

血虚タイプの人は栄養不足です。
「血」を補う食材を
いつもより積極的にとりましょう。

野菜 ほうれんそう、菜の花、小松菜、にんじん、長いも、さやいんげん、パセリ

肉・魚介 赤身の肉（牛肉、豚肉）、レバー（鶏、豚）、まぐろ、鯛、かつお、ぶり、いか、たこ、ほたて貝、あさり、赤貝

果物・その他 ぶどう、ライチ、あんず、卵、牛乳、ヨーグルト、落花生、ひじき

うるおいが不足している!

陰《いん》虚《きょ》タイプ

陰虚は、体にうるおいをもたらす〝陰〟の気が足りず、「水」の量も不足した状態。睡眠不足や加齢などが原因となることが多く、更年期が近づくにつれて、症状が起こりやすくなります。のどが渇いて、肌や関節などあちこちも乾燥し、便秘になりがち。また、粘膜が乾いて免疫力が低下するため、風邪にかかりやすいことも。辛みが強い食材は控えめにし、水分を補う果物や野菜をとり入れましょう。

あなたに合った ＋お助け食材

辛みの強い食材は控えめにして、うるおいをもたらす食材(陰を補う食材)をとりましょう。

野菜	小松菜、ほうれんそう、きゅうり、しょうが
肉・魚介	豚肉、カキ、ほたて、ムール貝、あわび
果物・その他	りんご、バナナ、卵、牛乳、豆腐、白きくらげ、ごま(黒、白)、松の実、ひまわりの種、はちみつ、オリーブ油、クコの実

気のめぐりが悪い

気《き》滞《たい》タイプ

気滞とは、ストレスなどで「気」の流れが滞っている状態。体内のバランスがくずれ、腹部が張って痛んだり、のどの詰まりもあり、常にすっきりしていない状態。不眠などの精神的な不調も。「気」をめぐらせることが重要です。適度な運動やアロマテラピーを行い、「気」をめぐらせる食材、基礎代謝を高め、体を温める食材をとり、「気」をめぐらせるようにしましょう。

あなたに合った ＋お助け食材

ストレスなどで「気」が滞っています。「気」のめぐりをよくする食材を積極的にとりましょう。

野菜	玉ねぎ、長ねぎ、大根、菜の花、セロリ、春菊、ごぼう、ピーマン、パプリカ、らっきょう、にら、パセリ、みょうが、青じそ、しょうが、枝豆、えんどう豆
肉・魚介	鶏肉
果物・その他	柑橘類(夏みかん、オレンジ、グレープフルーツ、ゆず)、キウイ、きんかん、そば、小豆

血のめぐりが悪い

瘀《お》血《けつ》タイプ

瘀血とは、ストレスや冷えが原因で「血」のめぐりが悪くなり、血液中に汚れがたまっている状態のこと。顔がどす黒くなり、吹き出物やシミが出やすく、肩こりや腰痛、月経痛など、「血」が滞った箇所に慢性的な痛みを生じることもあります。「血」をめぐらせることが重要です。適度な運動や半身浴をして、体を温める食材、血行をよくする食材を食べるようにしましょう。

あなたに合った ✚ お助け食材

「血」のめぐりがよくありません。
体を温める食材、血行をよくする食材を
積極的にとりましょう。

野菜 チンゲンサイ、空芯菜、玉ねぎ、ピーマン、れんこん、ごぼう、大根、切り干し大根、かぶ、なす、白菜、キャベツ、にら、らっきょう、にんにく、しょうが、よもぎ

肉・魚介 あじ、鮭

その他 黒きくらげ、干ししいたけ、納豆、おから、酒、酢

代謝が悪い!

痰《たん》湿《しつ》タイプ

痰湿は、体内の「水」の流れが滞る状態。体に余分な水がたまって代謝が悪くなり、むくみや下痢、冷えの原因になります。さらに症状がひどくなると、呼吸器や消化器に不調があらわれてせき込んだり、お腹が張って食欲がなくなることも。利尿作用があり、「気」をめぐらせる食材をとりましょう。ただし、冷えは禁物。体を冷やす冬瓜などは、しょうがやねぎなど体を温める食材とともにとり、バランスをとりましょう。

あなたに合った ✚ お助け食材

代謝が悪くて体内に水分がたまっています。
利尿作用があり、「気」をめぐらせる食材を
積極的にとり入れましょう。

野菜 里いも、大根、切り干し大根、たけのこ、とうもろこし、冬瓜、春菊、さやいんげん、アスパラガス、きゅうり、もやし、パセリ、しょうが

肉・魚介 あさり、はまぐり

果物・その他 びわ、梨、柿、大豆、豆乳、昆布、のり、くらげ、ぎんなん、小豆

知っ得③

野菜の栄養と働き

野菜のビタミンで代謝を上げ、やせやすいカラダになる

野菜に含まれるビタミンとは？　抗酸化作用とは？
脂肪燃焼ダイエットスープの健康効果はパート1でもとり上げましたが、
ここでは野菜の栄養についてもっと掘り下げてみましょう。

ビタミンが不足するとエネルギー代謝が低下

ビタミンは生命に必要な"Vital"という言葉と、窒素を含む有機化合物（アミン）を意味する"Amine"を合わせた名前。名前どおり、ビタミン不足になると、健康を脅かす症状が現れます。

ビタミンはエネルギーをつくり出すことはできませんが、たんぱく質、脂質、糖質のエネルギー代謝を促し、生命活動に欠かせない体のさまざまな生理機能が正常に働くようサポートする役割があります。微量でも重要な役割を果たすため、ミネラルとともに「微量栄養素」と呼ばれています。

野菜はビタミンの宝庫機能性成分も豊富

野菜はそのビタミン類の宝庫です。たんぱく質、脂質、糖質のエネルギーの代謝をサポートするビタミンB_1やB_2などのビタミンB群、抗酸化作用のあるビタミンA、C、Eのほか、カリウム、カルシウム、鉄などのミネラル、食物繊維など、生活習慣病予防に欠かせない栄養素も多く含んでいます（抗酸化作用については128ページ参照）。

生活習慣病を予防するためには、野菜は１日に３５０ｇ以上（緑黄色野菜１２０ｇ以上、それ以外の野菜で２３０ｇ以上）をとるのが目標です。副菜として、肉や魚のつけ合わせとして、いろいろな野菜を組み合わせて毎食欠かさず食べることが必須。

脂肪燃焼ダイエットスープは、スープボウル１杯で２００ｇの野菜をとることができます。さらに、スープの材料に使わない野菜を副菜でとり合わせれば、１日３５０ｇ以上はクリアできます。

1日に350g以上をめざしましょう!

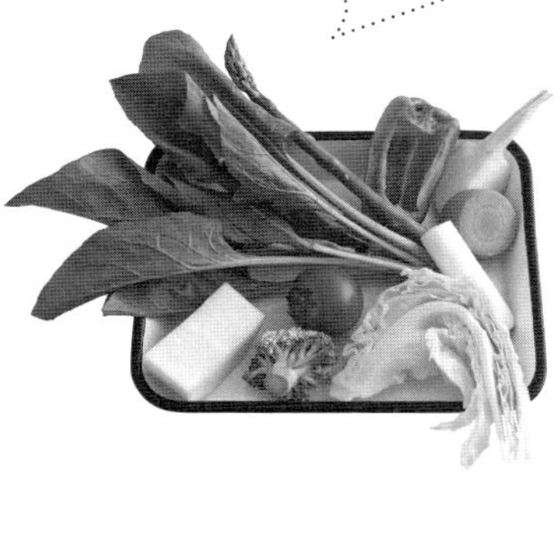

＼水溶性と脂溶性に分類される!／

ビタミンの種類と働き

栄養素として不可欠なビタミンの種類は13種で、大きく2つのグループに分類されます。

（＊ビタミンA・C・Eについては次ページも参照）

水溶性ビタミン

水に溶けやすく熱に弱く、おもにビタミンB群とビタミンCがあり、補酵素として働く。体内で使わないと短時間で排出されるため、食事ごとにとりたい栄養素。ゆでたり洗ったりするだけでも水に溶け出してしまうため、調理にも工夫が必要。

ビタミンB1

炭水化物の代謝に欠かせない。代謝の補酵素として働く。神経機能の維持や疲労回復の効果も。

●**多く含む食品**—まいたけ、豚ヒレ肉、豚赤身肉、鯛、あじ、カシューナッツ、玄米など。

ビタミンB2

三大栄養素の代謝にかかわる。たんぱく質の合成をサポートして細胞の再生を促し、成長を促進。

●**多く含む食品**—モロヘイヤ、豆苗、菜の花、まいたけ、豚レバー、卵、うなぎ、納豆など。

ビタミンB6

たんぱく質やアミノ酸の代謝にかかわり、皮膚や神経を正常に保つ働きがある。

●**多く含む食品**—にんにく、赤ピーマン、まぐろ、かつお、牛レバー、鶏ひき肉、ピスタチオ、玄米など。

ビタミンB12

「赤いビタミン」とも呼ばれ、赤血球の生成に欠かせない。不足すると貧血を招く。

●**多く含む食品**—あさり、しじみ、いわし丸干し、牛レバー、鶏レバー、プロセスチーズ、焼きのりなど。

パントテン酸

ビタミンB群の一種。糖質、脂質、たんぱく質の代謝を促進し、ホルモンの合成にもかかわる。

●**多く含む食品**—鶏レバー、豚レバー、イクラ、からし明太子、卵黄、納豆など。

ナイアシン

ビタミンB群の一種。糖質、脂質、たんぱく質の代謝に大きくかかわる。アルコールの代謝も促す。

●**多く含む食品**—えのきだけ、かつお、まぐろ、豚レバー、牛レバー、ピーナッツなど。

葉酸

ビタミンB群の一種。赤血球や核酸などの細胞の新生にかかわる。特に妊娠中の女性に重要。

●**多く含む食品**—菜の花、モロヘイヤ、ブロッコリー、ほたて貝、鶏レバーなど。

ビオチン

ビタミンB群の一種。糖質、脂質、たんぱく質の代謝にかかわる。皮膚の健康を保つ。

●**多く含む食品**—鶏レバー、くるみ、卵、きな粉など。

ビタミンC

コラーゲンの生成にかかわり、皮膚、血管、筋肉、骨などを強化する、抗酸化成分としても豊富。

●**多く含む食品**—ピーマン、ブロッコリー、菜の花、かぶの葉、カリフラワー、ゴーヤーなど。

脂溶性ビタミン

油に溶けやすくて熱に強いのが特徴。体に蓄積しやすいため、とりすぎると体に害を及ぼす「過剰症」を起こすことがある。バランスのよい食事では過剰症になることはまずないが、サプリメントなどによって大量に摂取すると、危険があるので注意が必要。

ビタミンA

皮膚や粘膜、細胞などを強くし、抗がん作用も期待されている。野菜に含まれているβカロテンが体内でビタミンAに変わる。

●**多く含む食品**—モロヘイヤ、にんじん、にら、かぼちゃ、鶏レバー、豚レバー、うなぎ、卵など。

ビタミンD

カルシウムの吸収を促進。骨や歯の健康維持に欠かせない。血中のカルシウム濃度も調整する。

●**多く含む食品**—しめじ、まいたけ、干ししいたけ、きくらげ、鮭、さんま、しらす干しなど。

ビタミンE

「若返りのビタミン」といわれるほどの強い抗酸化作用があり、細胞膜の酸化を抑制する。

●**多く含む食品**—モロヘイヤ、かぼちゃ、赤ピーマン、アーモンド、ピーナッツ、うなぎ、植物油など。

ビタミンK

血液凝固作用がある「止血ビタミン」。丈夫な骨づくりにも重要で、カルシウムの吸収をサポートする。

●**多く含む食品**—モロヘイヤ、あしたば、春菊、つるむらさき、豆苗、生わかめ、納豆、厚揚げなど。

野菜はスープにすると
スープに溶け出た
ビタミンを
効率よくとれる!

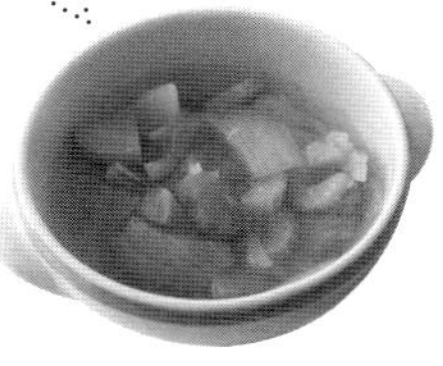

「酸化」から体を守る野菜の抗酸化作用とは？

野菜の健康効果の中で注目は、抗酸化作用です。
「抗酸化」とは何か、知っておきましょう。

細胞がさびる 老化＝「酸化」

加齢とともに気になるのが「老化」。その原因のひとつと考えられているのが、細胞の「酸化」です。細胞がさびついてもろくなる原因のひとつは、活性酸素によるものです。

私たちの体は、呼吸でとり込んだ酸素を消費しながらエネルギーを産生しています。ところが、その過程で、とり込んだ２〜３％が、より反応性の高い「活性酸素」という状態に変化します。鉄のくぎが酸化によるさびでボロボロになるようなイメージでしょうか。この「さび」を生む物質が活性酸素です。

「活性酸素」は酸化力が強く、ウイルスや病原菌を殺菌するなどの有効な働きをする一方、過剰になると体内の細胞を劣化させ、血管などをもろくします。酸化により細胞の遺伝子情報が傷つけられ、がん化するなど、さまざまな病気の原因になると考えられています。

ビタミン、ファイトケミカルで 抗酸化力を高める

「酸化」の原因となるのは、喫煙、アルコール、電磁波、大気汚染、過度な運動、脂肪のとりすぎです。これらを完全に排除することはできません。

私たちの体には、こうした活性酸素を抑える酵素を作る働きがありますが、この酵素は年齢を重ねるにつれ量が減少してしまいます。

「抗酸化力のある食材」を食べることで、活性酵素を減らすことができます。抗酸化力が期待できる栄養素は、ビタミンA・C・E（ビタミンエースと呼ぶ）や、野菜や果物の香り、色素、アクの成分であるファイトケミカルです。ファイトケミカルはおもに植物性食品に含まれます。毎日の食事に野菜を積極的にとり入れましょう。それが活性酸素の作用を食い止め、老化予防につながります（ファイトケミカルについては１３０ページ参照）。

含有量をチェック!

ビタミンA・C・Eを多く含む野菜

(正味100gあたりの含有量)

ビタミンA
(レチノール当量)

モロヘイヤ	840μg
にんじん(皮むき)	690μg
ほうれんそう	350μg
かぼちゃ	330μg
にら	290μg

ビタミンC

パプリカ(赤)	170mg
ブロッコリー	120mg
カリフラワー	81mg
ゴーヤー	76mg
ピーマン	76mg

ビタミンE
(α-トコフェロール)

モロヘイヤ	6.5mg
かぼちゃ	4.9mg
パプリカ(赤)	4.3mg
にら	2.5mg

細胞がさびる
老化=酸化とは?

酸化が起こるメカニズム

酸化

↓ 酸化がもたらす老化現象

- 動脈硬化
- 肌荒れ
- シミ・クマ

電磁波や紫外線、タバコ、アルコール、大気汚染などが原因で、体内に活性酸素がたまり、細胞を傷つける。

↓

防ぐ食べ方

抗酸化作用の強い栄養素をとり入れる

ビタミンA・C・E、β-カロテン、ファイトケミカルを含む野菜や果物を積極的に食べる。ただし、果物は果糖が多いので食べすぎには注意。

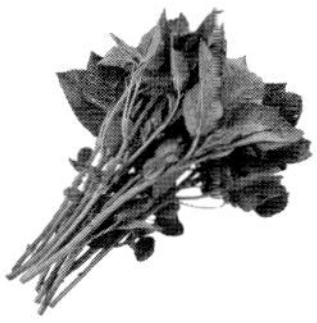
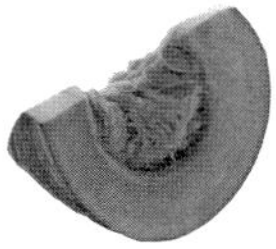
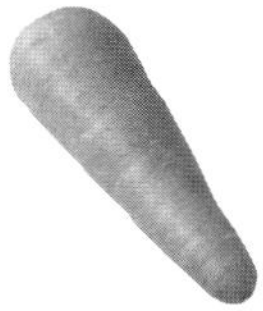
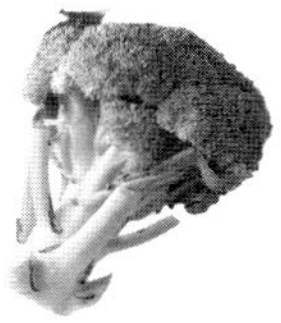

第七の栄養素 ファイトケミカルのチカラ

強い抗酸化作用で注目の成分、ファイトケミカル。どんな種類があって、どんな働きをするのか、チェックしておきましょう。

必須ではないが、健康をサポートする成分

ファイトケミカル（phytochemical）は植物が持っている機能性成分のことで、"phyto"は植物、"chemical"は化学物質をさし、「健康によい影響を与える植物由来」の総称です。ビタミンやミネラルのように摂取量が少ないからといって欠乏症を起こすことはありませんが、抗酸化作用などで体の生理機能を活性化し、健康に保つことができる重要な成分です。そのため、五大栄養素（炭水化物、脂質、たんぱく質、ビタミン、ミネラル）に加え、食物繊維を第六とし、ファイトケミカルは第七の栄養素とも呼ばれています。

植物の色素、香り、辛みや苦み成分

ファイトケミカルのほとんどは植物の色素やアク、香り、苦み、渋味成分として存在しています。種類は約1万種にも及び、一つの野菜や果物にも、数十〜数百種類存在しています。

代表的なファイトケミカルとして、ポリフェノール、カロテノイド、イオウ化合物などがあります。

ファイトケミカルはそれぞれ固有の活性がありますが、共通しているのは強い抗酸化力を持っていることです。もともと植物自身が紫外線や害虫から身を守るために編み出した物質ですから、私たち人間にとっても有益です。

ファイトケミカルは活性酸素を除去して細胞を酸化から守る働きがあり、生活習慣病やがんの抑制効果もあるとされています。また、きのこに含まれるβ-グルカンのように、免疫力を高める効果が認められているものもあります。

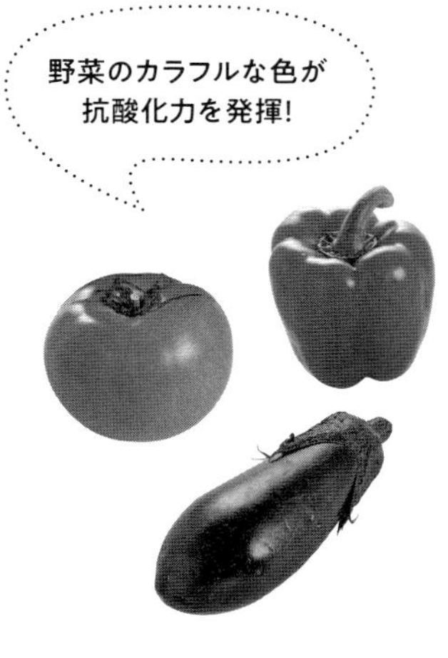

植物が自衛のためにつくり出す!

代表的なファイトケミカル

カロテノイド

動植物の赤色、黄色、オレンジ色の色素成分。600以上の種類があり、構造の違いによって、大きく「カロテン類」と「キサントフィル類」に分けられる。強い抗酸化力が備わっており、がんや動脈硬化などの生活習慣病を予防したり、目の健康を守ったりする働きがある。脂溶性なので、油といっしょにとると吸収が高まる。

●ルテイン
とうもろこしや緑黄色野菜などに含まれる黄色の色素。ルテインは目の結晶体や網膜などに多く存在し、紫外線から体を守る。また、動脈硬化の予防にも役立つ。

●β-カロテン
にんじんやかぼちゃに含まれるオレンジ色の色素。体内に入ると必要に応じてビタミンAとしても働く。強い抗酸化力がある。

●リコピン
トマトに多く含まれる赤い色素。非常に抗酸化力が強く、β-カロテンの２倍もあるとされ、がん予防に大きな力を発揮する。

ポリフェノール

植物の光合成によって生み出される植物や色素や苦みの成分で、5000種以上存在する。水に溶けやすく、摂取すると比較的早く抗酸化作用があらわれるが、３～4時間で排泄されてしまう。食事ごとに継続してとることが大切。

●大豆イソフラボン
体内に入ると女性ホルモンのエストロゲンに似た働きをする。更年期障害の緩和や骨粗鬆症の予防に役立つ。

●アントシアニン
ブルーベリーやなす、ぶどうなどに含まれる青紫の色素成分。毛細血管の血行をよくし、眼精疲労や網膜の病気などを防ぐ。

●フラボノイド
黄色系の色素成分。ほとんどの野菜や果物、赤ワイン、ココアなどに含まれ、がんや心臓疾患の予防などに役立つ。

イオウ化合物

植物の香り成分の総称。強い抗酸化力のほか、殺菌・抗菌作用、解毒作用などがある。また、血栓ができるのを防いだり、LDLコレステロールを減らす働きもある。アメリカで策定されたデザイナーフーズプログラム(＊1)では、玉ねぎ、にんにくはがん予防のために積極的にとるべき野菜の上位にあげられている。

●アリシン
にんにく特有のにおい成分。強い殺菌作用があり、細菌やウイルスなどの外敵から体を守る。また、免疫力を強化してがんの発生を抑える効果も。さらに血栓を防ぎ、動脈硬化や心臓病を防ぐ効果も大。

●硫化アリル
玉ねぎやにんにくなどの辛み成分。血液をサラサラにして血栓を防ぐ働きがある。また、血中の脂質を減らして、動脈硬化や高血圧などを予防する。免疫力を高めてがんの発生を抑える効果も期待できる。

＊1）デザイナーフーズプログラム
アメリカ国立がん研究所(NCI)が、「がんの予防に効果がある」として選んだ約40種類の植物性食品(１９９０年発表)。重要度の高い食品からピラミッド型に配置されている。

プログラムのこと、材料や調味料のことなど、
脂肪燃焼スープによるダイエットについての
疑問を一挙に解決！　疑問を解決すれば、
ダイエット成功の道が見えてきます。
最後にしっかりとおさらいしましょう。

もっと知りたい！

脂肪燃焼ダイエットスープのQ&A

プログラムのこと

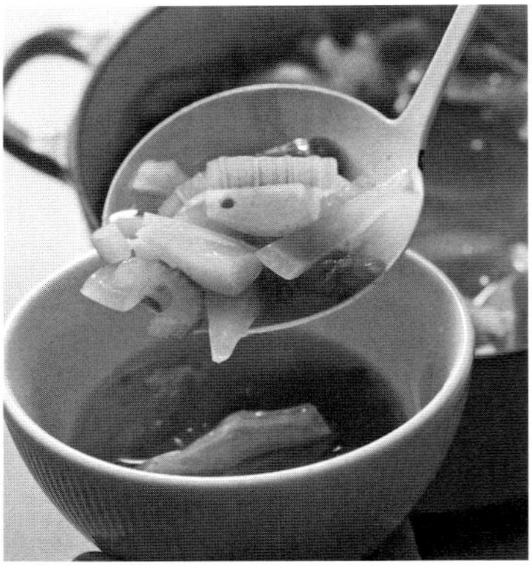

Q 1週間プログラムが終わったあとはどんな食事をすればいい？

A 食事の最初にスープ1杯を習慣づけましょう

1週間プログラムは1カ月に1〜2回のサイクルでつづけますが、終わったあとはふつうの食事に戻します。そして、脂肪燃焼ダイエットスープをおかずの1品として習慣づけるのがおすすめです。

その際、スープは食事の最初にとるようにしましょう。食事の最初に食物繊維が豊富な野菜をとることで血糖値の急上昇を防ぐことができるうえ、満足感が得られるために食べすぎ防止につながります。

献立は栄養バランスを考えて、炭水化物やたんぱく質もとります。とはいえ、食べすぎは禁物。主菜の肉や魚は高たんぱく・低脂肪の部位を選び、油を控えた調理法を心がけてカロリーを調整します。ごはんやパンも適量をとり、玄米（酵素玄米）や胚芽米、雑穀入りにすると食物繊維が多くとれます。

こうした食事を1〜2カ月つづけると、以前にくらべて高カロリーの揚げ物や、ケーキなどの甘いものは食べたくなくなるものです。自分の体調と食欲に合わせて無理のない範囲でつづけましょう。

Q どのぐらいつづければ効果が期待できる？

A 少なくとも1〜2カ月が目安です

1週間の短期プログラムを実践すると、早い人は2〜3日で便秘や冷え性などの改善効果を感じるようになります。ただ、もともと代謝が悪い人、以前にダイエットをしてリバウンドしたことがある人は体重が落ちにくい傾向にあるなど、個人差があります。

1週間プログラムを1カ月に1〜2回というサイクルでつづけましょう。実践できない日があっても気にせずに、まずはつづけることが肝心です。そのうえで、体質改善をするなら、3カ月以上を目標にしましょう。

Q お腹いっぱい食べてほんとうに体重が減りますか？

A 食べてもやせやすい体になります

脂肪燃焼ダイエットスープは、腸と血液をきれいにして全身の細胞を活性化するので、代謝がアップします。そのため、脂肪を燃焼する体質になり、食べれば食べるほどダイエットできるのです。手軽な材料で簡単にできるスープなので、ぜひお試しください。

Q 朝食をとる習慣がないのですが、夕食だけでもダイエット効果はある？

A 欠食は禁物。スープをとることをおすすめします

朝はまだ胃腸が活発に動いていないので、無理してお腹いっぱい食べる必要はありません。とはいえ、朝は代謝を上げる時間帯です。朝に何かお腹に入れることで代謝が上がるので、欠食は禁物です。野菜で作った脂肪燃焼ダイエットスープなら、消化もよく食べやすいので、朝は食欲がないという人にも最適。ポタージュなら飲み物感覚で食べることもできるので、冷凍しておくと手間もかかりません。量が多いと感じたら半分にしてもよいでしょう。体調に合わせて、とり入れてください。

Q 夕食にスープとおにぎり1個では、お腹がすいてしまいそう……

A スープをおかわりして、ナッツ類を少量とるのがおすすめ

ダイエットをする場合、夕食を軽めの食事にするとダイエット効果が高まります。脂肪燃焼ダイエットスープとおにぎり1個ではどうしてもがまんできない場合は、スープに卵や大豆を加えてもよいでしょう。ボリュームが出て満足感が得られると同時に、卵を加えるとたんぱく質がとれ、大豆を加えると食物繊維量もアップして、デトックス効果が高まります。

また、ピーナッツやくるみ、アーモンドといった木の実・種実類を少しとるのもおすすめ。これらには抗酸化物質のビタミンEが豊富で、美肌や老化防止にも効果を発揮してくれます。

●大豆の場合

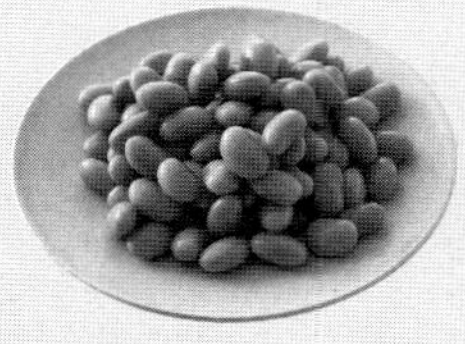

きほんの脂肪燃焼ダイエットベジスープに大豆水煮50gを加える。

ポタージュは……

豆乳のような風味が加わる。

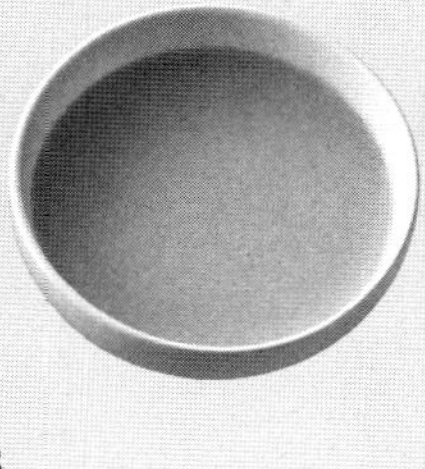

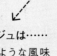

スープは……

食べごたえがあり、味もよくなる。

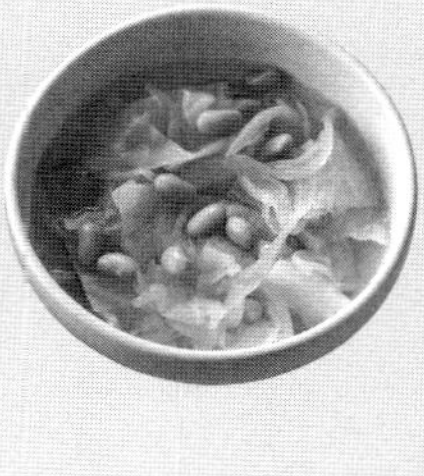

Q 脂肪燃焼ダイエットスープを食べてはいけない人はいますか?

A どなたにもおすすめできます。胃腸の弱い人や乳製品アレルギーのかたにもおすすめ

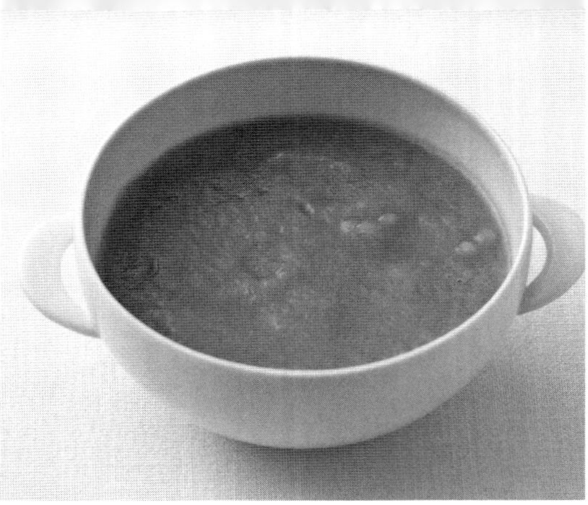

ポタージュにするとより食べやすくなるため、介護食や離乳食としておすすめ。

脂肪燃焼ダイエットスープの材料は野菜やきのこですから、子どもからお年寄りまで、家族いっしょに食べることができ、便秘や冷え性、肩こりなどの改善に役立ちます。味つけはごく少量の鶏がらスープの素や塩のみで油脂を使っていないので、糖尿病や高血圧の人、胃腸の弱い人や乳製品アレルギーの人にもおすすめ。スープの上澄みやポタージュは、介護食や離乳食などにも最適です。

ただ、1週間プログラムを実行する場合、持病があって病院の食事指導を受けている人は、かかりつけの医師に相談してください。

プログラムのこと

Q ランチに何を食べたらいいのか、メニューの選び方がわからない……

A 一品ものより定食を選ぶとダイエット効果が高まります

昼食は何を食べてもよいといっても、外食は①量や材料がわかりにくい、②主食が多すぎる、③油脂の使用量が多い、④野菜類が少ない、⑤味つけが濃い、⑥好みのものを注文するため栄養が偏りやすい、⑦量が多くても、もったいないから残せないなど、さまざまな問題点があります。

まず、心がけたいのは、いつもよく食べているメニューのカロリーを把握しておくこと。揚げ物や炒め物など、高脂肪で高カロリーのメニューばかりを食べるのでは、ダイエットは成功しません。食欲や嗜好にまかせず、栄養の知識を持って食べることを意識づけましょう。たとえば、一品ものより主菜、副菜がそろった定食を選び、オーダーする際は「ごはんの量は少なめで」とリクエストしておくと、主食の食べすぎ防止につながります。

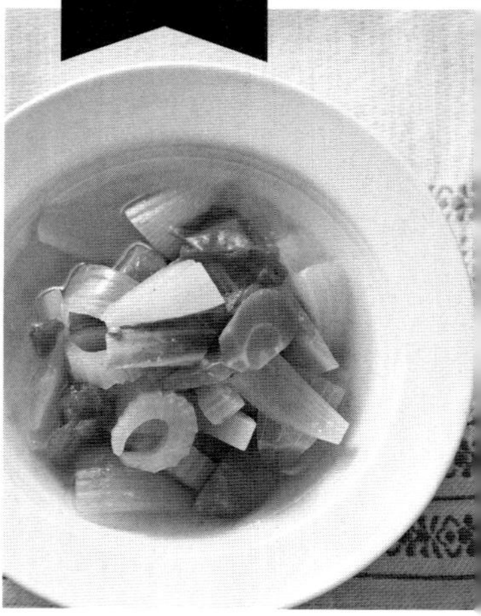

Q コーヒーや紅茶は飲んでもいい？
A 体を温める作用がある紅茶、ウーロン茶がおすすめです

飲み物はできるだけ体を温める作用があるものをとるようにしましょう。紅茶、ウーロン茶、はと麦茶、とうもろこし茶、小豆茶などがあります。また、香りのよいジャスミン茶やローズ茶などのハーブティーもおすすめ。ダイエット中のストレス緩和に役立ちます。

コーヒーや緑茶は体を冷やす作用がありますが、飲んではいけないというわけではありません。コーヒーは眠けや不安をとり除く作用が、緑茶は消化を促す作用があります。温めて飲めば、1日に1～2杯程度なら問題ありません。ただし、ダイエット中ですから、砂糖は避けます。ブラックコーヒーでは飲みにくい場合は、ミルクコーヒーにして少量のはちみつを加えてもよいでしょう。紅茶やハーブティーなどと交互にとるようにします。

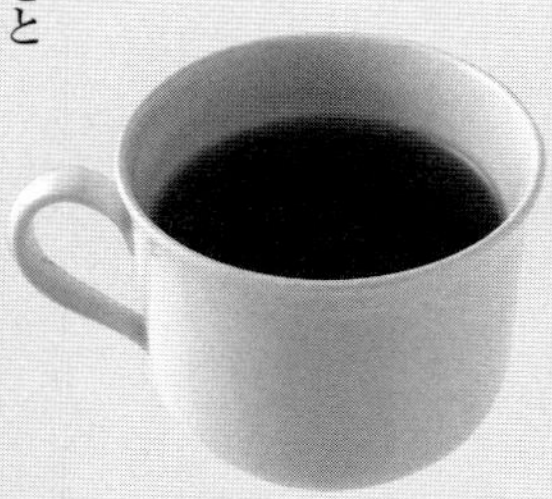

コーヒーは体を冷やすので、アイスではなくホットコーヒーでとる。

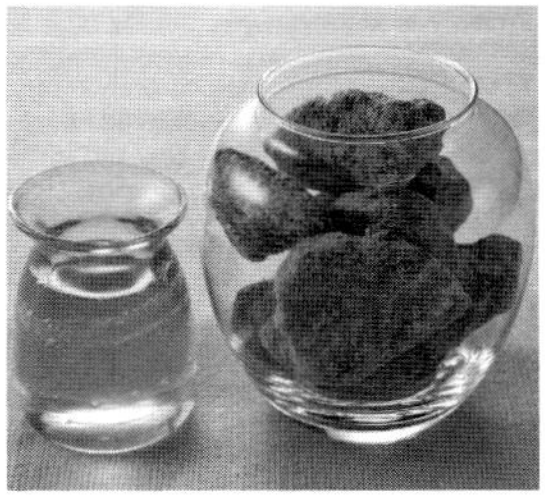

甘みをつける場合は、白砂糖ではなく、はちみつや黒砂糖の自然な甘みを活用。

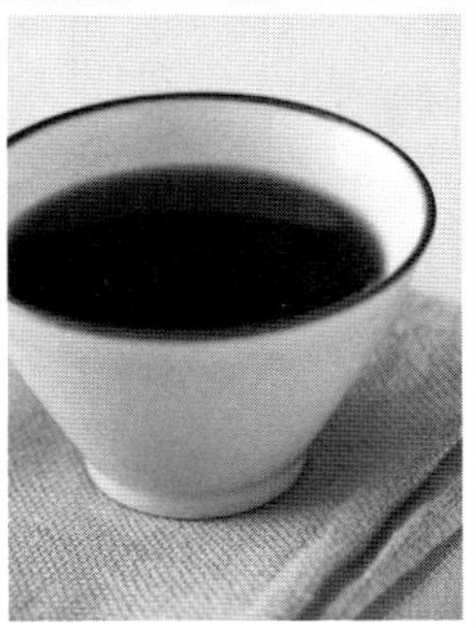

雑穀ミックスに入っている小豆や黒豆などは、体を温める作用がある。くせがなく飲みやすいので、ゆで汁も飲み物として利用を。

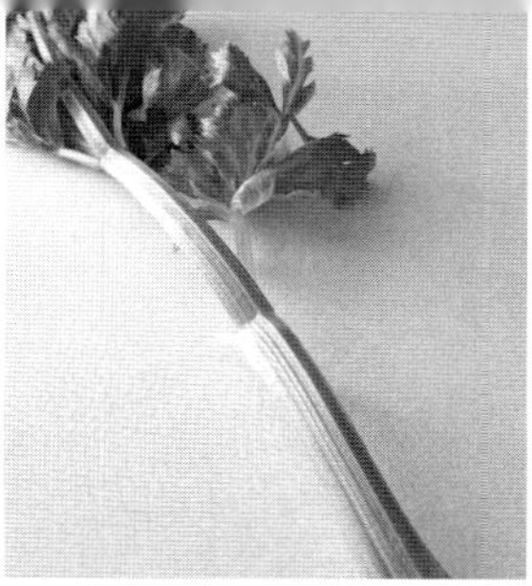

Q 材料のセロリが苦手。ほかの野菜にかえてもいい？
A 味つけでカバーするなど工夫を加えましょう

脂肪燃焼ダイエットスープに使う野菜は、それぞれが相乗効果を生み、すばらしいパワーを発揮します。そのため、材料をかえると効果も落ちてしまうことが考えられます。ただ、味つけはアレンジしてもかまいませんので、苦手な野菜の味をカバーしてみてはいかがでしょう。それでも、セロリが苦手な人はパプリカにかえるか、セロリなしで作る場合は、少量のオリーブ油で野菜を炒めてから煮るようにしましょう。オリーブ油のコクでおいしくでき上がります。

脂肪燃焼ダイエットベジスープの場合は、ベースとなる玉ねぎとキャベツはそのままに、プラスする野菜をお好みで試してみるとよいでしょう。ただし、いも類やかぼちゃなどは糖質を多く含むので、量は控えめにするなどの工夫が必要です。

保存＆調理器具のこと

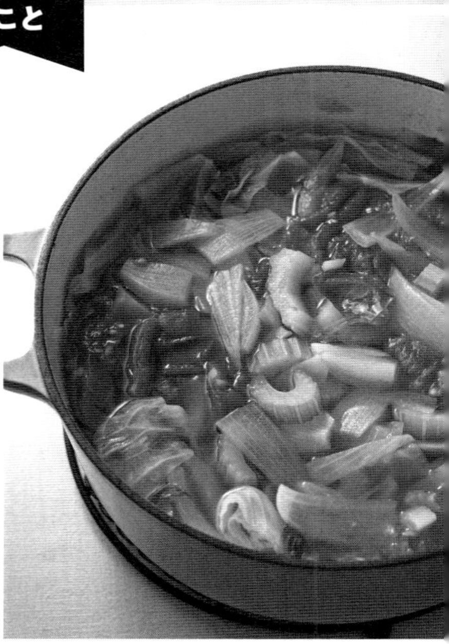

Q スープは保存できるの？
A 毎日1回火を通せばOK

脂肪燃焼ダイエットスープは、大きめのスープボウルに3〜4杯分の量です。朝食と夕食に1杯ずつ食べる場合は、2日分の量です。脂肪燃焼ダイエットベジスープは、朝でも手軽に作れるように、材料はスープボウル2〜3杯分を目安にしています。いずれも2日ほどで食べきる量ですから、あら熱をとって鍋にふたをして、冷蔵庫に入れます。冷蔵庫内の温度は低めに設定しましょう。

Q まとめて作りたいのですが、その場合の保存法は？
A 作りおきできます。保存は冷蔵庫で。ポタージュは冷凍がおすすめ

もっと食べたいから量をふやしたい、家族の分もあるのでまとめて作りたいといった場合は、きほんのレシピの分量を人数分掛け算してふやしてください（きほんのスープの作り方23ページ参照）。スープボウル8杯分程度をまとめて作る場合も、1日に1回火を通せばOK。鍋が大きくて冷蔵庫に入らない場合は、密閉容器に移してから冷蔵庫で保存して2〜3日で食べきります。ポタージュなら冷凍で3週間程度の保存が可能です。

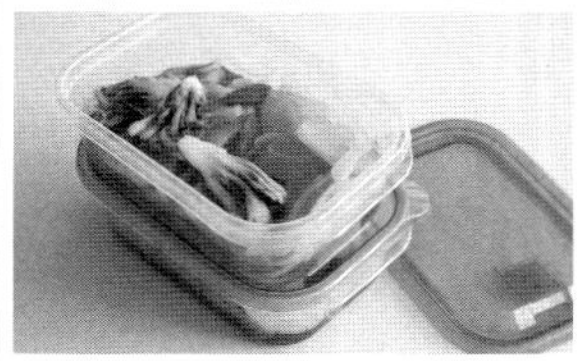

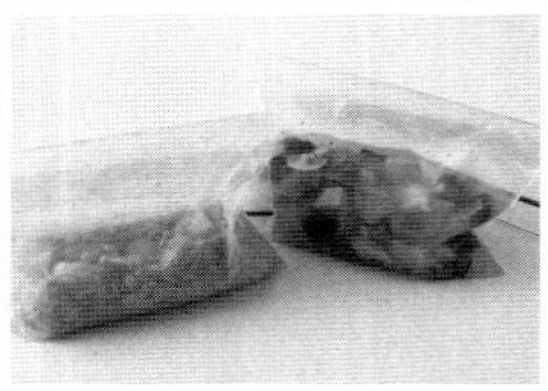

あら熱がとれたら、密閉容器や保存袋に移して冷蔵庫へ。1食分ずつ小分けしておくと便利。

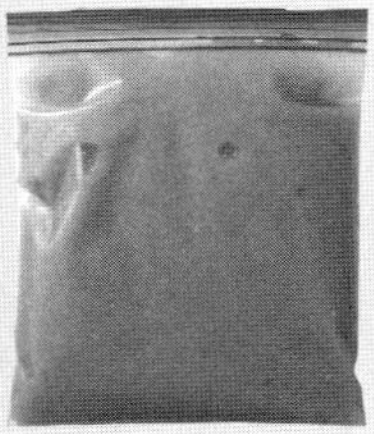

ポタージュは1食分ずつ小分けして、冷凍用保存袋に入れて冷凍。3週間の保存が可能。自然解凍して温めるか、冷凍のまま湯煎かレンジで解凍を。

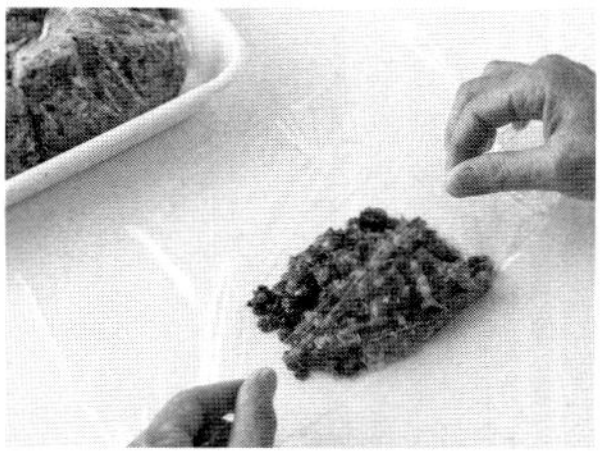

パート3の応用スープで使用したゆでた雑穀も、冷凍可能。ゆでてから1食分ずつに小分けし、ラップで包んでから冷凍保存袋に入れて冷凍を。

Q お弁当にしたいのですが……

A 密閉容器なら持ち運びできます

スープ専用の保温容器があれば、熱々のおいしさをそのまま外出先でも味わうことができます。出先に温める設備があれば、専用容器がなくても大丈夫。脂肪燃焼ダイエットスープに火を通し、あら熱をとってから密閉容器に移して持参しましょう。ただし、夏場は傷みが早いので、スープ専用の保温容器を使います。保温効果が高い容器を選びましょう。

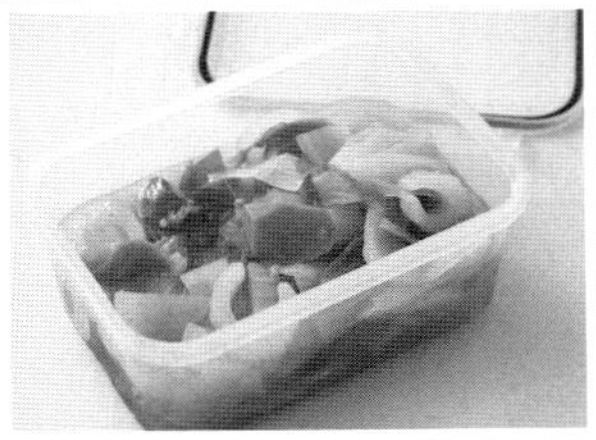

密閉容器なら持ち運びが可能。スープは冷めてもおいしいので、そのまま食べてもOK。ただし、夏場は必ず温めること。

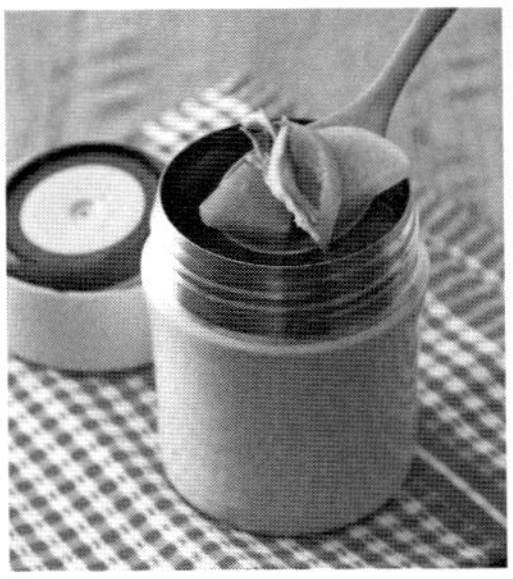

スープ専用の容器があると便利。最近は安価で機能的なものが出回っているので、チェックしてみましょう。

Q 小さい鍋しかないけど……

A ふたが閉まる鍋ならOK。2回に分けて作ります

脂肪燃焼ダイエットスープは水4～5カップで野菜を煮ます。使用する鍋は水と野菜を入れて8分目になるぐらいの容量が必要です。小さい鍋で作る場合は、22ページからのきほんのスープの作り方で、材料を半分量にして作りましょう。または、2回に分けて作ってもOK。その場合は、1回目に作ったスープはあら熱がとれたら保存容器に移して、冷蔵庫で保存します。

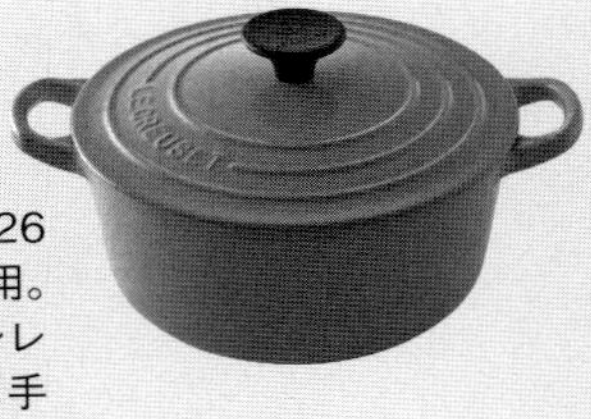

本書では直径22㎝、26㎝の鉄製の鍋を使用。材質はほかにもステンレス、ほうろうなど、厚手の鍋がおすすめ。火のあたりが均一なのが長所。厚手の鍋がなければ、手持ちのもので。深めのフライパンでもOK。

Q ジュースはジューサーで作る?

A 食物繊維がとれるミキサーがおすすめです

脂肪燃焼ダイエットジュースは、高機能のジューサーよりもミキサーやブレンダーで作るのがよいでしょう。ジューサーは果汁のみ搾るため、繊維を捨ててしまうことに。捨てずにドレッシングなどに活用することもできますが、毎日のことですから現実的ではありません。その点、ミキサーは野菜や果物の食物繊維など、栄養をまるごととることができます。

本書では、ポタージュ作りにもミキサーを使用しています。フードプロセッサーを使うよりスピーディ、かつなめらかできれいな仕上がりになるのでおすすめです。

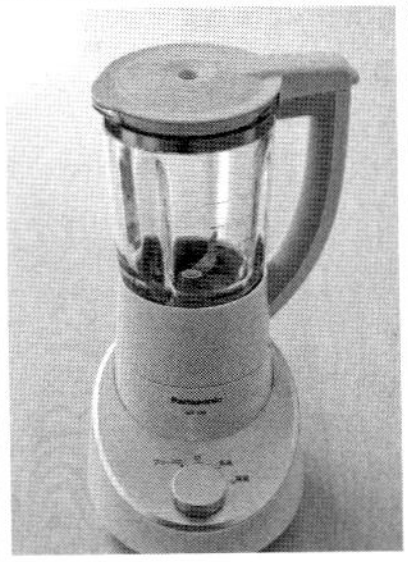

ジュースやポタージュ作りにはミキサーを。

調味料とだしのこと

Q スープに使う塩は自然塩とあるが、どんなものを選べばいい？

A 海水を天日干ししたものを選んで

きほんとなる脂肪燃焼ダイエットスープは、味つけに少量の鶏がらスープの素を使いますが、脂肪燃焼ダイエットベジスープは塩のみ。野菜本来の味を引き出すために、塩の役割は重要です。海水を煮詰めたり天日干しにしたものや、岩塩などのうまみのある自然塩を選びましょう。

自然塩には、マグネシウムやカリウムなど、現代人に不足しがちなミネラルが豊富に含まれています。また、精製した塩にくらべ、体を温める作用もあります。スープはもちろん、酵素玄米を作るときにも、自然塩を使うようにしましょう。

自然塩にはミネラルがたっぷりで、体のミネラルバランスを整える作用がある。

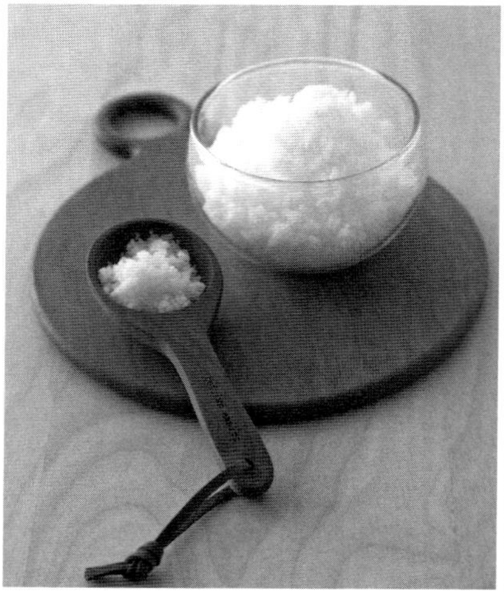

Q アレンジスープに使うみそやしょうゆは、なんでもいい？

A できるだけ天然醸造がおすすめ

基本的には家にあるものでかまいませんが、新しく購入する場合は、昔ながらの製法でつくられた天然醸造のものがおすすめです。どれも、時間をかけてつくる分やや高価ですが、基本となる食事に使うものですから、この機会に見直してみるのもよいでしょう。

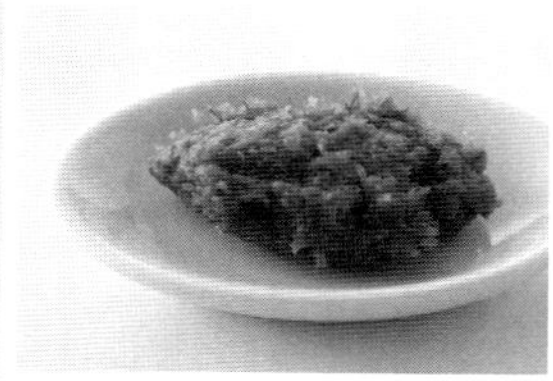

麹の種類によって米みそ、麦みそ、豆みそに分けられる。本書では米みそを使用したが、好みでよい。大豆、麦麹あるいは米麹、塩を原料にして8カ月～1年かけて熟成させたものを選ぶとよい。

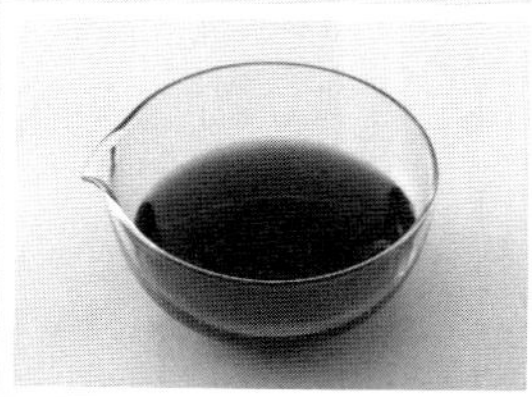

しょうゆも、みそ同様、大豆、麦麹または米麹、塩を原料に1～2年かけて熟成させたものは香りもうまみも格別。

Q アレンジスープに使う油はなんでもいい?

A オリーブ油やごま油などがおすすめ

スープにオイルを加えるとコクとうまみが出るので、満足感がアップします。使う油は40ページでもとり上げましたが、オリーブ油やごま油、アマニ油などがおすすめです。リノール酸やα-リノレン酸、オレイン酸などを多く含み、LDL-コレステロールを減らす働きがあり、動脈硬化予防にも有効です。また、抗酸化作用のあるビタミンEも豊富です。

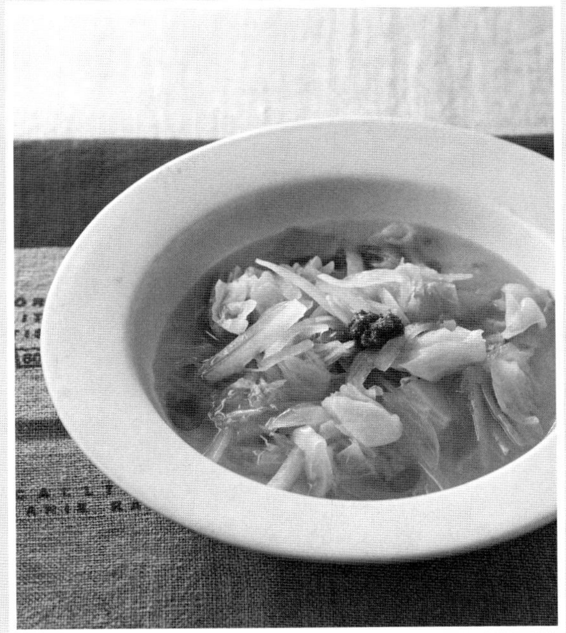

スープに風味のよい油を少々加えると、味に深みが出る。

Q スープの味つけに使う鶏がらスープの素。昆布を合わせるのはなぜ?

A 相乗効果でうまみが増します

脂肪燃焼ダイエットスープのきほんのスープ1では、鶏がらスープの素と昆布を合わせて煮ます。昆布には食物繊維が豊富に含まれ、ミネラル類もバランスよく含まれています。鶏がらスープの素には筋肉や骨格を強化するコラーゲンが含まれています。植物性食品と動物性食品のうまみ成分の相乗効果でうまみが倍増し、デトックス効果も高まります。

きほんのスープ2では、昆布と削りがつおでとった「一番だし」を使っています。こちらも昆布と削りがつおでうまみがたっぷりで、スープは薄味でもおいしく仕上がります。まとめて作って冷蔵庫で保存しておくと重宝します。

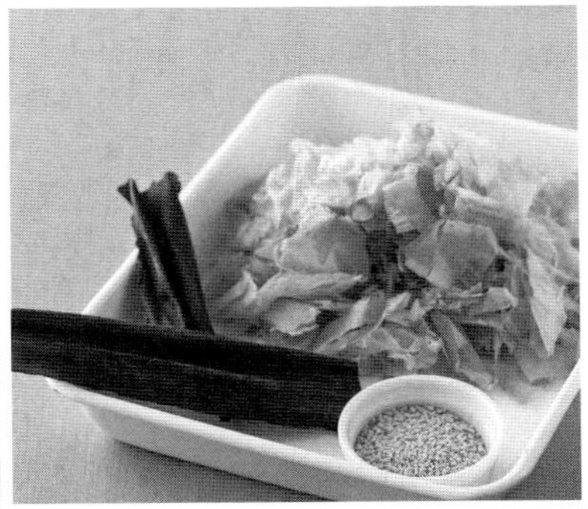

だしのとり方

かつおだし(一番だし)

●材料(作りやすい分量)と作り方

1 鍋に水6カップと昆布10×5㎝1枚を入れて1時間以上おく。弱火にかけ、こまかい泡が出てきたら昆布をとり出す。

2 水1カップと削りがつお20～30gを加えて中火にし、煮立ったら弱火で煮て火を止め、5分おき、こす。

書き込んでやせる！

脂肪燃焼スープダイエットダイアリー

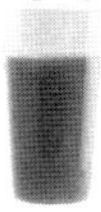

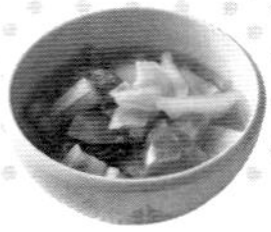

脂肪燃焼ダイエットスープのプログラムを実行する際、体重の記録とともに、朝食に脂肪燃焼ダイエットスープをきちんととったか、昼食は何を食べたかなど、記録しましょう。
ダイエットがスケジュールどおりに進んでいるかどうか、簡単に確認することができます。
「食べた」という満足感もアップ！　逆に「食べすぎた」という反省点も見えてきて、これまで気づかなかった生活習慣の問題点が発見できます。
ここでは、3週間分の書き込み式ダイアリーを用意しました。
脂肪燃焼ダイエットスープを食事の最初にとる基本の食べ方、短期戦の1週間、3日間プログラムのいずれにも活用できます。
3週間以上使用する場合は、コピーして活用してください。

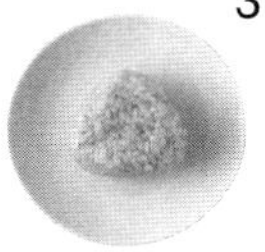

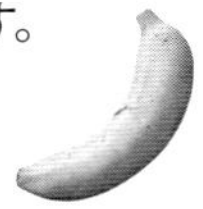

書き込み式ダイアリーの使い方

〈記入例〉

		朝食	昼食	夕食	＋α	今日の反省点など、まとめ
1日目	11月 4日（月） 体重 54 kg 体脂肪 28.0 %	スープ1杯	煮魚定食 さばみそ煮 おひたし ポテトサラダ ごはん（茶碗1杯）	スープ2杯	紅茶 ナッツ少々	昼食のごはんの量が多かった！ 夕食はごはんなしにしたが、少し物足りない……
2日目	11月 5日（火） 体重 53.8 kg 体脂肪 28.0 %	スープ1杯	お弁当 スープ1杯 蒸し鶏 ゆでブロッコリー 玄米おにぎり1個	スープ1杯 玄米おにぎり 1個	紅茶	昼はスープを持参！ 満足感があり！

1週目		朝食	昼食	夕食	+α	今日の反省点など、まとめ
1日目	月　日（　） 体重　kg 体脂肪　%					
2日目	月　日（　） 体重　kg 体脂肪　%					
3日目	月　日（　） 体重　kg 体脂肪　%					
4日目	月　日（　） 体重　kg 体脂肪　%					
5日目	月　日（　） 体重　kg 体脂肪　%					
6日目	月　日（　） 体重　kg 体脂肪　%					
7日目	月　日（　） 体重　kg 体脂肪　%					

●今週の体調の変化、反省点などまとめ●

2週目		朝食	昼食	夕食	+α	今日の反省点など、まとめ
8日目	月　日（　） 体重　kg 体脂肪　%					
9日目	月　日（　） 体重　kg 体脂肪　%					
10日目	月　日（　） 体重　kg 体脂肪　%					
11日目	月　日（　） 体重　kg 体脂肪　%					
12日目	月　日（　） 体重　kg 体脂肪　%					
13日目	月　日（　） 体重　kg 体脂肪　%					
14日目	月　日（　） 体重　kg 体脂肪　%					

●今週の体調の変化、反省点などまとめ●

3週目		朝食	昼食	夕食	＋α	今日の反省点など、まとめ
15日目	月　日（　） 体重　kg 体脂肪　%					
16日目	月　日（　） 体重　kg 体脂肪　%					
17日目	月　日（　） 体重　kg 体脂肪　%					
18日目	月　日（　） 体重　kg 体脂肪　%					
19日目	月　日（　） 体重　kg 体脂肪　%					
20日目	月　日（　） 体重　kg 体脂肪　%					
21日目	月　日（　） 体重　kg 体脂肪　%					

●今週の体調の変化、反省点などまとめ●

岡本羽加（おかもと うか）

一般社団法人美巡ライフ協会代表理事、さらさら堂代表。鍼灸・マッサージ師、国際薬膳師。2002年、大阪市にさらさら堂鍼灸院を開業。体質改善プログラム「さらさらスープ」を考案。現在は「脂肪燃焼スープマイスター」「酵素玄米検定」講座のほか、チベット体操、瞑想法、呼吸法など、セミナーや講演での指導を通して、広く健康と美容に関する情報を提供している。著書に『毒出し脂肪燃焼ダイエットスープ』『もっと毒出し脂肪燃焼ダイエットスープ』『デトックス脂肪燃焼ダイエットベジスープ』『毒出し酵素玄米ダイエット』（以上、主婦の友社）、『スピリチュアル・エクササイズDVD付きチベット体操若返りの秘儀』（河出書房新社）などがある。

本書は、主婦の友社刊行の『毒出し脂肪燃焼ダイエットスープ』『もっと毒出し脂肪燃焼ダイエットスープ』『毒出し脂肪燃焼ダイエット美腸スープ』『デトックス脂肪燃焼ダイエットベジスープ』『毒出し酵素玄米ダイエット』に新しい内容を加え、再編集したものです。

レシピ・料理	岡本羽加／兎兎工房
装丁・本文デザイン	周 玉慧
編集協力	早 寿美代(兎兎工房)
スタイリング	安保美由紀(兎兎工房)
調理協力	浦 美保
校正	畠山美音
撮影	佐山裕子／松木 潤(以上、主婦の友社)
	鈴木江実子／渡辺七奈
編集担当	平野麻衣子(主婦の友社)

#脂肪燃焼 やせるスープ大全科

2019年11月30日 第1刷発行

著 者　岡本羽加
発行者　矢﨑謙三
発行所　株式会社主婦の友社
　　　　〒112-8675
　　　　東京都文京区関口 1-44-10
　　　　電話　03-5280-7537(編集)
　　　　　　　03-5280-7551(販売)
印刷所　大日本印刷株式会社

©Uka Okamoto 2019 Printed in Japan
ISBN978-4-07-440265-6

■本書の内容に関するお問い合わせ、また、印刷・製本など製造上の不良がございましたら、主婦の友社(電話 03-5280-7537)にご連絡ください。
■主婦の友社が発行する書籍・ムックのご注文は、お近くの書店か主婦の友社コールセンター（電話 0120-916-892）まで。
＊お問い合わせ受付時間 月〜金（祝日を除く）9:30〜17:30
主婦の友社ホームページ https://shufunotomo.co.jp/

R〈日本複製権センター委託出版物〉
本書を無断で複写複製(電子化を含む)することは、著作権法上の例外を除き、禁じられています。本書をコピーされる場合は、事前に公益社団法人日本複製権センター(JRRC)の許諾を受けてください。また本書を代行業者等の第三者に依頼してスキャンやデジタル化することは、たとえ個人や家庭内での利用であっても一切認められておりません。
JRRC〈https://jrrc.or.jp　eメール:jrrc_info@jrrc.or.jp　電話:03-3401-2382〉